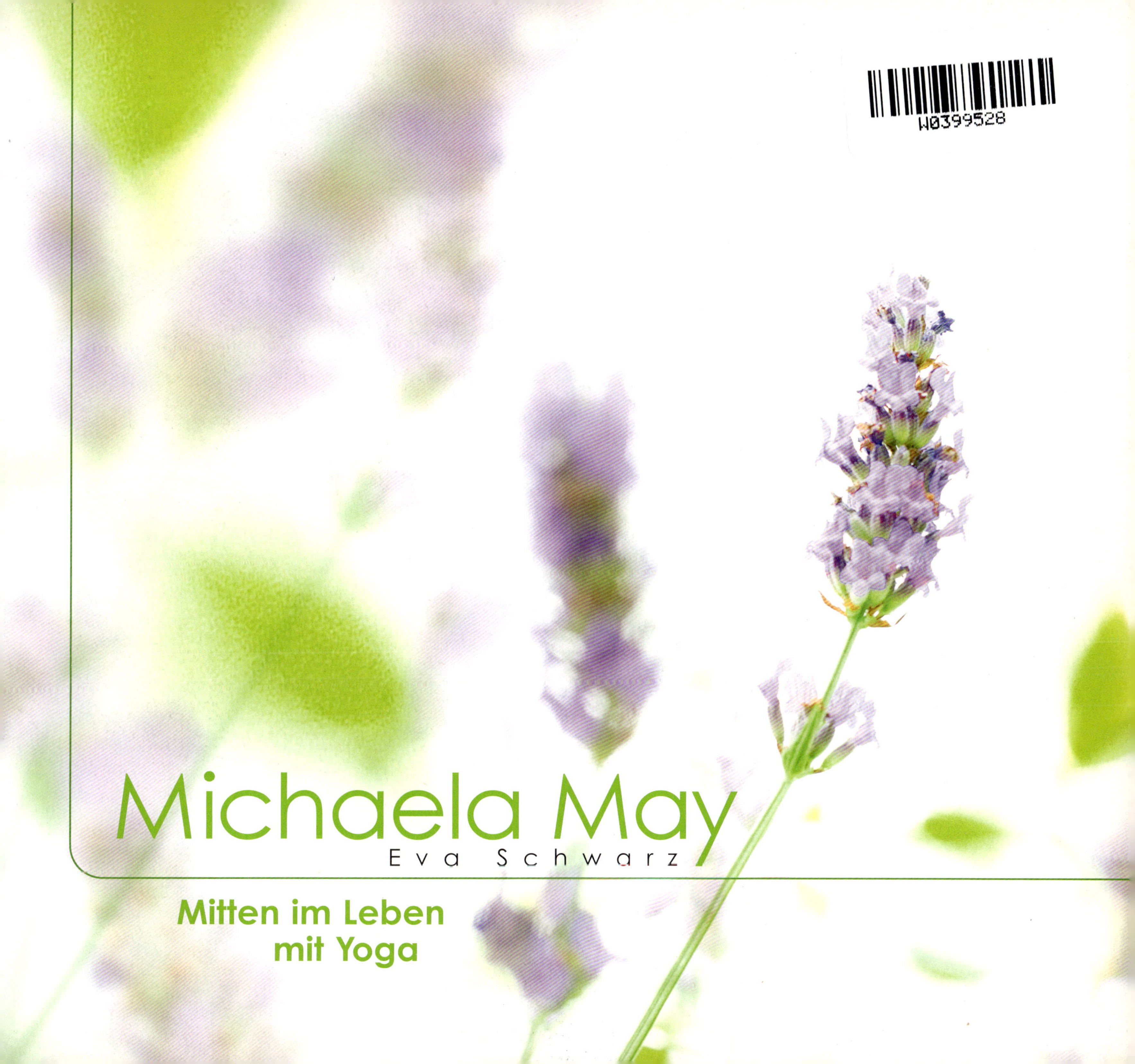

W0399528

Michaela May

Eva Schwarz

Mitten im Leben mit Yoga

Michaela May

Eva Schwarz

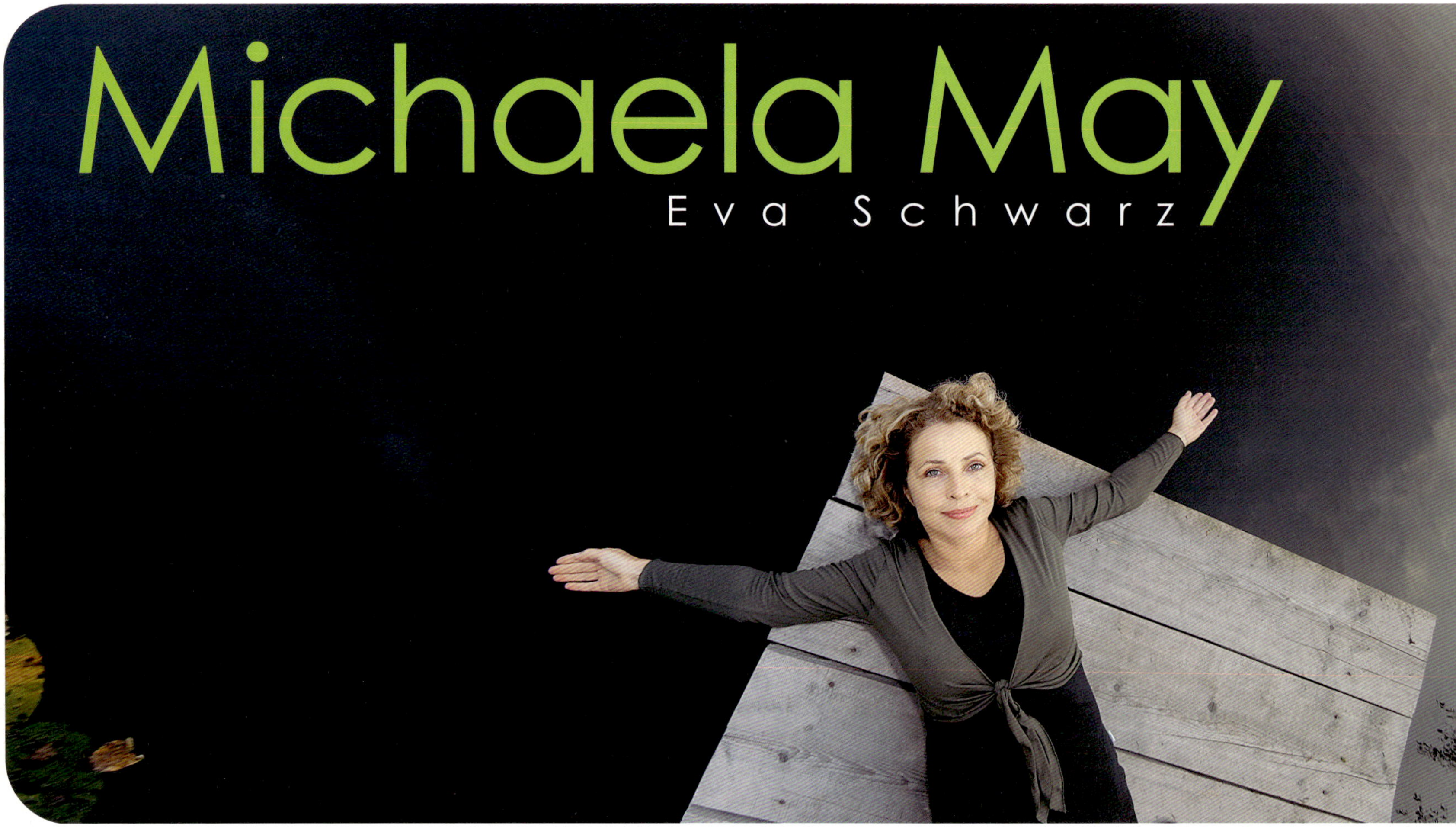

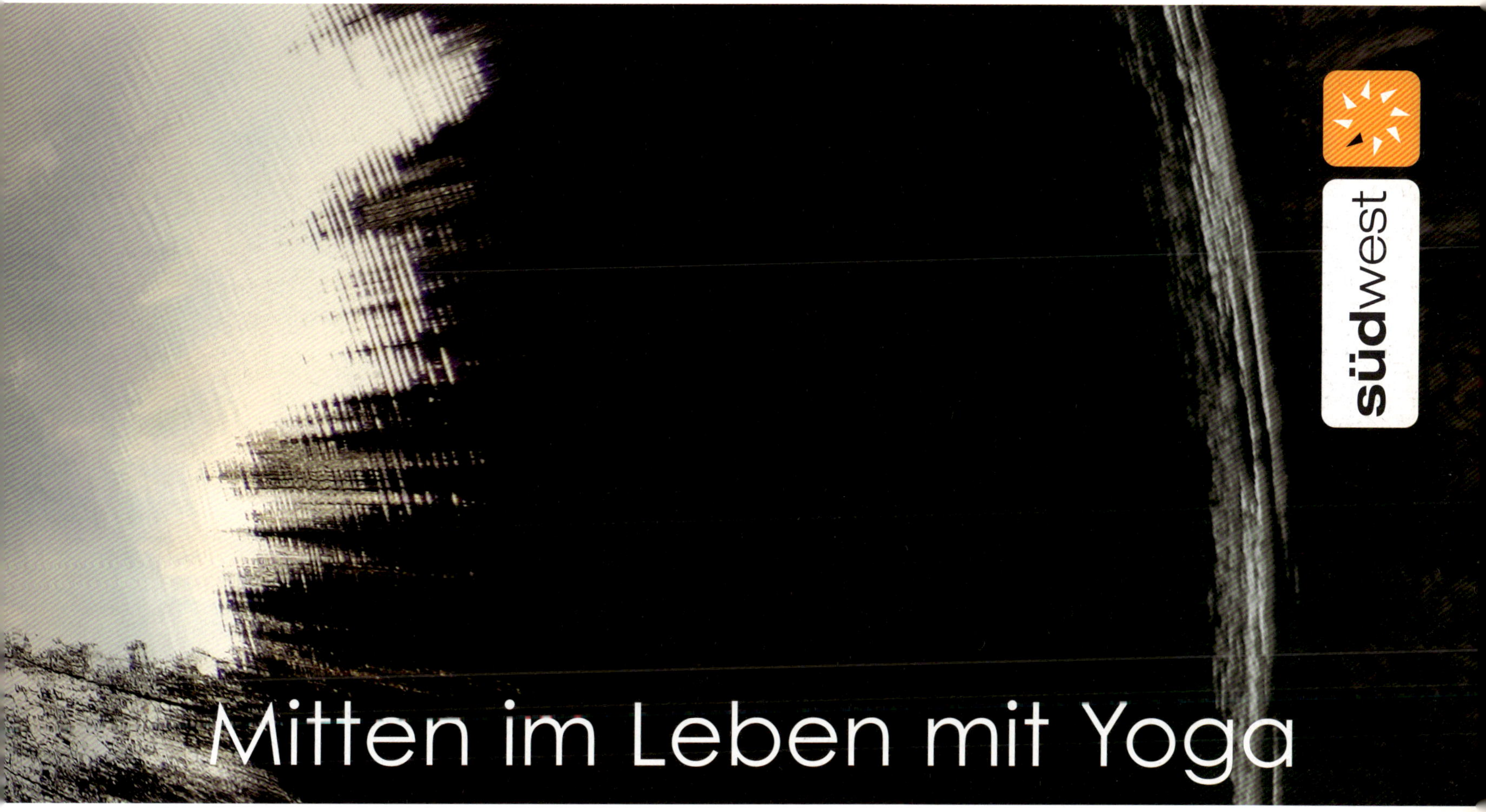

Mitten im Leben mit Yoga

Meine besten Übungen für mehr Gesundheit, Ausgeglichenheit und Körperbewusstsein

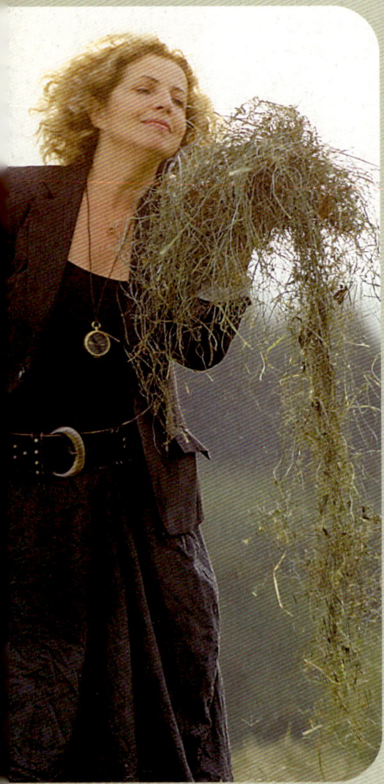
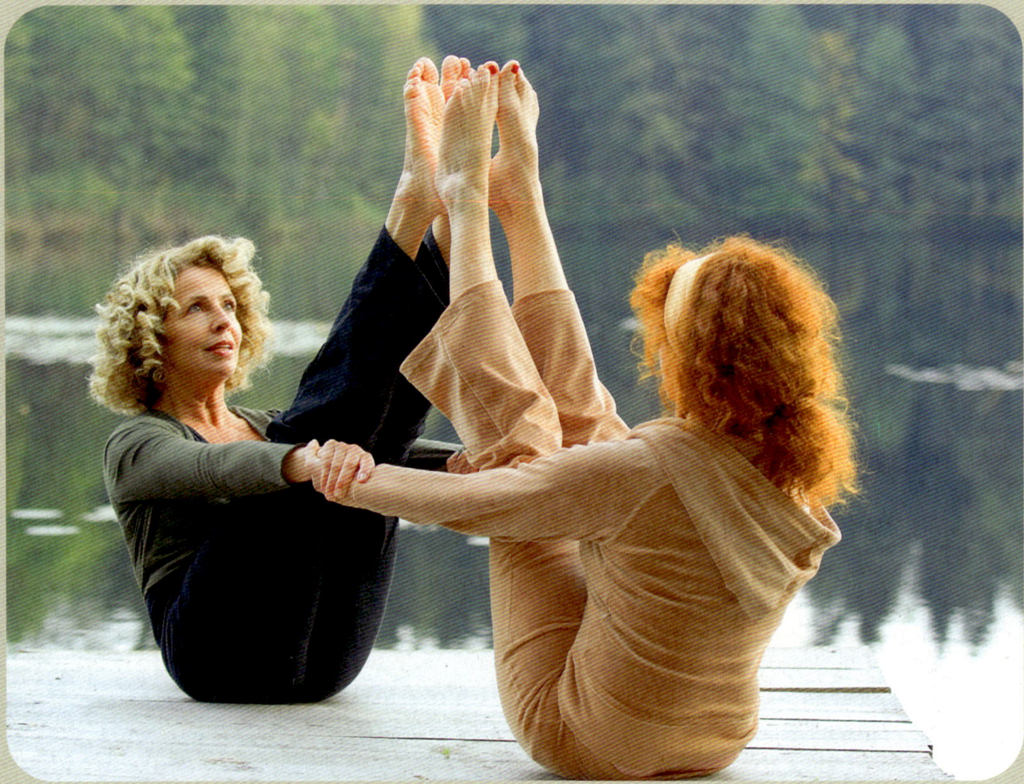

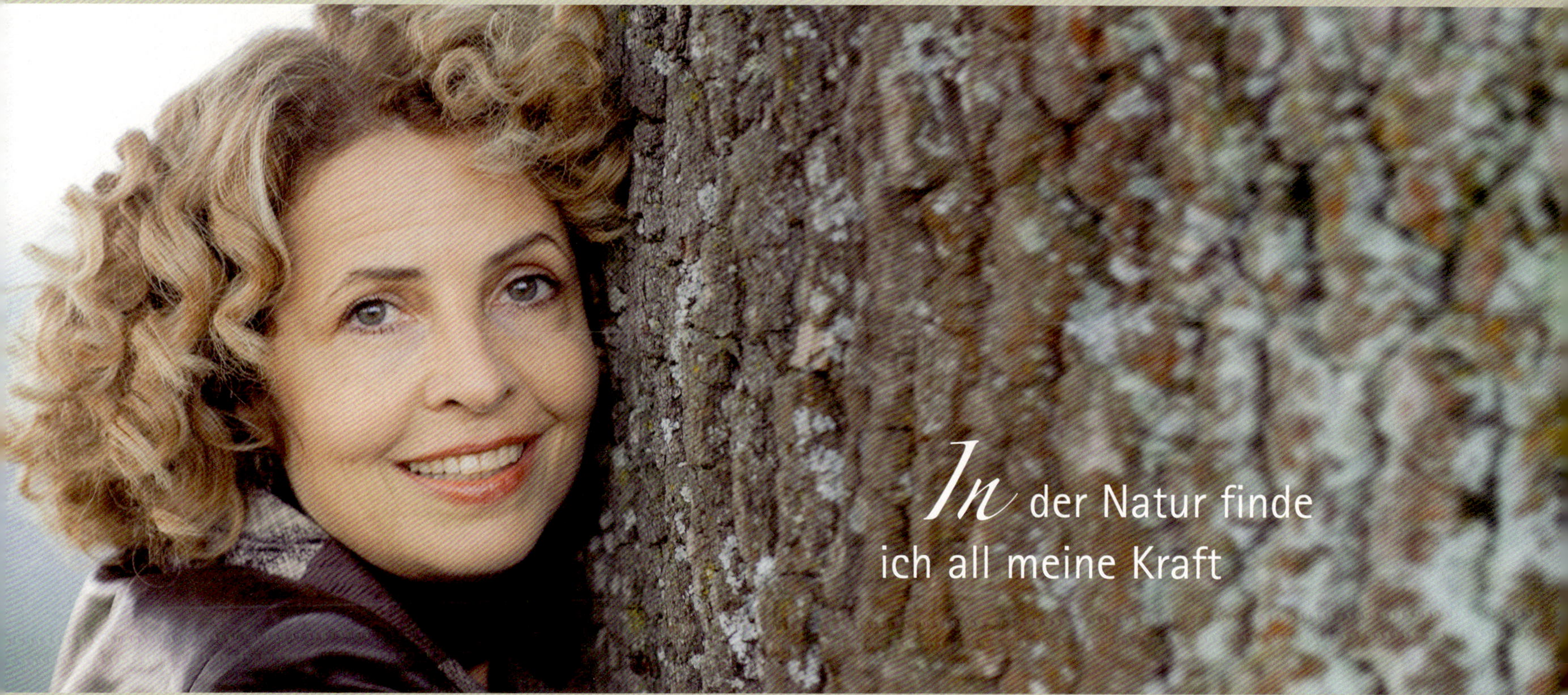
In der Natur finde
ich all meine Kraft

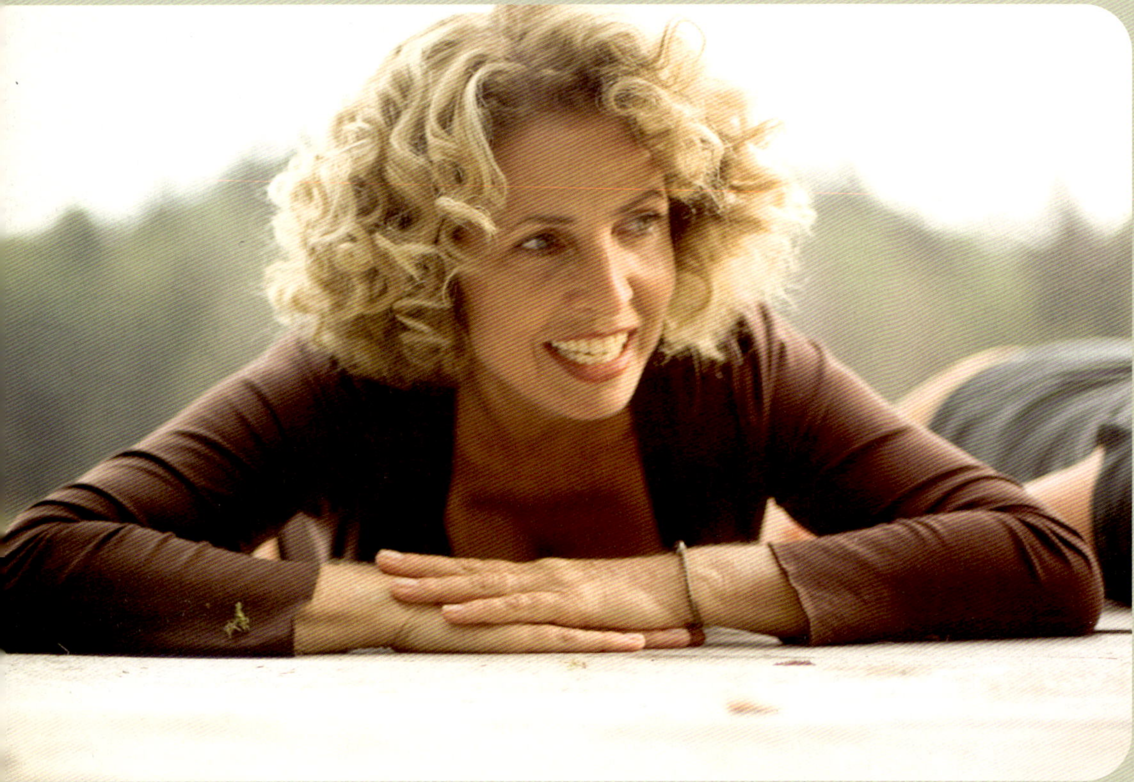

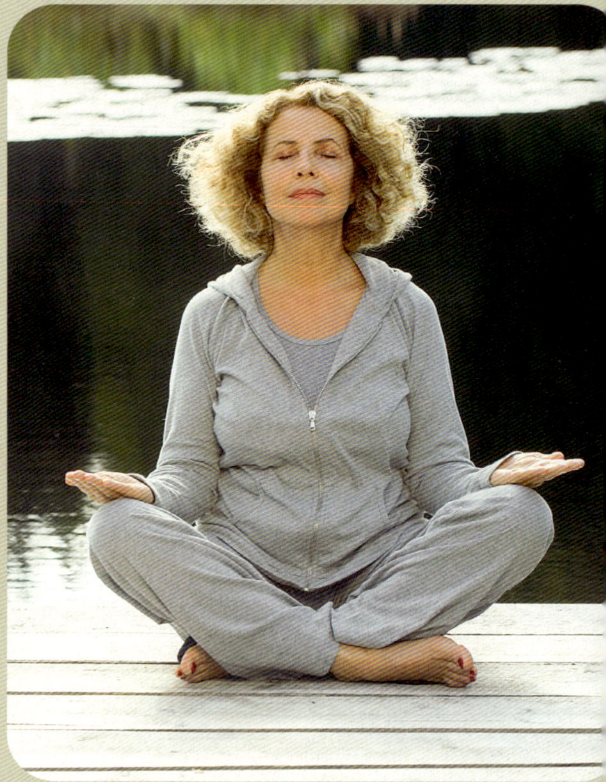

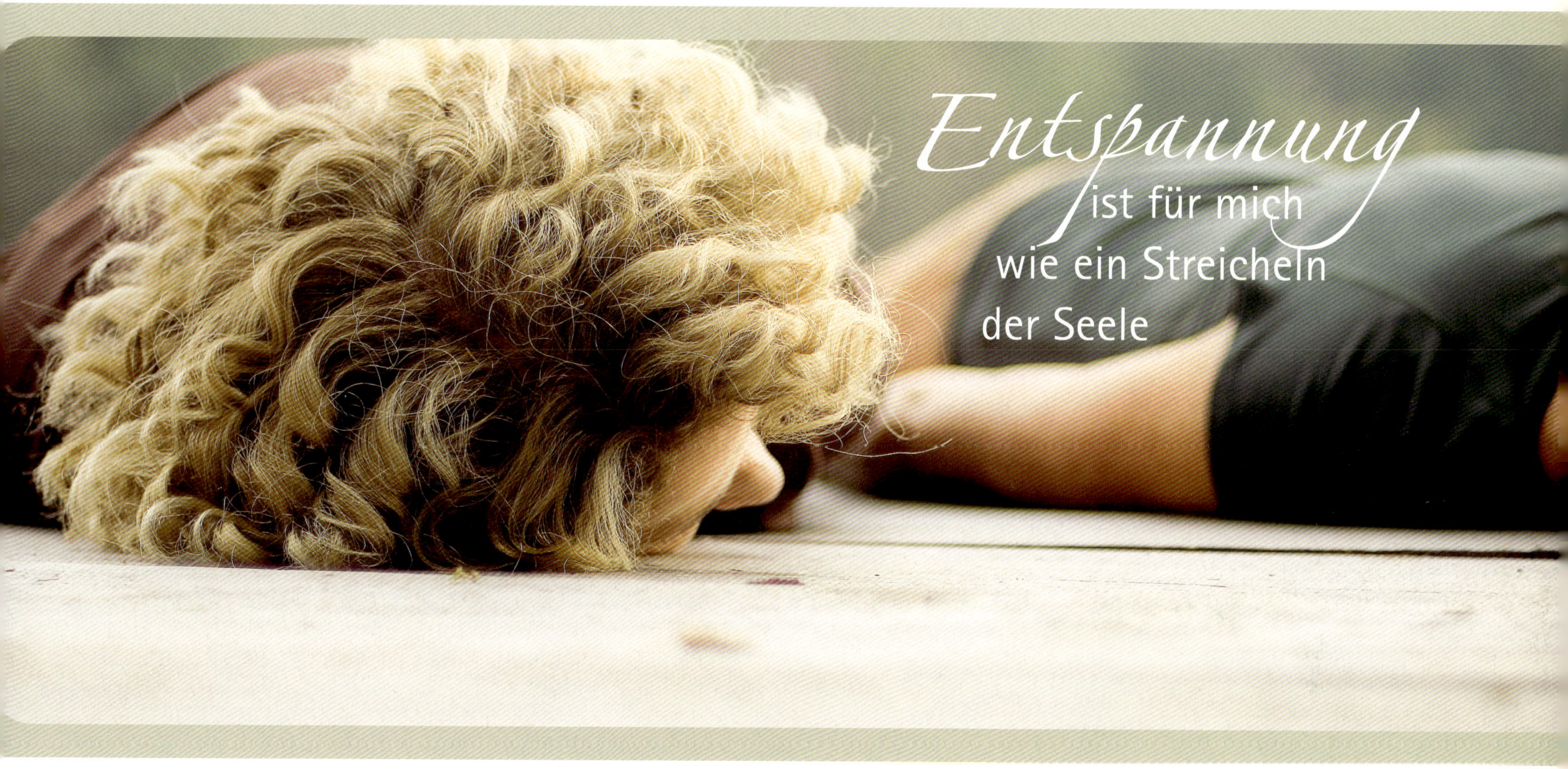
Entspannung
ist für mich
wie ein Streicheln
der Seele

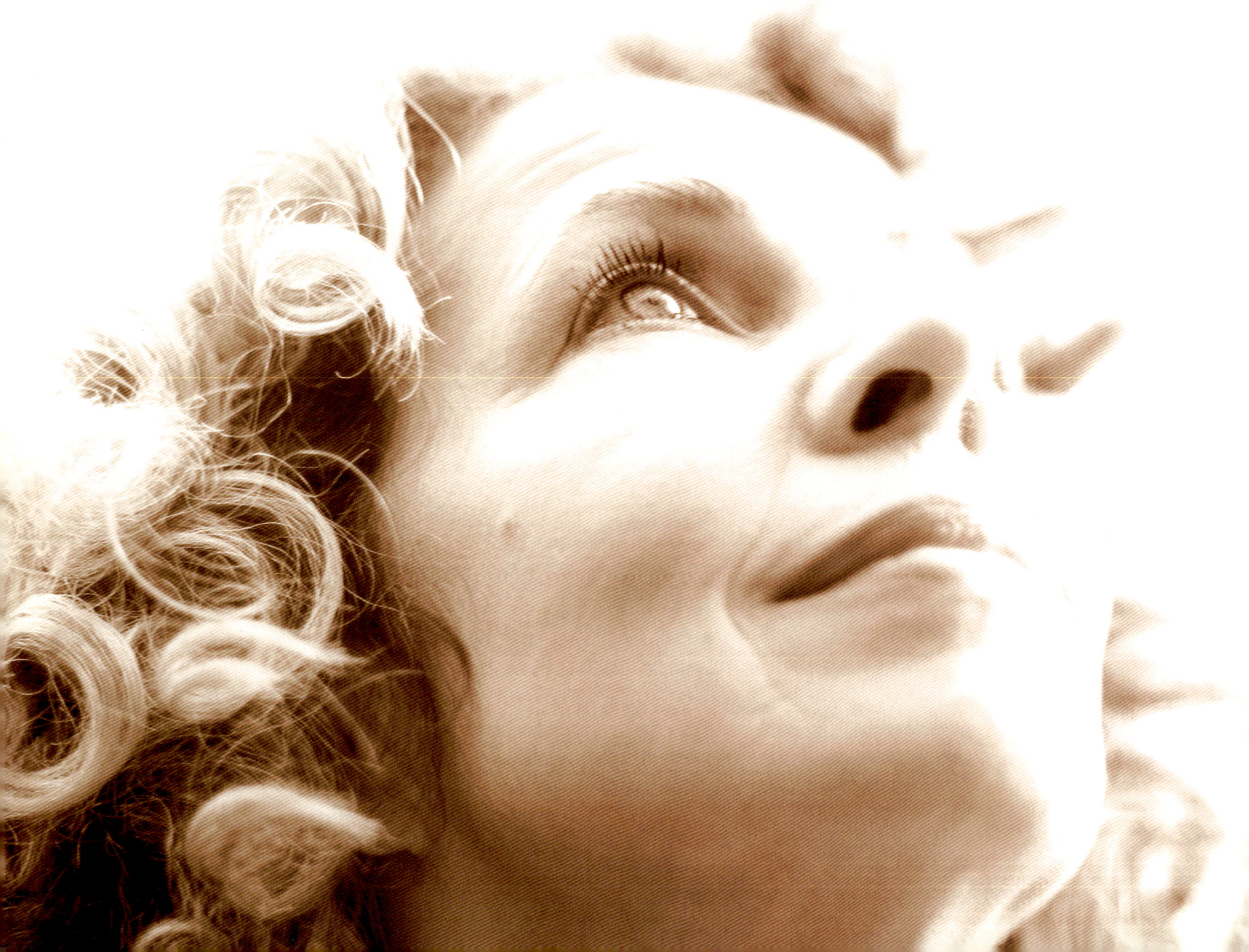

Noch ein Yogabuch?

Manchmal lohnt es sich, früh aufzustehen. Nicht, dass ich das allzu gerne mache. Aber wer Kinder hat, weiß, wie sich das Leben morgens um sechs in der Küche anfühlt. Die Kinder sind hellwach, wollen nach dem Müsli noch Milchschaum und Zwieback und verteilen beides großzügig auf Tisch, Bank und Boden. Man selbst klammert sich an die Kaffeetasse, bringt noch keinen Bissen herunter und starrt auf die Seite mit dem Vermischten in der Zeitung. Und ein halbes Ohr lauscht dem Radio. Nachrichten in der Endlosschleife und nur selten etwas, was zum genaueren Zuhören bewegt.

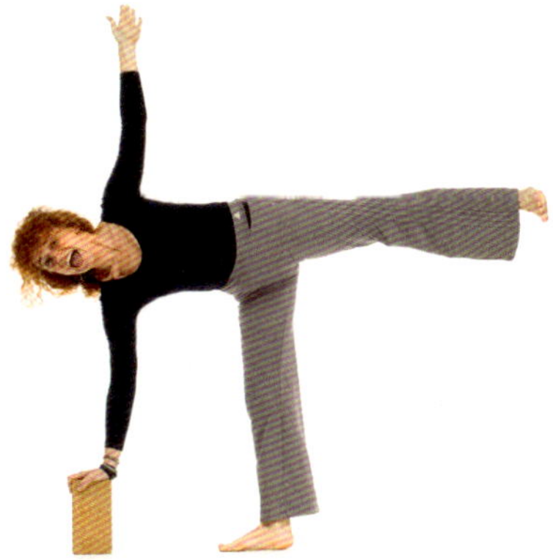

Was dieses Buch vor allem vermitteln soll: Yoga ist gut für Körper, Geist und Seele, es macht Spaß, man kann es in jedem Alter und überall ausüben.

Manchmal dann eben doch, wie an diesem Sommermorgen. Eine wohlbekannte Stimme, die gleich eine ganze Reihe angenehmer Erinnerungen auslöste – Irgendwie und Sowieso, Münchner Geschichten, kauzige Fernsehserien aus einer Zeit, als es noch keine Soaps gab: die Stimme von Michaela May. Allein ihr Klang machte mir gute Laune, sodass ich gar nicht darauf achtete, worum es in dem Radiobeitrag eigentlich ging. Als ich begriff, dass Yoga das Thema war, legte sich ein Hauch Enttäuschung über meine gute Laune – wieder eine Schauspielerin, die Yoga macht ... Aber ich hörte weiter zu, und die humorvolle und bodenständige Art, mit der Michaela May über ihre Yogaerfahrungen berichtete, war einfach schön anzuhören. Nun löst Yoga sicherlich bei einem Redakteur keine Schlüsselreize aus – Yogabücher gibt es wahrlich genug –, aber die positive Stimmung, die in dem Radiobeitrag mitschwang, wollte ich nicht einfach so verhallen lassen. Also schrieb ich Michaela May eine kurze Mail an ihre Homepage, und tatsächlich rief sie mich ein paar Tage später an. Bald darauf saßen wir im Biergarten, sprachen über Yoga, Filme, Theater, Bücher, das Leben an sich. Was mir schon bei diesem Treffen klar wurde: Hier sitzt mir eine Frau und Schauspielerin gegenüber, die sich keinen Deut verstellt, die natürlich und direkt ist – und in deren Leben Yoga tatsächlich eine tragende Rolle spielt.

Diesem ersten Treffen folgten viele weitere, auch mit ihrer Yogalehrerin Eva Schwarz, und das Resultat ist nun dieses Buch. Es war ein großer Spaß, mit diesen beiden kraftvollen und lebenslustigen Frauen zusammenzuarbeiten. Sie stellen hier ihre Version von Yoga vor, die keiner strengen Schule folgt, sondern die vor allem eines will: Menschen motivieren, Yoga einfach mal auszuprobieren und es dort stattfinden zu lassen, wo man gerade steht – mitten im Leben.

Harald Kämmerer, Südwest Verlag

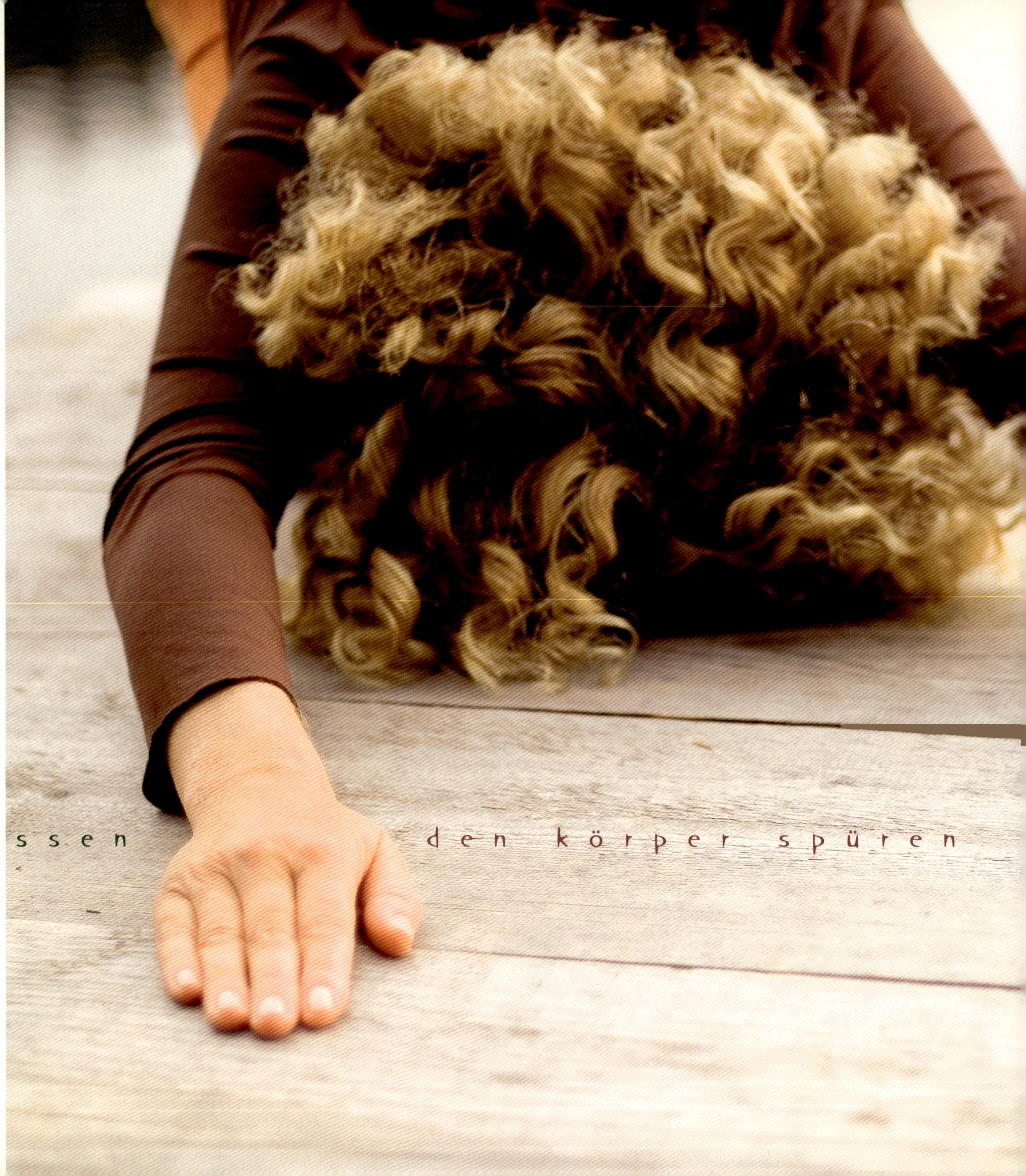

l o s l a s s e n   d e n   k ö r p e r   s p ü r e n

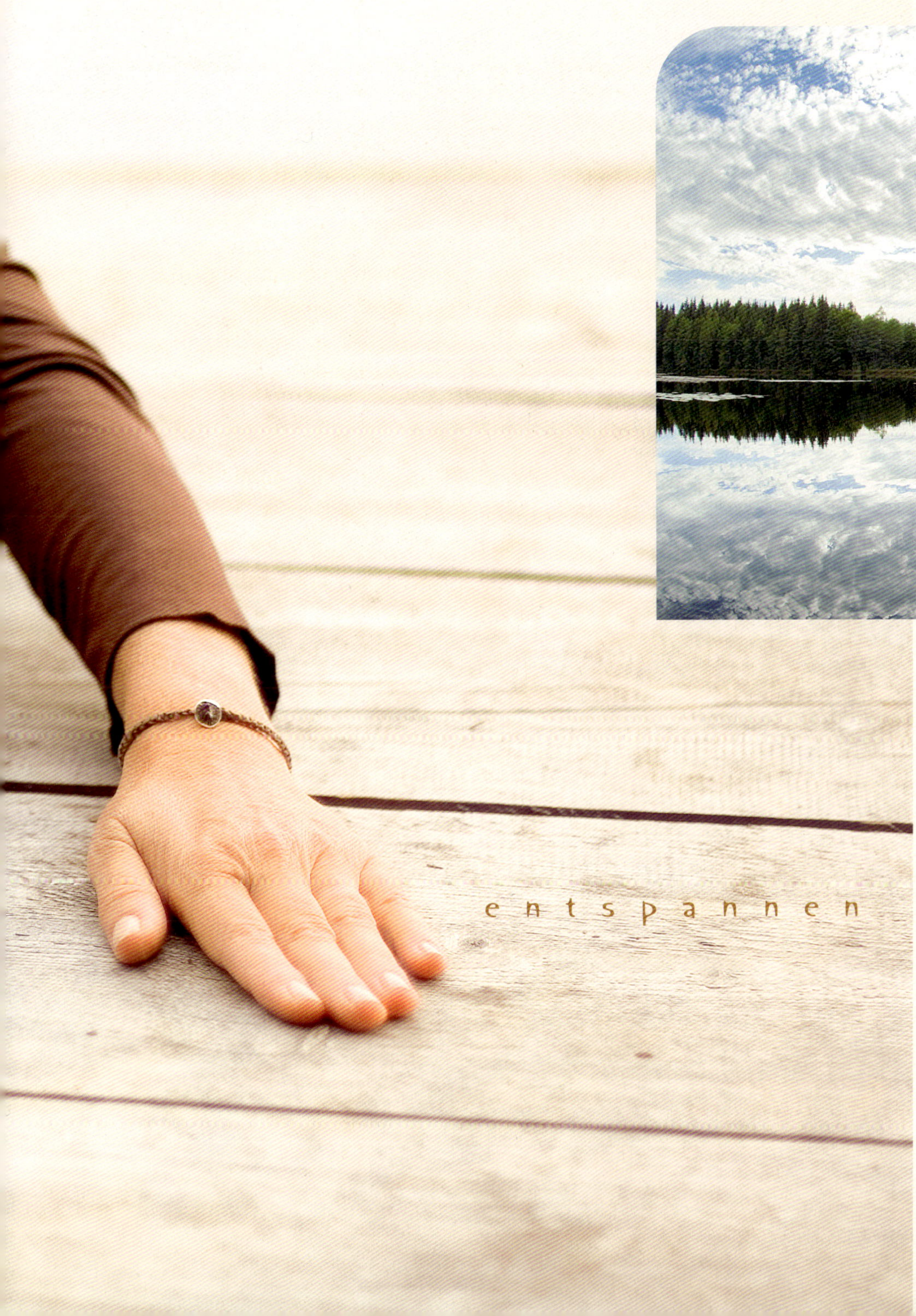
entspannen

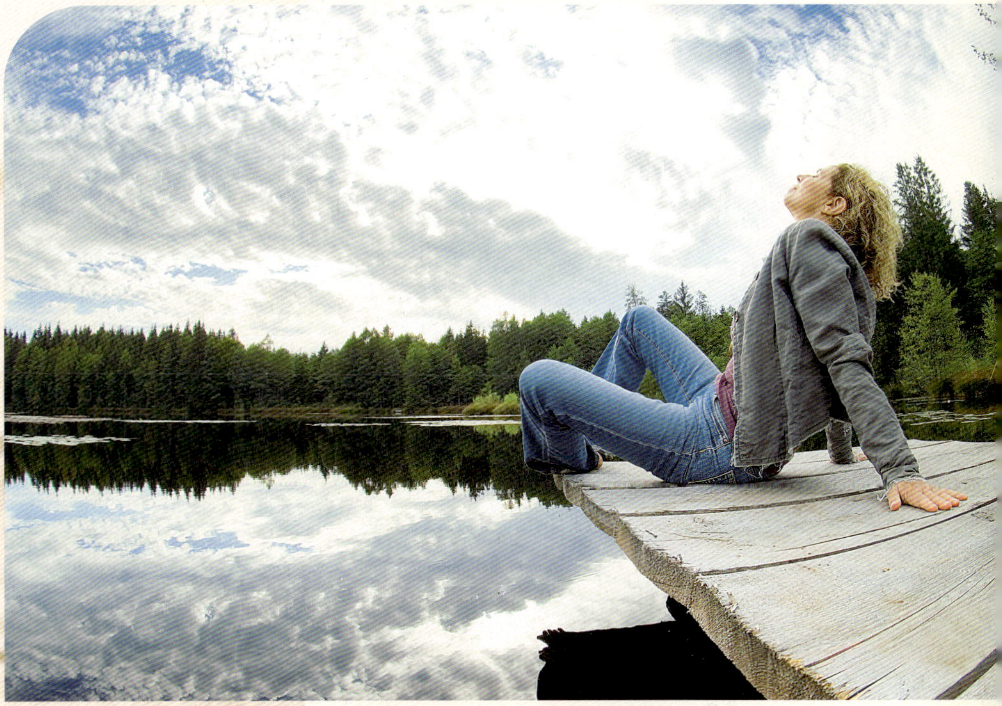

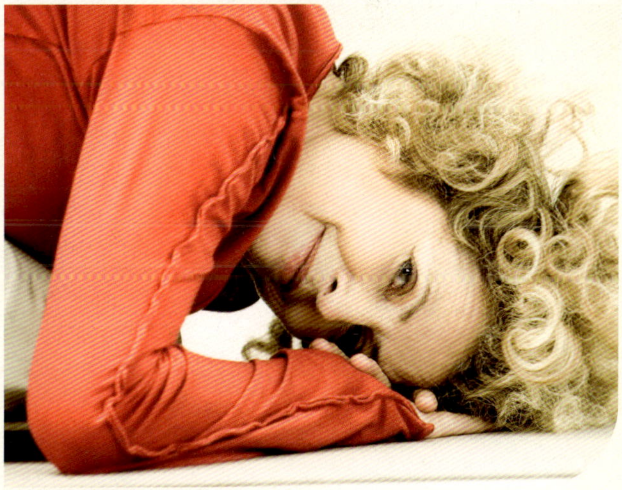

k o n z e n t r a t i o n

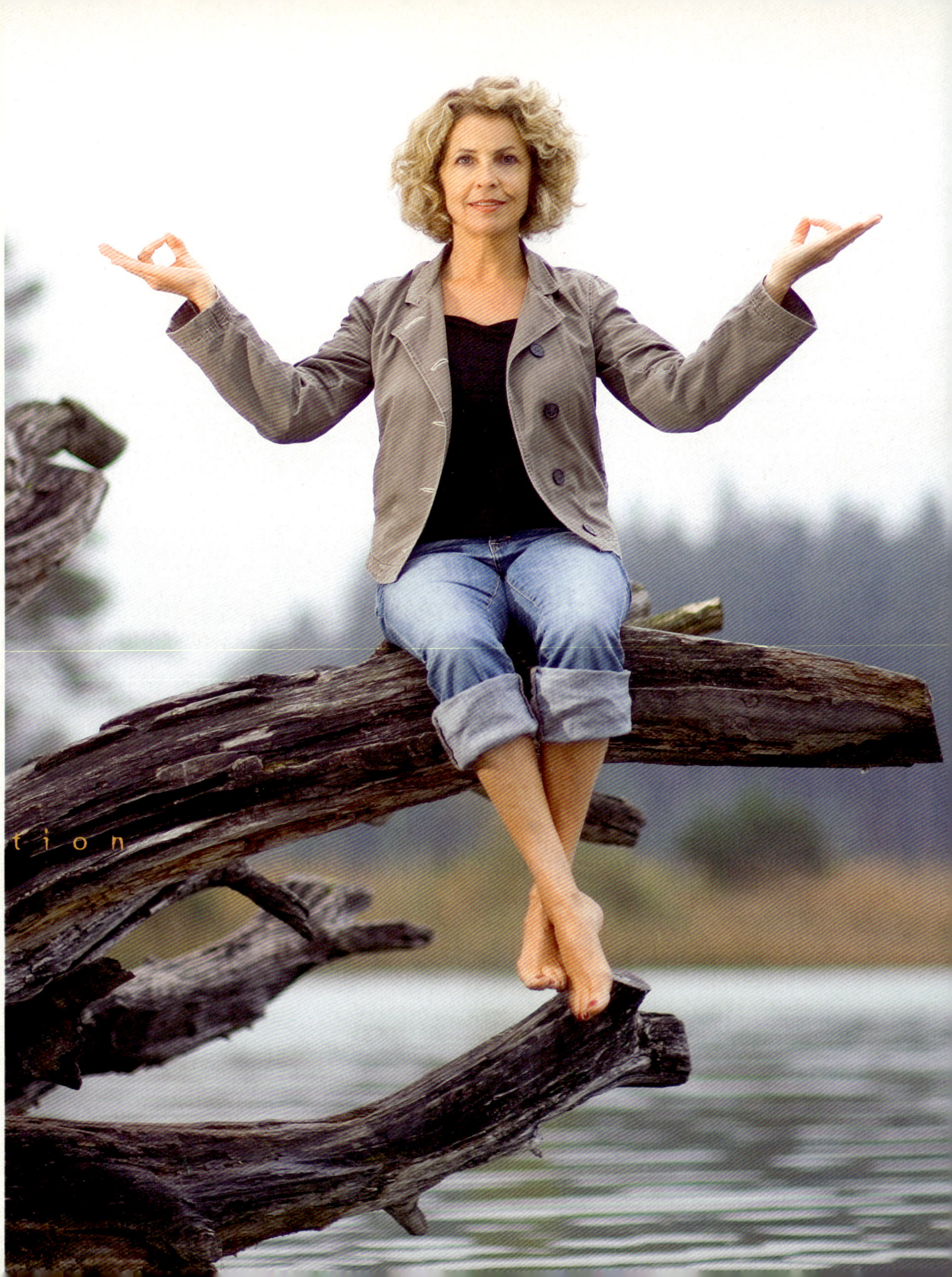

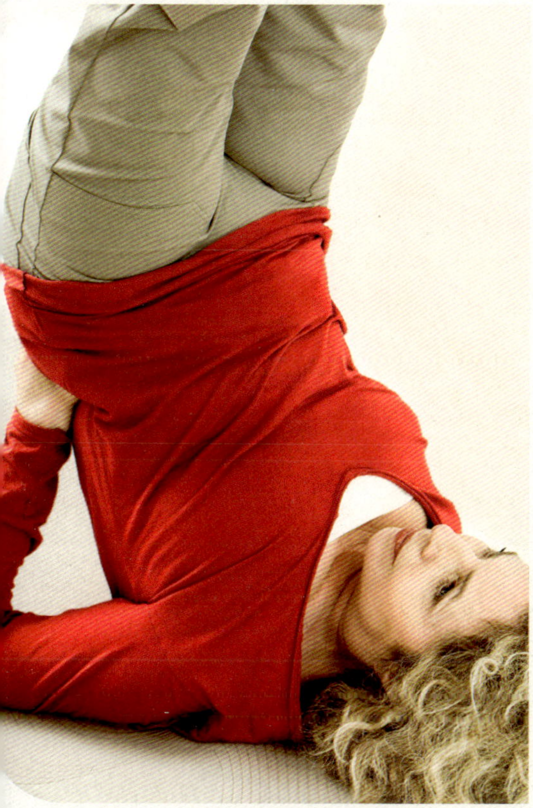

balance

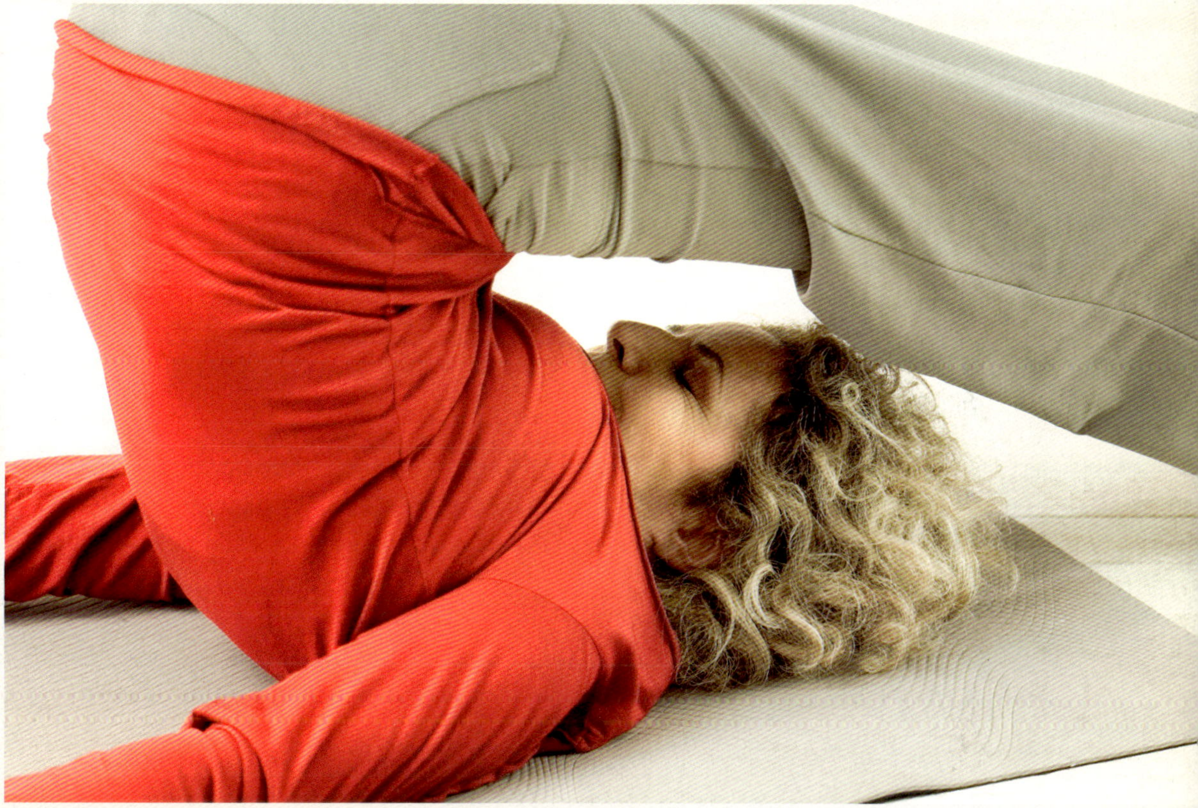

spannung

Im Gleichgewicht bleiben,
ist eine der wichtigsten Übungen

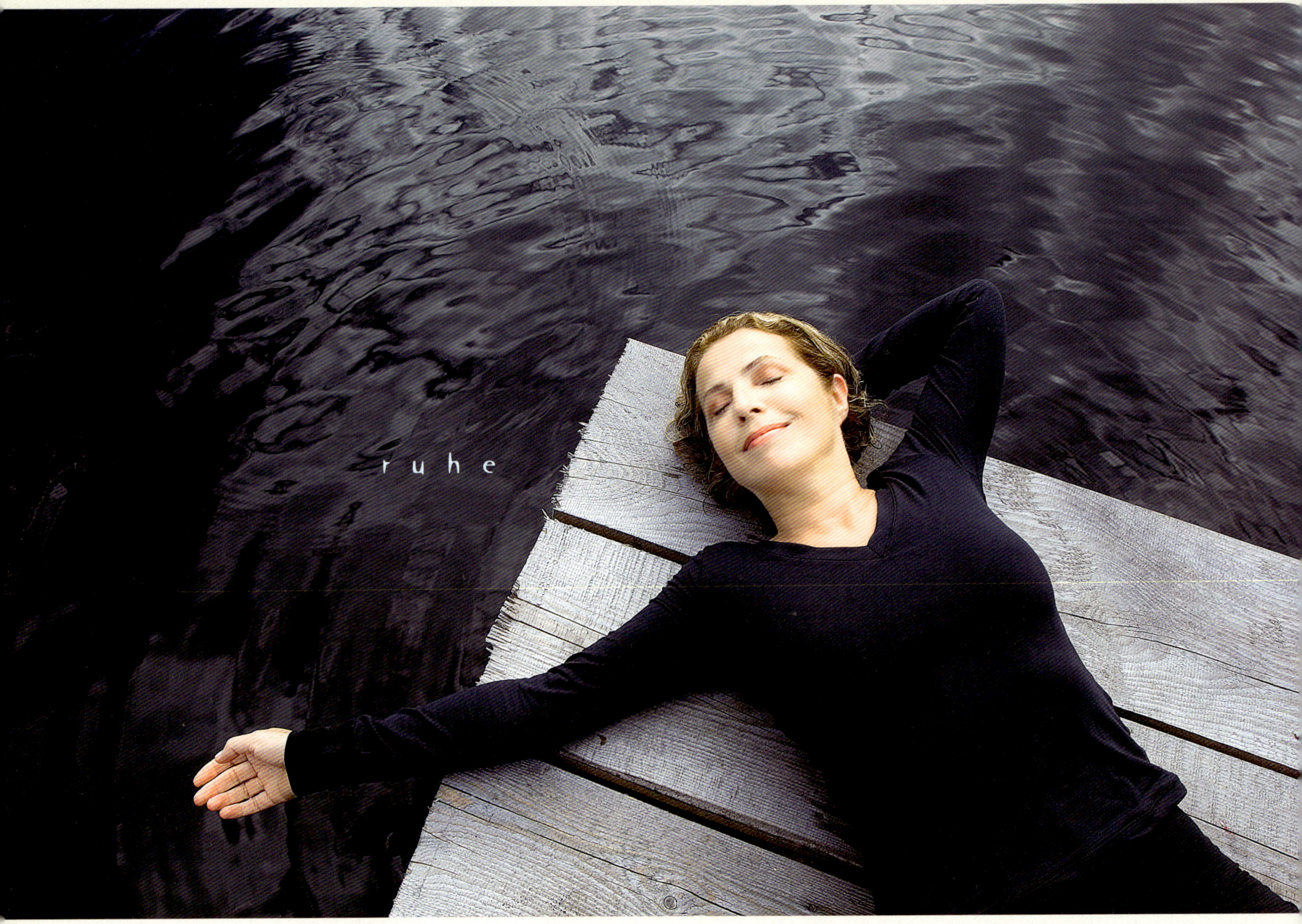

In der Ruhe liegt die Kraft.

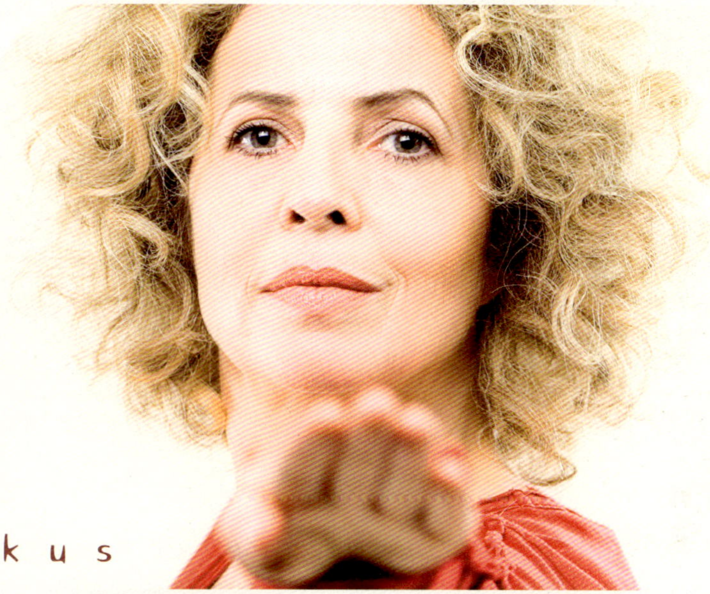

energie fokus

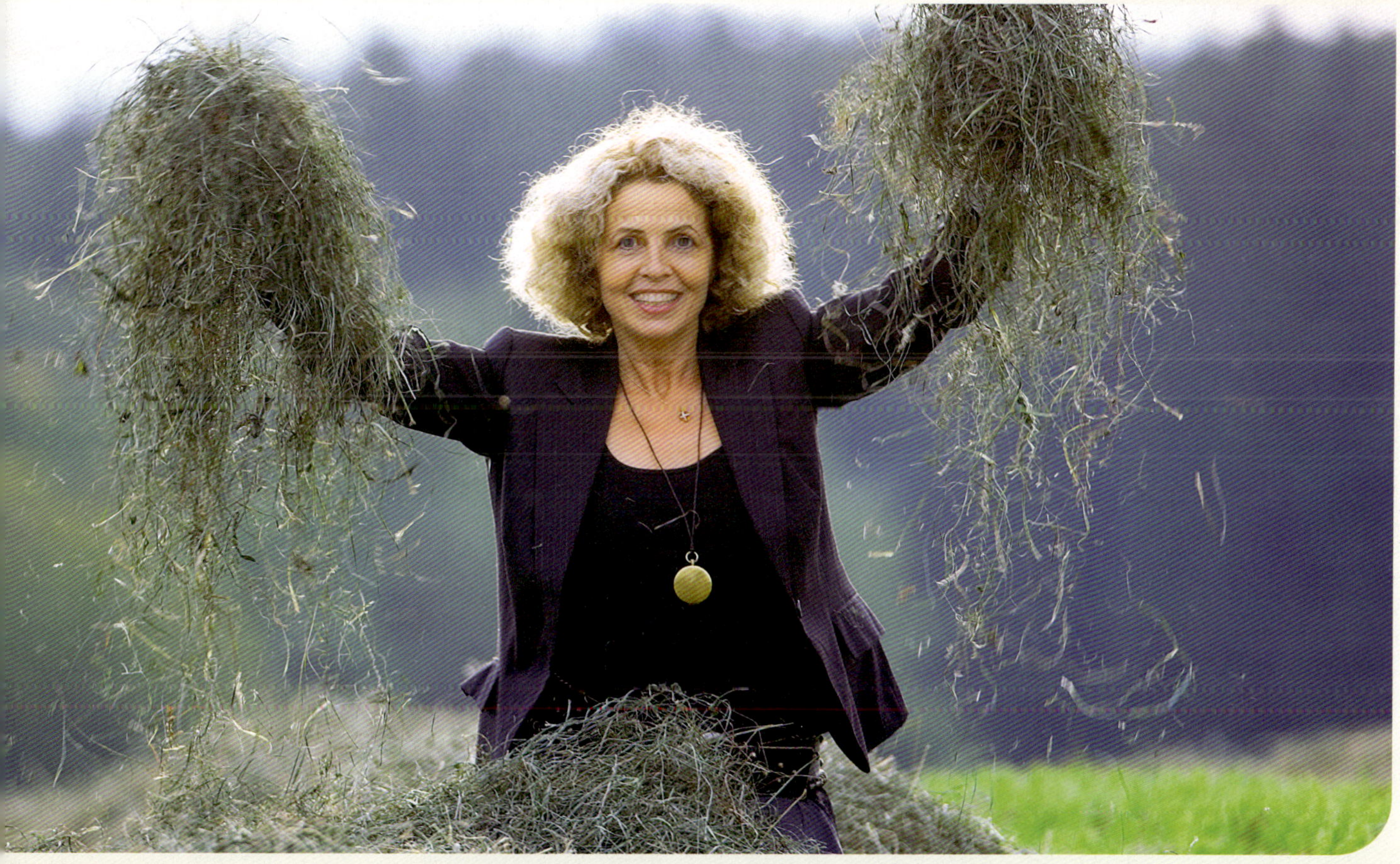

Das erste Mal habe ich mich ernsthaft mit Yoga beschäftigt, als ich merkte, dass ich einroste. Das war ungefähr vor 15 Jahren, also zwischen 35 und 40, eben mitten im Leben, wo man eigentlich noch nicht an »Alter« oder »Steifheit« denkt. Plötzlich habe ich gemerkt, dass ich nicht mehr mit den Fingerspitzen auf den Boden komme und dass bei jeder Kniebeuge die Gelenke knacken. Das war der einschneidende Moment, sozusagen mein Schlüsselerlebnis: Ich musste etwas für meinen Körper tun!

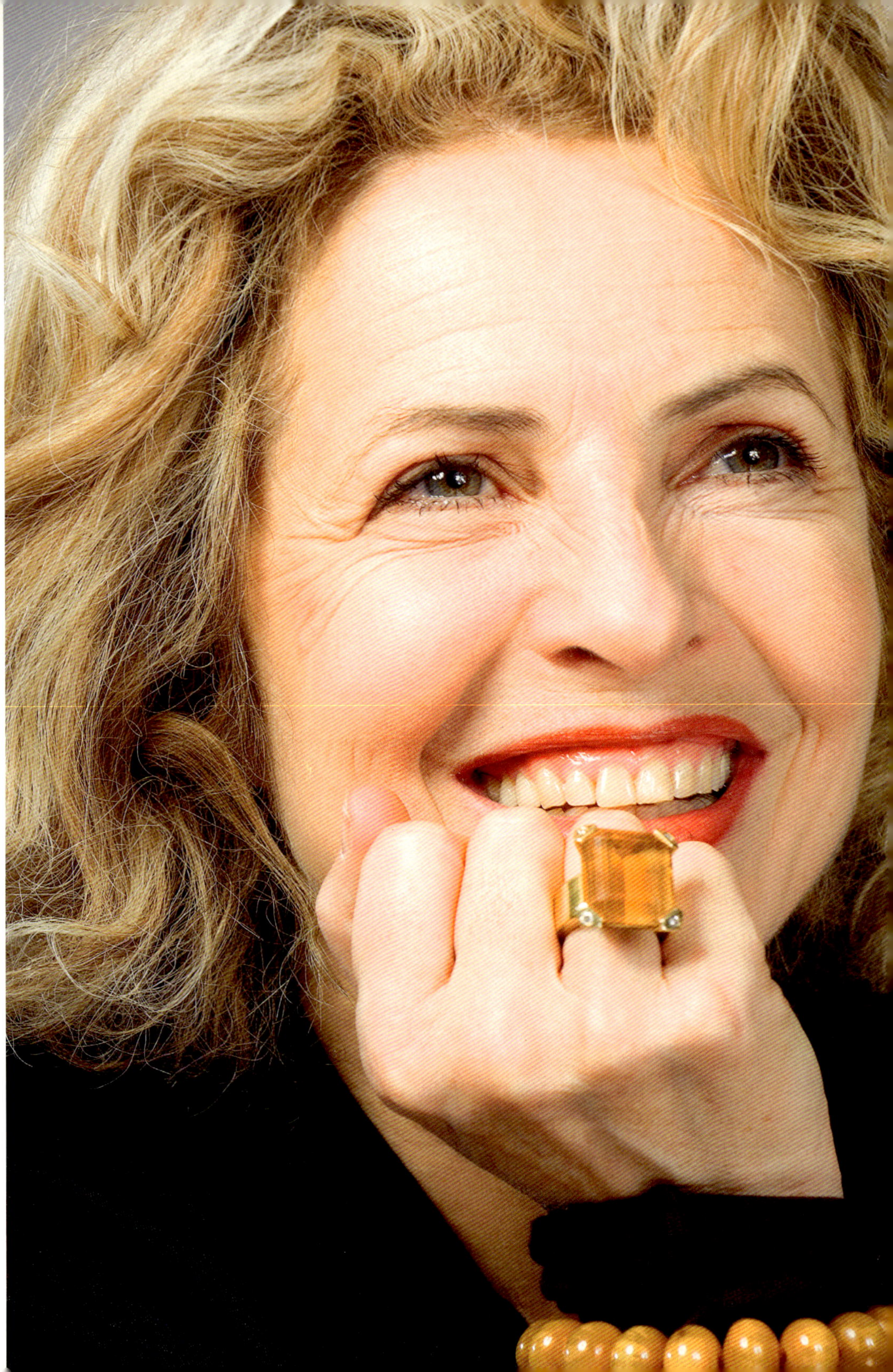

Mein Weg zum Yoga

Ich habe damals nach etwas gesucht, das mich äußerlich und innerlich fit hält und gleichzeitig beweglich macht und hält. Natürlich dachte ich zuerst an Gymnastik. Denn Yoga war zu der Zeit bei Weitem noch nicht so »in« wie das heute der Fall ist. Es war die Zeit der Aerobicwelle, und alle wollten zur Musik hüpfen. Auch ich habe es versucht, aber es hat mir keinen Spaß gebracht – zu laut, zu viel Gehopse, die Gruppen zu groß und zu fremd. Das war mir zu sehr ausgerichtet auf Fitness und Kondition und weniger auf ganzheitliche Beweglichkeit und innere Balance.

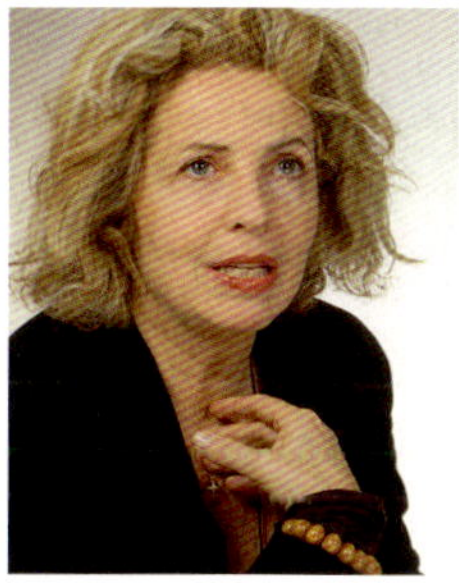

Zudem hatte ich zu dieser Zeit gerade mein zweites Kind bekommen – und auch deshalb ein paar Pfunde zuviel – und nach der etwas enttäuschenden Aerobicerfahrung wollte ich dann doch lieber etwas zuhause machen.

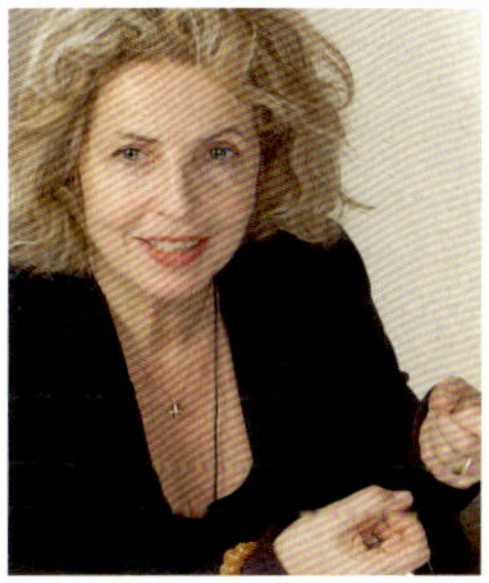

Ich holte mir also einen Personal Trainer, der mit mir zuerst eine halbe Stunde im Park joggte und anschließend zu Hause spezielle Gymnastikübungen machte. Das war nicht schlecht, doch durch die häufigen Dreharbeiten in anderen Städten fehlte mir auf längere Sicht die Kontinuität, und alleine war ich einfach zu träge, meinen inneren Schweinehund zu überwinden – und so schlief auch das wieder ein.

Das einzige, was ich aus dieser Zeit beibehalten habe, ist das morgendliche Joggen. Gemeinsam mit zwei Freundinnen treffe ich mich einmal die Woche, und wir laufen unsere fünf Kilometer bei Wind und Wetter und in einem so gemäßigtem Tempo, dass wir dabei immer noch genügend Luft zum Reden haben. Unsere Lauftreffs sind eine sehr gute Gelegenheit, das Nützliche mit dem Angenehmen zu verbinden und dabei auch noch etwas für die Figur zu tun. Laufen empfinde ich heute als ideale Ergänzung zum Yoga, das ich erst einige Zeit später für mich entdeckte. Beides habe ich mir trotz der unregelmäßigen Drehtermine bis heute bewahrt, und beides ist eine wichtige Grundlage für mein körperliches und seelisches Wohlbefinden.

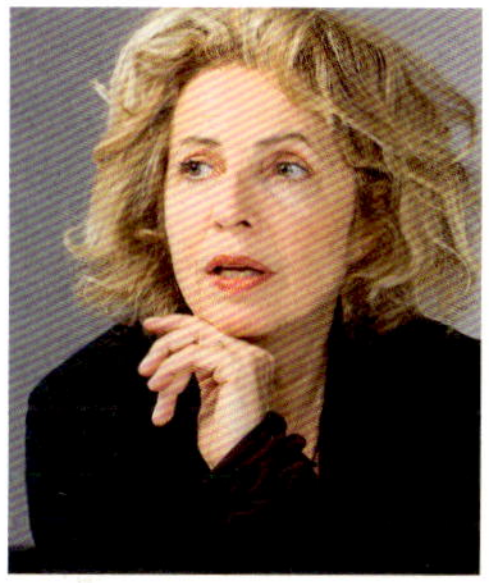

Meine erste Begegnung mit Yoga

Bei einer Bekannten in der Nachbarschaft, die durch Sorgen und private Schicksalsschläge oft sehr deprimiert und verschlossen wirkte, bemerkte ich eines Tages eine große Veränderung. Immer häufiger traf ich sie offen und vergnügt, und auch ihre Körperhaltung war plötzlich aufrecht und positiv. Überhaupt strahlte sie auf einmal eine große Zufriedenheit aus. Ich wurde neugierig und fragte sie, wie es zu dieser erfreulichen Wandlung gekommen sei. Und so erzählte sie mir von ihrer Erfahrung mit Yoga, und wie es ihr ganzes Leben verändert hat.

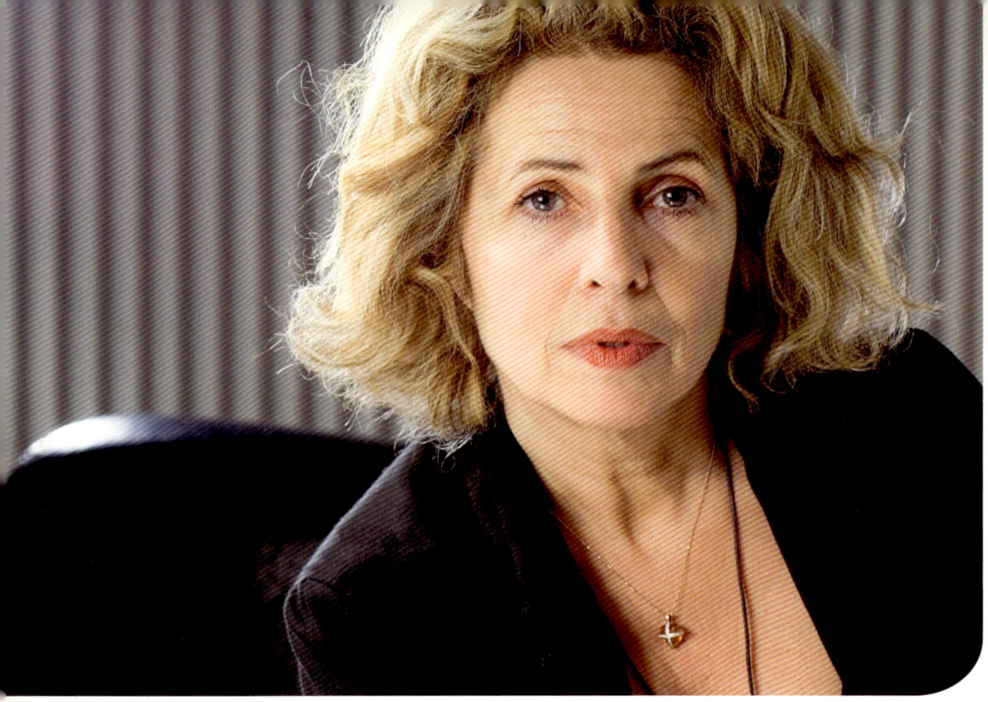

Kontinuität
ist wichtig...

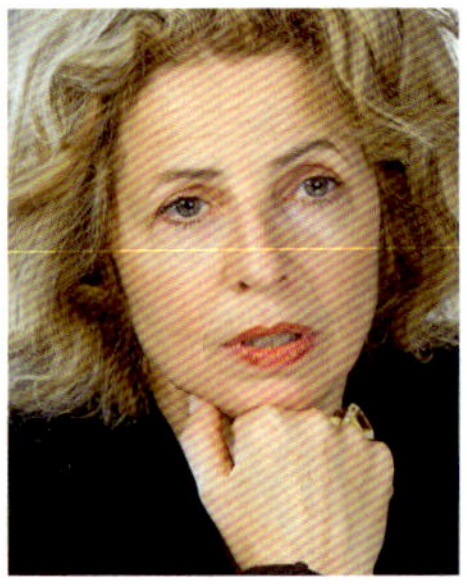

Das Ganze ließ mich nicht mehr los. Begeistert berichtete ich meiner Freundin Dorothee, einer Malerin, von dieser Begegnung und weckte damit auch ihr Interesse. Durch ihre Freundschaft zu Vera hatte sie bereits erste Erfahrungen mit Yoga gemacht, und so beschlossen wir zusammen mit anderen Interessierten aus unserem Freundeskreis eine Lehrerin zu engagieren, um uns einmal in der Woche zu einer Yogastunde in Dorothees Atelier zu treffen, denn da gab es genügend Platz.

So machten wir also unsere ersten Gehversuche, lernten den Sonnengruß, die richtige Atmung und andere Grundübungen aus dem klassischen Hatha-Yoga – damals noch mit »Om« und Gong und viel esoterischem Unter- bzw. Überbau – und spürten schon zu Beginn, dass es uns irgendwie guttat.

Es war nur immer die gleiche Abfolge von Übungen, und wir empfanden eine gewisse Eintönigkeit auf die Dauer.

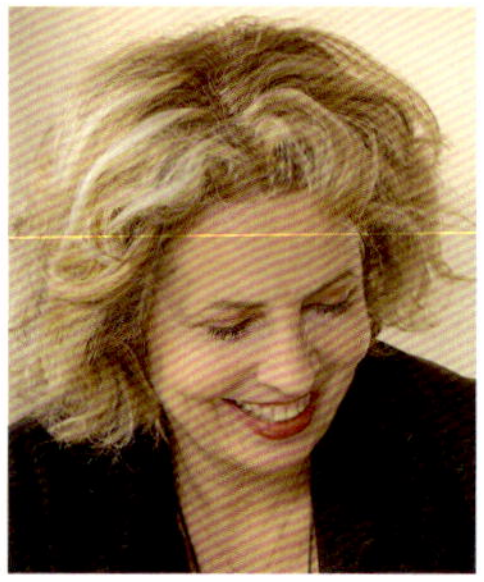

Es kann aber durchaus sein, dass damals unsere Geduld und Ausdauer noch nicht allzu ausgereift waren. Und so suchten wir schließlich nach einer anderen Yogalehrerin. Fast zwei Jahre lang haben wir alle möglichen Yogastudios ausprobiert.

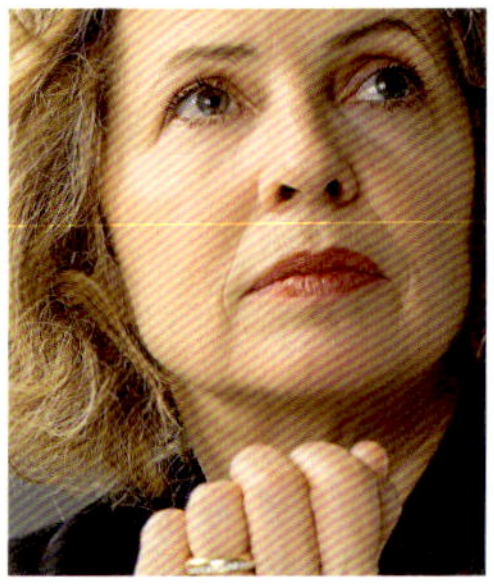

Unsere Yogalehrerin Eva

Richtig zufrieden war ich jedoch erst, als wir unsere Yogalehrerin Eva Schwarz gefunden hatten. Das war vor etwa zehn Jahren. Eva unterrichtete nur kleine Gruppen mit maximal acht oder neun Teilnehmern. Sie testete mit uns zunächst unterschiedliche Arten: Ashtanga-Yoga, Power-Yoga, Hatha-Yoga. Vieles davon konnten wir nicht, einiges wollten wir auch nicht, da haben wir gestreikt. Doch Eva hat sich schnell auf uns eingestellt, hat gemerkt, was für unsere Altersgruppe wichtig ist, was wir brauchen oder was wir besonders gern für unseren

Körper tun wollen. Das waren in erster Linie Bauchmuskel- und Rückenübungen, aber auch solche für Po und Beine und für den Beckenboden.

Selbst die unterschiedlichsten Wehwehchen jeder Einzelnen hat sie berücksichtigt und ist ganz individuell darauf eingegangen. So konnte ich zum Beispiel nach einer Schulteroperation viele Yogaübungen nicht mehr machen. Selbst den Sonnengruß nicht, denn ich durfte die Schulter nicht belasten. Da hat Eva mir ganz behutsam spezielle Aufbauübungen gezeigt, bis ich mich langsam wieder abstützen konnte. Heute ist meine Schulter voll einsatzfähig, und ich kann damit sogar Tennis spielen.

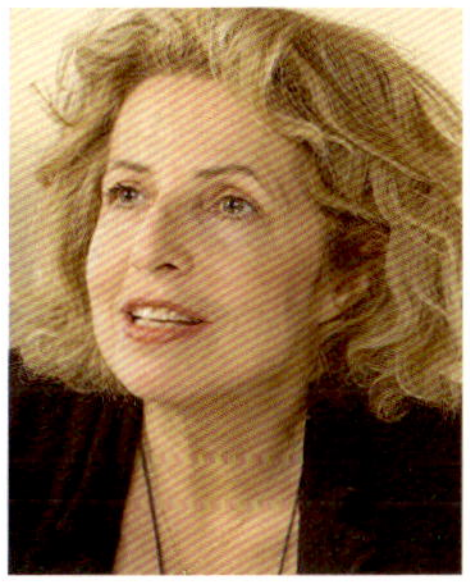

Evas Yogastunden waren von Anfang an abwechslungsreich, haben sich jedes Mal auf eine andere Körperregion konzentriert und sich behutsam unseren manchmal kleinen Fortschritten angepasst. Dabei bedient sie sich auch unterschiedlicher Hilfsmittel, die nicht eindeutig einer bestimmten Yogaart zuzuordnen sind. Auch die Meditation am Ende der Stunde folgt nie einem starren Muster. Das ist nicht immer nur ein gedankliches Durchwandern des Körpers. Eva schickt uns auf anregende Fantasiereisen oder gibt uns immer wieder neue Affirmationen mit auf den Weg.

Unsere Stunde bietet keine einseitige Yogarichtung, sondern sie ist sehr abwechslungsreich und geht sehr stark und individuell auf die Bereiche ein, die wir als wichtig empfinden. Mir kam es zum Beispiel besonders darauf an,

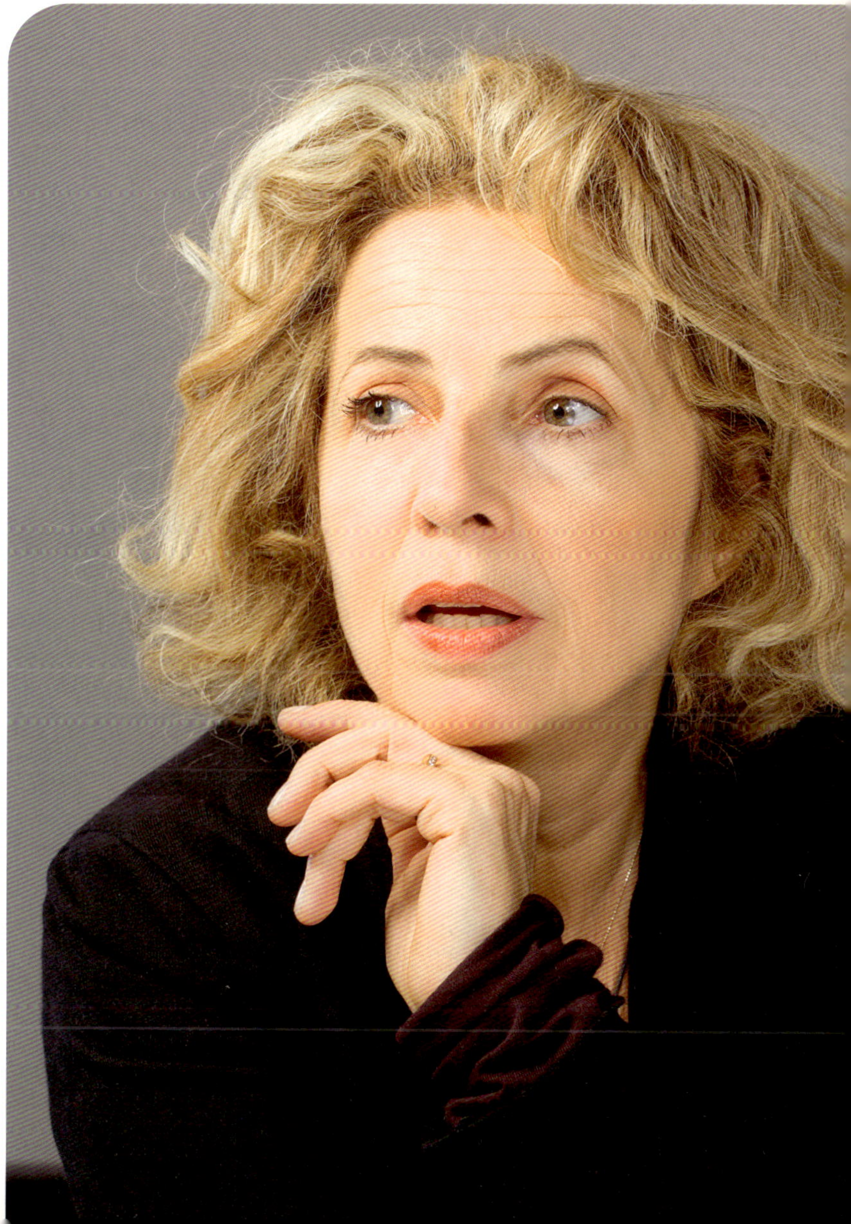

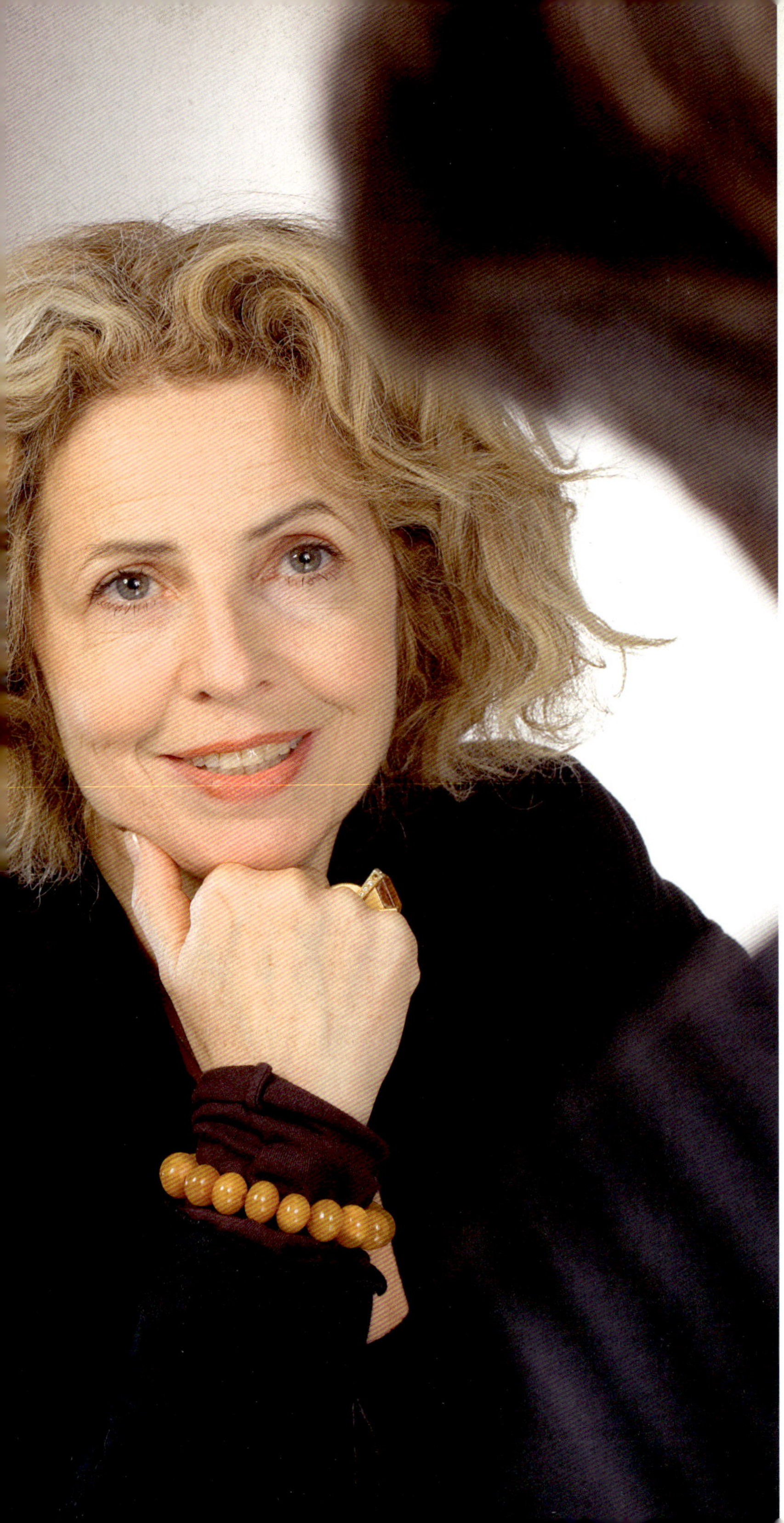

dass das Yoga ideologiefrei abläuft, ohne esoterischen Ballast wie »Om« und Gong oder Räucherstäbchen und dergleichen. Das soll jetzt überhaupt nicht abfällig klingen – aber mein Ausgangspunkt war ja, etwas für die Beweglichkeit meines Körpers zu tun. Die zusätzliche positive Wirkung auf Geist und Seele habe ich erst nach langjähriger Übung verspürt. Deshalb ist es ganz wichtig, dass man Yoga nicht mit einer zu großen, ungeduldigen Erwartungshaltung beginnt, wie etwa »Jetzt werde ich geläutert und ein neuer Mensch ...!«, sondern erst einmal als besondere Form der Gymnastik sieht. Und erst mit der Zeit wird man den ganzheitlichen Erfolg spüren: Yoga baut Muskeln auf, dehnt die Sehnen und macht sowohl den Körper als auch den Geist beweglich.

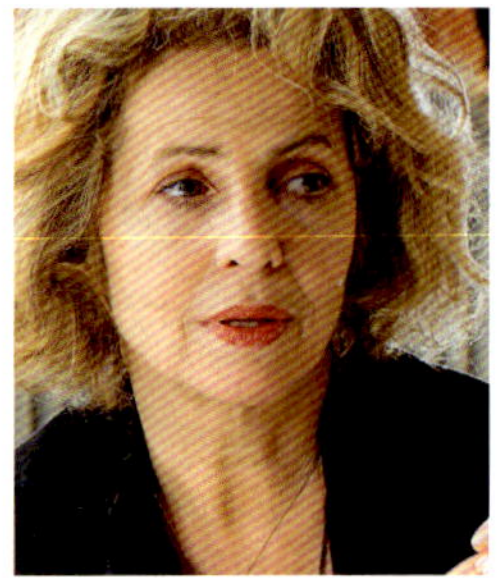

Meine Yogagruppe

Als Dorothee, Vera und ich damals bei Eva mit Yoga anfingen, war das eine noch eher bunt zusammengewürfelte Gruppe aus dem näheren Bekanntenkreis. Erst mit der Zeit kristallisierte sich heraus, wer wirklich ernsthaft und dauerhaft an Yoga interessiert war und wer wirklich in die Gruppe passte. Das waren schließlich Mela, Jutta, Sabine und Rosi, später kamen dann noch Nicola und Sonja hinzu. Wir neun Frauen, und natürlich auch Eva, wuchsen mit der Zeit immer mehr zusammen, trotz völlig unterschiedlicher Charaktere und Berufe. Im Laufe der

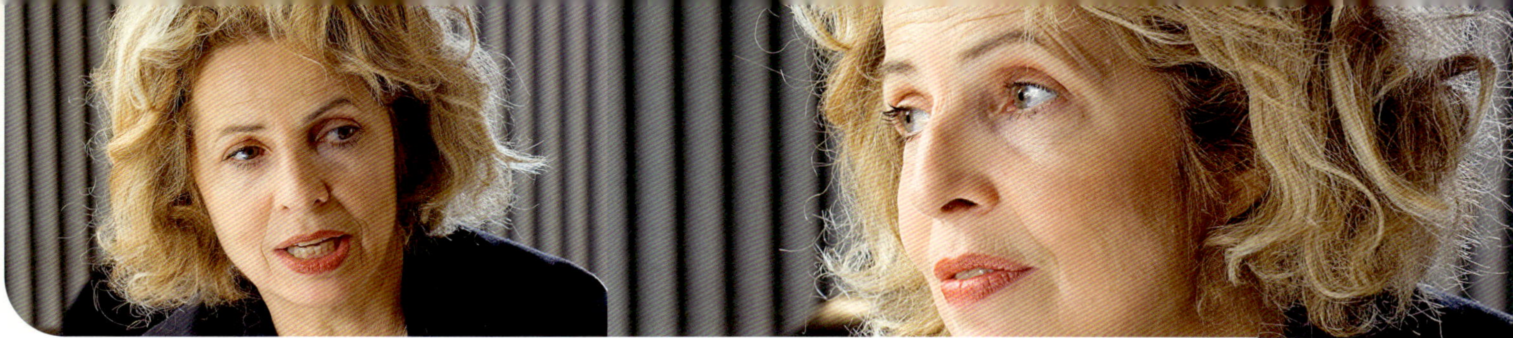

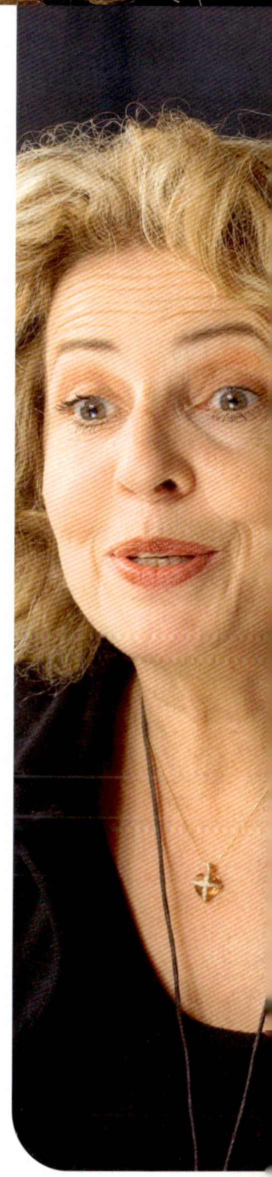

Jahre entwickelte sich sogar eine enge Freundschaft. Das soll jetzt keineswegs heißen, dass man nur gutes Yoga machen kann, wenn man eine so innige Beziehung untereinander oder zur Yogalehrerin hat, wie das bei uns der Fall ist. Natürlich kann man auch anonym in ein Studio gehen – aber man sollte sich schon einen Lehrer suchen, der einem vom Typ her sympathisch ist, der eine angenehme Stimme hat. Und auch die richtige Chemie sowie die Größe der Gruppe sind nicht zu unterschätzen.

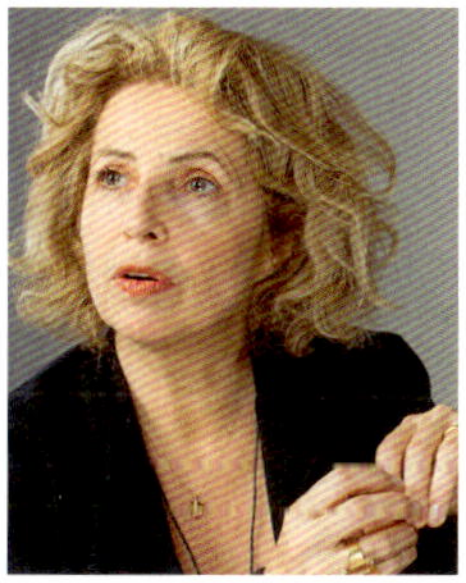

Meiner Erfahrung nach sollte eine Yogagruppe aus maximal acht bis zehn Teilnehmern bestehen. Das ist wie bei einem Essen. Wenn man mit zu vielen Leuten an einer langen Tafel sitzt, gibt es nur noch Einzelgespräche, man unterhält sich nur mit seinen direkten Tischnachbarn, das gemeinsame Gespräch aller jedoch bleibt aus.

Klar, im Prinzip macht man Yoga nur für sich – man ist bei sich, in sich –, und eigentlich müsste es ganz egal sein, ob noch andere da sind oder wie viele. Aber unter Freundinnen gibt es eben eine große emotionale Bindung, und das Gruppenerlebnis trägt zusätzlich zu einem ganz besonderen Wohlgefühl bei.

Da kann es auch mal sein, dass man mit Problemen in die Yogastunde kommt. Und das spürt die ganze Gruppe. Aber Yoga öffnet die Seele, man wird ruhiger, und nach der Stunde kann man im vertrauten Kreis gelassener über alles sprechen.

So ist es bei uns zu einem festen Bestandteil geworden, sich nach jeder Yogastunde bei einem gemütlichen Plausch beim Italiener um die Ecke zusammenzusetzen. Dort kann man Probleme loswerden, sich Anregungen holen, und man kann sicher sein, dass niemand etwas nach außen trägt. Das ist manchmal besser und sicherlich billiger als eine Therapiestunde beim Psychiater.

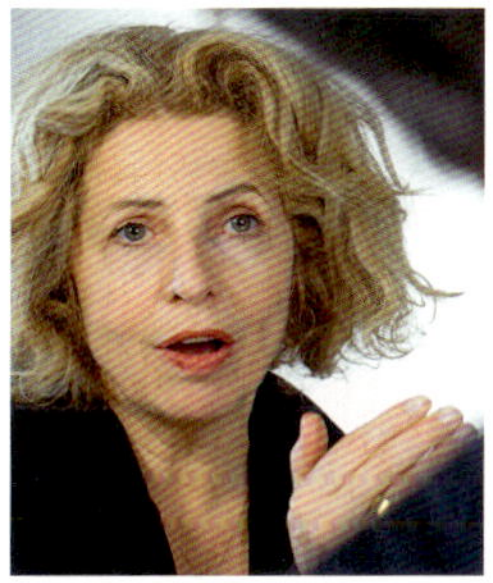

Trotz sehr unterschiedlicher beruflicher Belastung versucht jede von uns, keine Yogastunde zu versäumen. Selbst wenn Eva im Urlaub ist, bleiben wir dran, so gut es geht. Dann übernimmt eine von uns den Unterricht und sucht Übungen aus unserem Programm aus. Oder wir überlegen zusammen, was wir machen wollen und können.

Diese »Ersatzstunden« sind entstanden, weil wir eben die Kontinuität des Yoga und der Gemeinsamkeit nicht abreißen lassen wollten, selbst in den Ferien nicht, und es ist schon erstaunlich, mit welchem Nachdruck alle Gruppenmitglieder daran interessiert sind. Aber wir spüren natürlich, wie wichtig Evas besonderer Aufbau einer Stunde, ihre geschulte Kontrolle und Behutsamkeit sind, und wir sind alle froh, wenn sie wieder da ist.

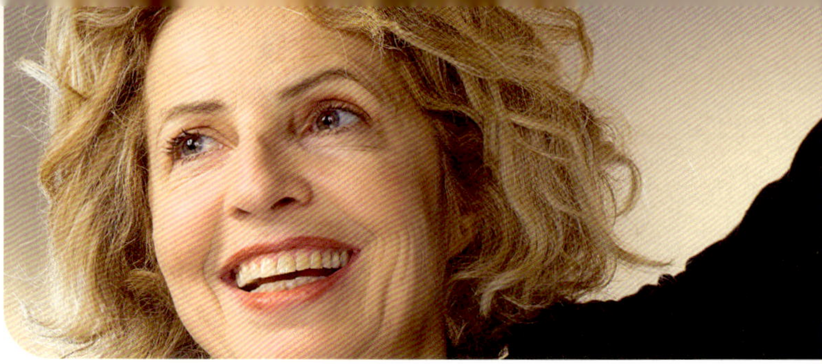

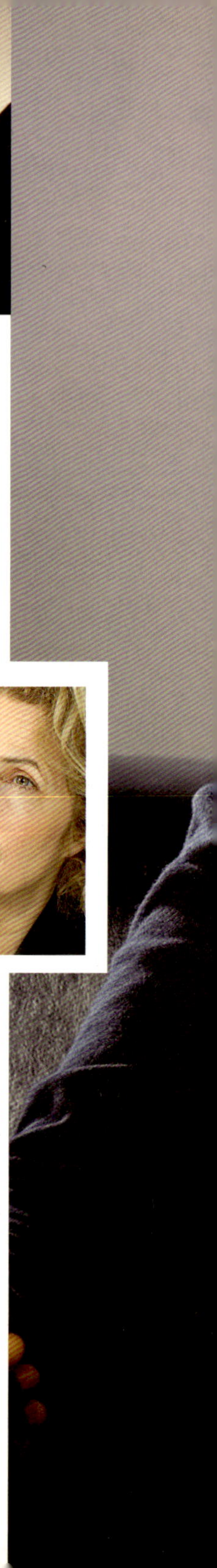

Alter, welches Alter?

Yoga kann man in jedem Alter anfangen. Ob Junior oder Senior – für Yoga ist es selten zu früh, aber nie zu spät. Gerade heute, wo man mit 50 noch mitten im Leben steht. In einem Alter, in dem unsere Eltern und Großeltern schon an Rente dachten und sich langsam aufs Altenteil zurückzogen, sind die meisten von uns beruflich wie privat noch voller Lebenslust und Tatendrang. Auch äußerlich kann man inzwischen kaum jemanden nach seinem wahren Alter einschätzen. Die Kinder sind erwachsen und aus dem Haus, man kann sich wieder ganz auf sich konzentrieren, will geistig und körperlich fit bleiben. Yoga bietet dafür die beste Voraussetzung.

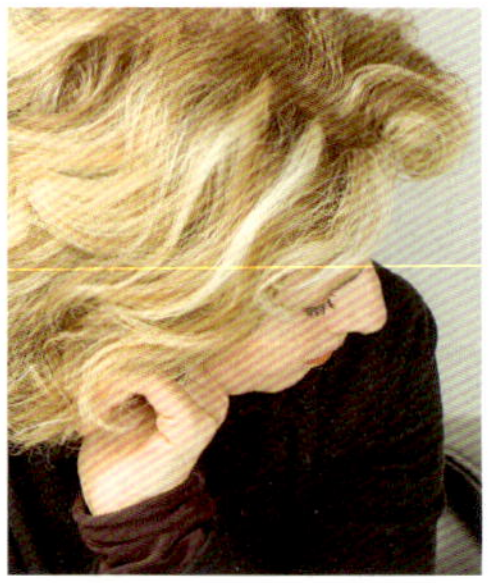

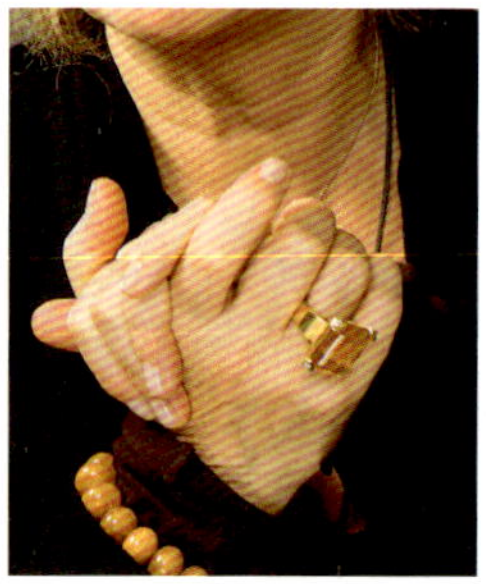

Man muss nicht alles können

Es gibt beim Yoga verschiedene Schwierigkeitsgrade. Die kann man erreichen, muss man aber nicht. Wenn man spät anfängt, besonders aber bei körperlichen Beschwerden, ist es ratsam, einen Yogalehrer zu Rate zu ziehen. Versucht man es jedoch allein, sollte man – wie in diesem Buch beschrieben – mit den leichteren Vorübungen für die einzelnen Körperpartien beginnen und sich dann erst langsam zu den klassischen Yogahaltungen vorarbeiten. Gerade für den Anfang (und auch immer zum Aufwärmen) eignet sich ganz besonders der Sonnengruß, da er – ohne zu überfordern – sämtliche Muskelgruppen anspricht. Vor allem ist es wichtig, sich Zeit zu lassen, kleine Schritte zu machen, lieber zu wiederholen und sich erst allmählich an eine neue Übung heranzutasten.

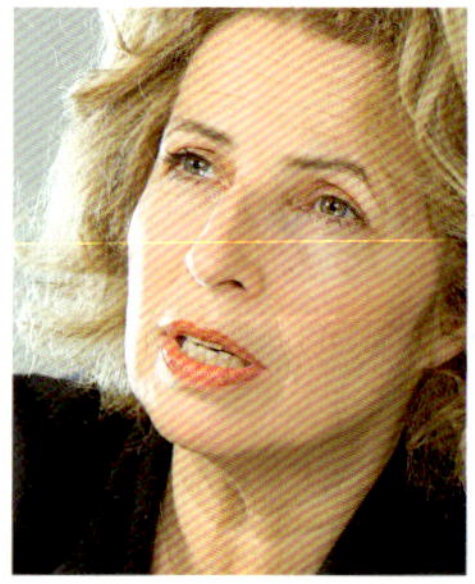

Kleine Erfolge schaffen mehr Zufriedenheit. Man sollte sich nicht frustrieren lassen, wenn mal was nicht oder nicht schnell genug klappt. Auch ich habe heute noch an bestimmten Tagen mit der einen oder anderen Übung meine Schwierigkeiten und muss dann erkennen, dass es häufig auch an der Tagesform liegt. Manchmal bin ich so unruhig oder meine Gedanken kreisen so wirr in meinem Kopf, dass die Gleichgewichtsübungen, wie z. B. der Baum oder die Waage, extrem schwierig erscheinen. Da ist es gut, wieder zum Ausgangspunkt zurückzukommen und in Ruhe von vorne zu beginnen. Yoga ist eben ein guter Seismograph für die innere Befindlichkeit.

Oft bewundere ich, wie weit manche Leute im Yoga kommen können. Manche schaffen geradezu akrobatische Leistungen. Davon bin ich weit entfernt. Aber ich bin zufrieden mit dem, was ich kann, denn es tut mir gut. Das sollte für jeden die Grundeinstellung sein.

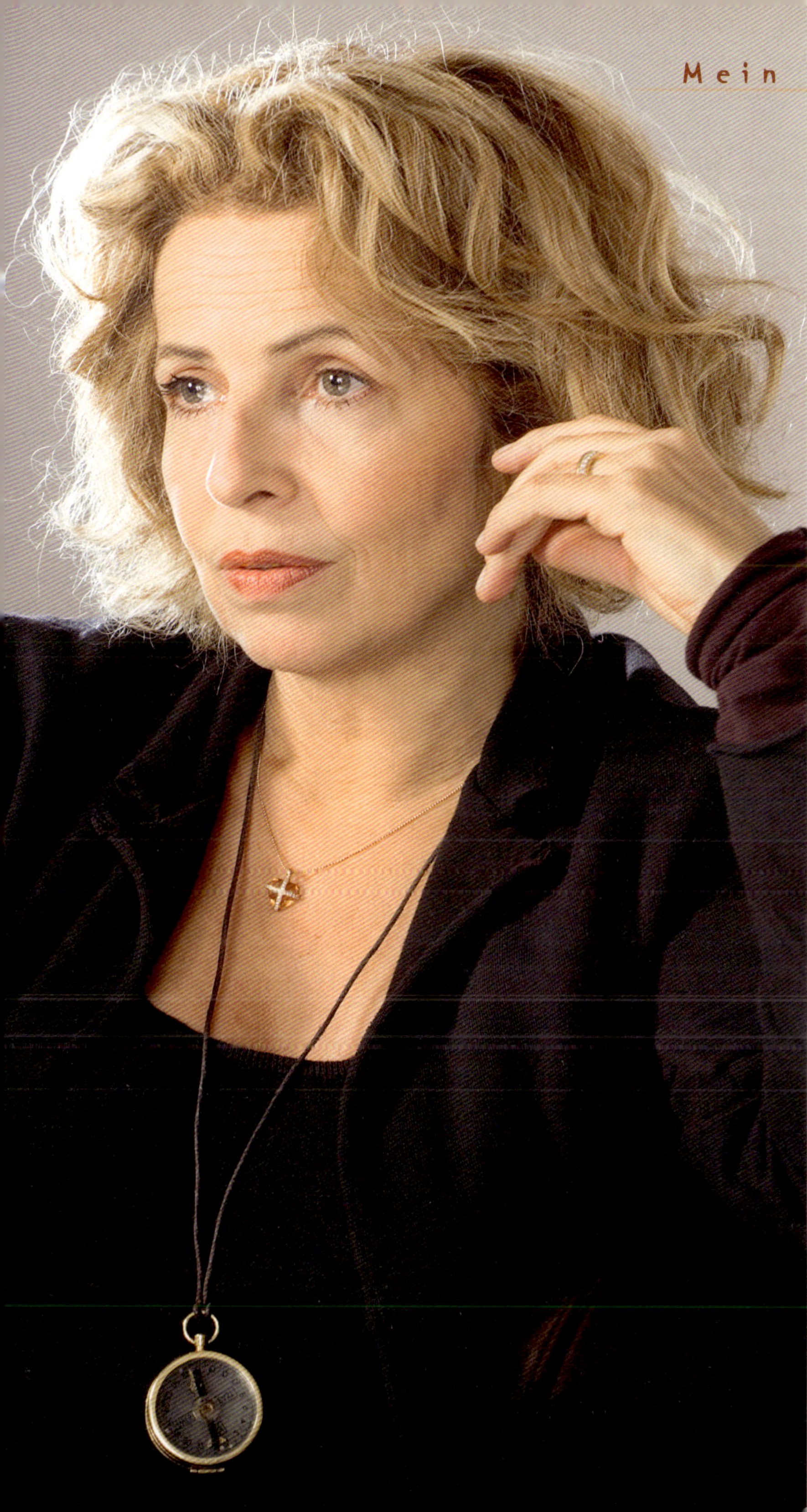

Den inneren Schweinehund überwinden

Wenn man all die Vorzüge kennt, die Yoga mit sich bringt, gibt es eigentlich keinen Grund mehr, nicht sofort damit zu beginnen. Und doch weiß ich aus eigener Erfahrung, wie schwer es manchmal ist, aus eigenem Antrieb einen Anfang zu finden. Nicht umsonst habe ich mich deshalb so organisiert, dass die Yogastunde immer in einem festgelegten Rhythmus stattfindet. In meinem speziellen Fall hilft natürlich auch noch die emotionale Bindung an meine Gruppe, alles Freundinnen, die ich sehr vermisse, wenn ich wirklich mal nicht kommen kann.
Überwindung kostet es häufig auch, sich zu ungeliebten Übungen, oder zu solchen, die einem besonders schwer fallen, durchzuringen. Aber das sind oft gerade die Übung, die der Körper am meisten braucht – und hinterher ist man froh.

Übrigens ...

Wenn ich den Eindruck erweckt haben sollte, Yoga sei eine ausgesprochen weibliche Betätigung – weit gefehlt. Auch die Männer kann ich nur ermuntern, ihre »esoterischen« Vorurteile abzulegen und es zumindest einmal zu versuchen. Auch Männer werden sehen und vielleicht auch staunen, wie anstrengend und effektiv Yoga sein kann und dass sie sich inzwischen in guter »männlicher« Gesellschaft befinden.

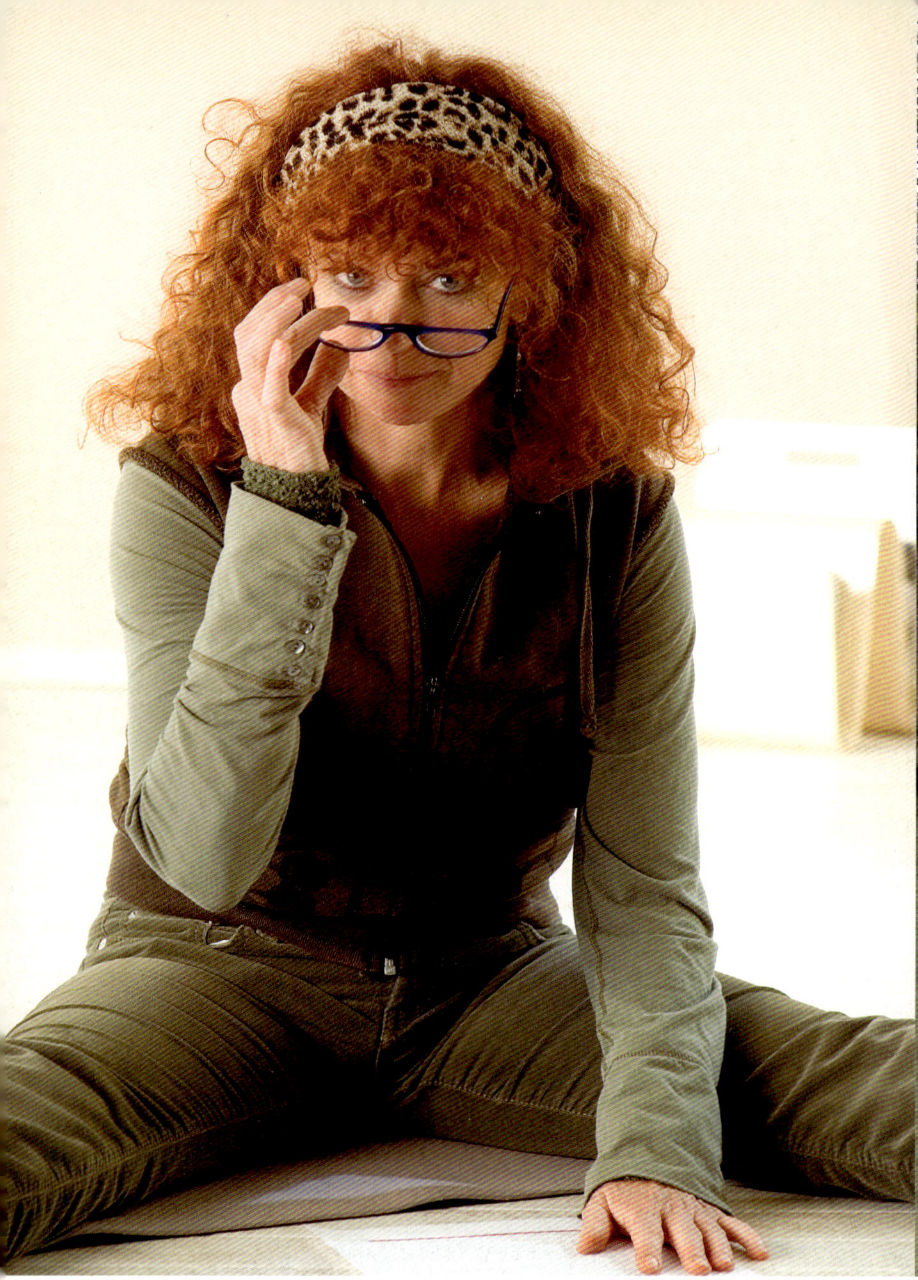

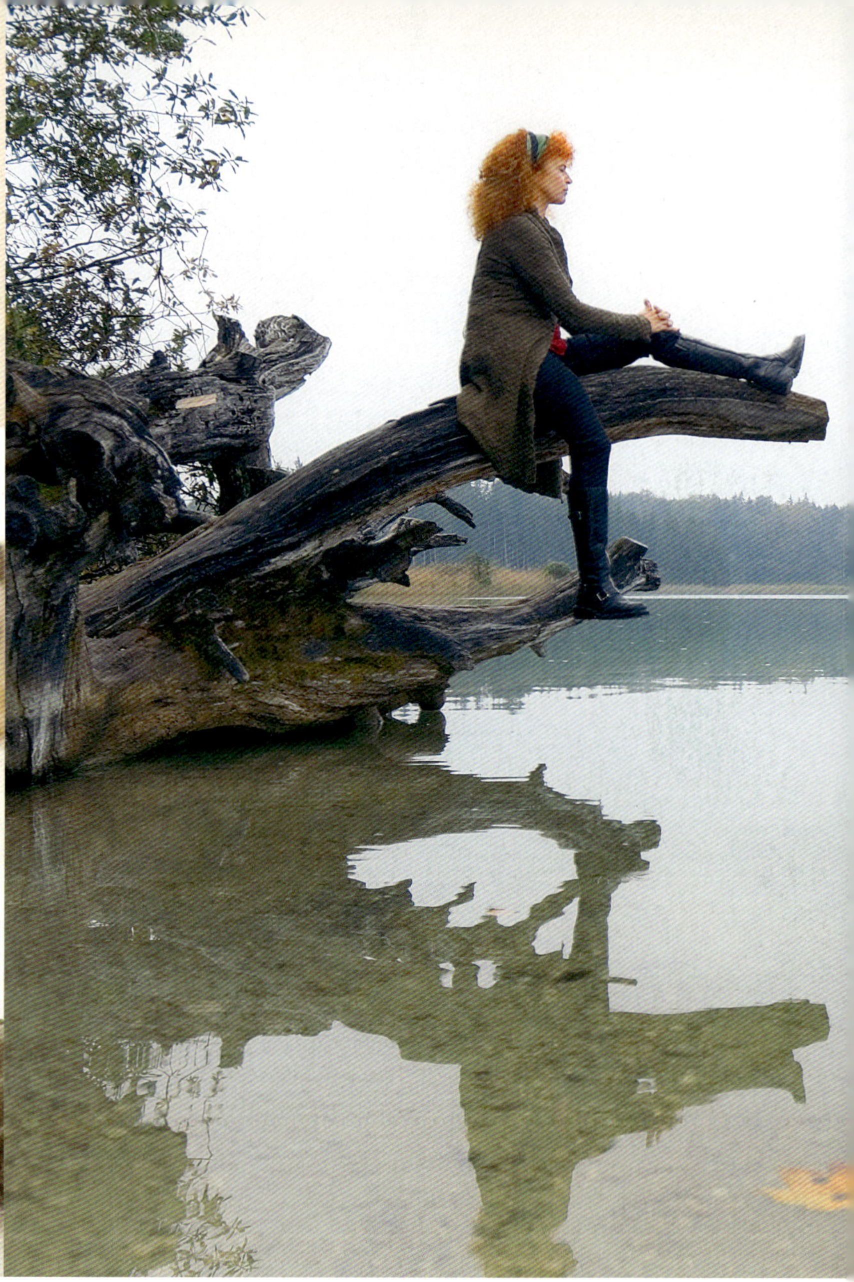

Eva Schwarz

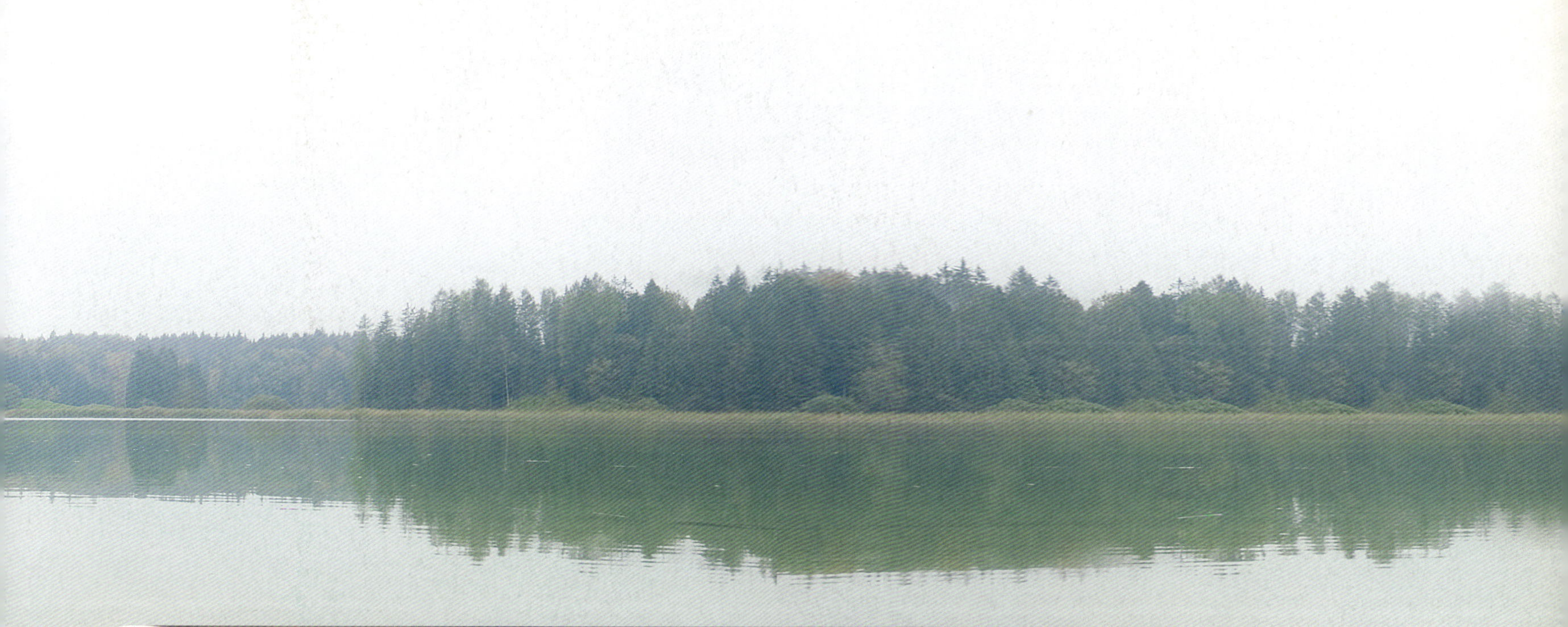

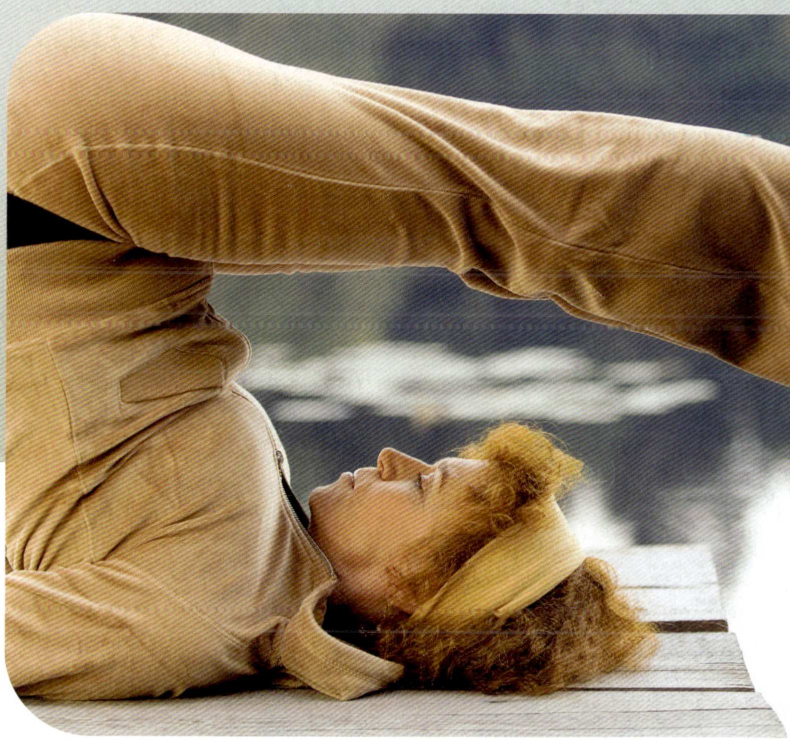

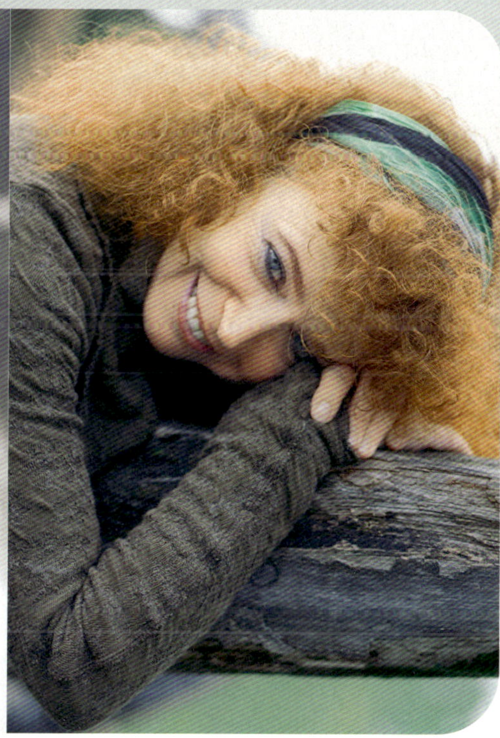

Mein Weg zum Yoga

Mein Interesse am Körper und die Lust, mich zu bewegen, fand Ausdruck in einer Ausbildung zur Gymnastiklehrerin. Und Tanzen war meine Leidenschaft. Hier konnte ich ganz bei mir sein. Beruflich umgesetzt habe ich das mit der Ausbildung in Tanztherapie zur heilpädagogischen Tanzleiterin.

Als meine beiden Söhne in den Kindergarten und die Schule gingen, nahm mich eine Freundin mit zum Yoga. Aus einmal pro Woche wurde schnell zweimal pro Woche Training. Meine Yogalehrerin ermunterte mich, die Ausbildung bei Angela Engelmann zu machen.

Im Februar 1994 wurde ich ärztlich geprüfte Yogalehrerin. Im selben Jahr zu Ostern bekam ich die Diagnose Brustkrebs – genau zu dem Zeitpunkt, als ich gerade loslegen wollte. Das war ein ziemlicher Schock. Aber ich ließ mich trotzdem nicht vom Yoga abhalten. Die wohltuende Arbeit mit dem Yoga stärkte mich innerlich und ließ mich nicht verzweifeln. Im Gegenteil! Mein Vertrauen ins Leben, ins Wachsen, ins Lachen und Gesundwerden, wurde durch die Innerlichkeit des Yoga getragen. Ich lernte mich dadurch immer besser kennen.

Ich lernte, alte Dinge abzustreifen, um mich Neuem zu öffnen. Ich begann mit kleinen Yogagruppen bei mir zu Hause in einem dafür geeigneten Raum. Es machte mir sehr viel Freude, mein Verständnis von Yoga weiterzugeben und manche von den Teilnehmern, die sozusagen mit mir angefangen haben, sind immer noch bei mir. Das macht mich sehr glücklich.

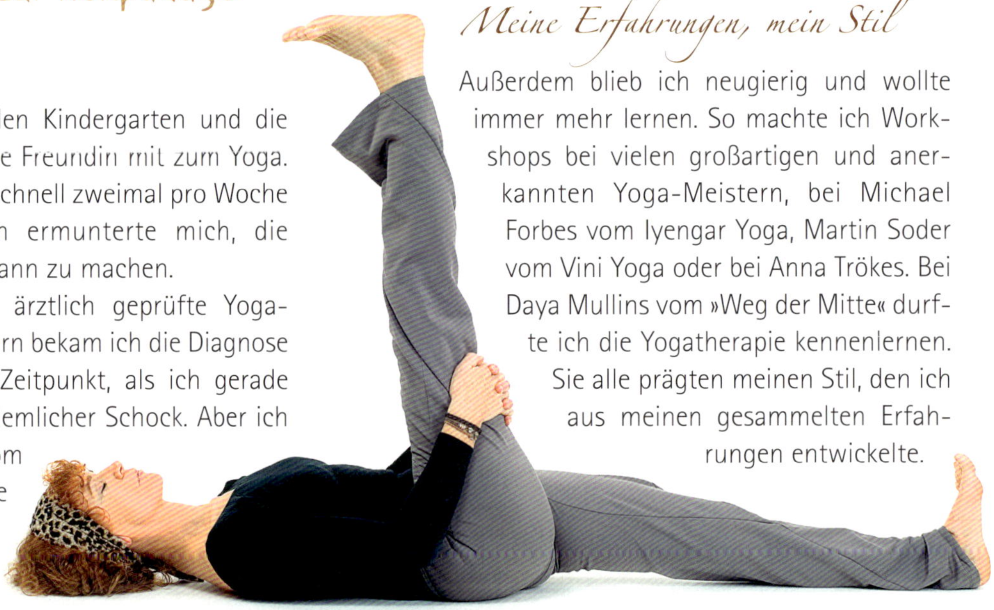

Meine Erfahrungen, mein Stil

Außerdem blieb ich neugierig und wollte immer mehr lernen. So machte ich Workshops bei vielen großartigen und anerkannten Yoga-Meistern, bei Michael Forbes vom Iyengar Yoga, Martin Soder vom Vini Yoga oder bei Anna Trökes. Bei Daya Mullins vom »Weg der Mitte« durfte ich die Yogatherapie kennenlernen. Sie alle prägten meinen Stil, den ich aus meinen gesammelten Erfahrungen entwickelte.

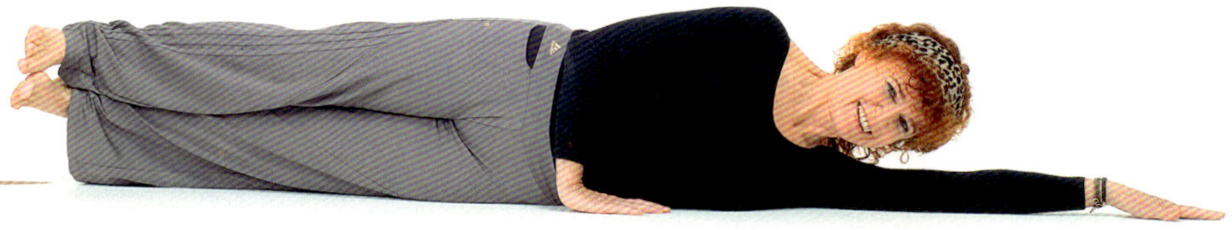

Im Jahr 2000 wurde ich auf Benita Cantieni aufmerksam. Sie unterrichtet in der Schweiz eine ausgefeilte Methode der Beckenboden-Arbeit. Mit Hilfe dieser Ausbildung wurde ich dann auch noch Beckenboden-Trainerin. Ich halte diese Arbeit für so wichtig und grundsätzlich, dass ich sie mit ins Yoga einfließen lassen »musste«. Durch die Vernetzung dieser verschiedenen Einflüsse kann ich noch viel mehr auf die körperlichen Geschehnisse eingehen. Dadurch gewinnt Yoga an Tiefe, sowohl auf der körperlichen als auch der seelischen und mentalen Ebene. Es macht mir sehr viel Spaß, und ich empfinde Yoga als sehr spannend, denn Yoga entwickelt sich immer weiter. So entwickle auch ich mich mit meinen Teilnehmern immer weiter.

Positives Feedback

Das, was ich weitergebe, bekomme ich durch die Freude, die Ernsthaftigkeit und die Begeisterung meiner Gruppen um ein Vielfaches zurück. Ich beobachte in meinen Gruppen, dass durch die Atmosphäre in der Stunde eine Intimität entsteht, die dann auch Offenheit und Nähe zulässt. Oft gehen einige der Teilnehmer hinterher noch zusammen was essen und trinken. Andere erzählen, dass sie durch Yoga bewusster geworden sind, indem sie genauer wahrnehmen, was gut für sie ist und was nicht. Von einer anderen Teilnehmerin weiß ich, dass sie durch Yoga aus ihrer depressiven Phase herauskam und wieder Kraft bekam, ihr Leben positiver zu gestalten. Viele berichten, dass sie ihre stressbedingten Beschwerden wie Verspannungen und Rückenbeschwerden losgeworden sind. Auch die mehr an Outdoorsport Interessierten bemerkten überrascht, dass Yoga ihnen neue Qualitäten für den Körper und die Seele eröffnete.

Ein Begleiter fürs Leben

Alles in allem ist die Einsicht, dass Yoga kein kurzzeitiger Trend ist, sondern etwas, was die Menschen in ihrem Alltag begleitet und unverzichtbar wird, wenn der Funke erst einmal übergesprungen ist. Auch wenn die fernöstliche Philosophie nicht so sehr im Vordergrund steht, so lässt sich das auch in unsere Sprache übertragen. Wer zwischen den Zeilen lesen möchte, wird für sich das Richtige herauslesen. Wer Yoga lediglich körperlich wahrnehmen möchte, kann auch »nur« das tun, wird aber sicher im Laufe der Zeit auch die positiven Auswirkungen auf allen Ebenen wahrnehmen.

Yoga ist ganz einfach ein Begleiter fürs Leben. »Der Weg ist das Ziel«, heißt es im Yoga, und auf diesem Weg gibt es immer wieder etwas Neues zu entdecken. Das ist spannend und weder an Alter oder Konfession noch an Status gebunden. Was ist es denn, was uns jung sein lässt? Es ist die Freude und die Neugier, immer wieder Neues zu entdecken. Ich empfinde großen Dank dafür, dass ich diesen Weg und diesen Beruf für mich gefunden habe.

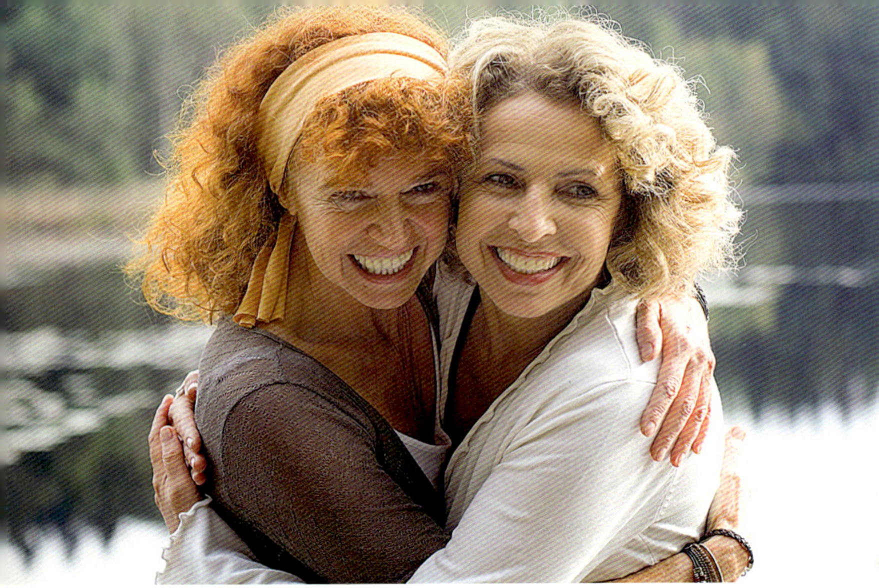

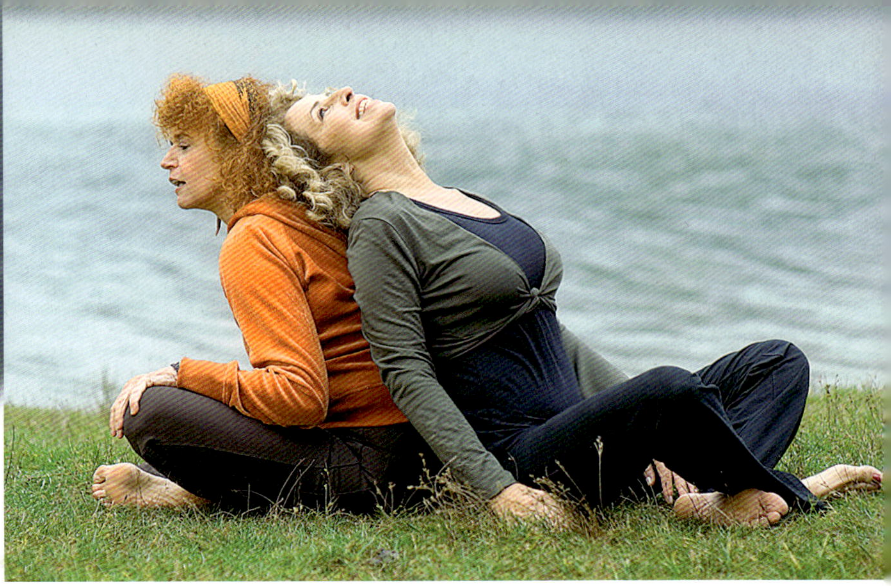

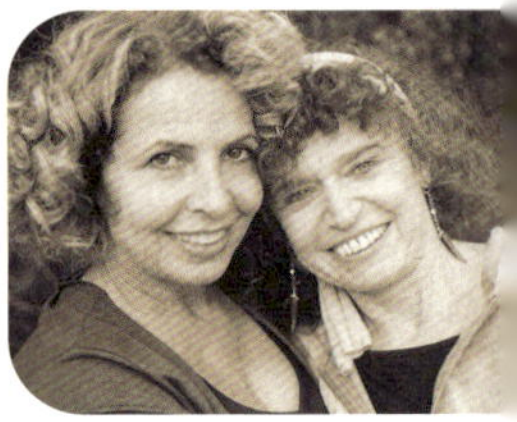

Yoga-Freundinnen

Yoga in einer kleinen Gruppe ist schon sehr intim, da lernt man sich sehr genau kennen, und im besten Fall entwickelt sich daraus eine richtige Freundschaft. Und wie das so ist unter Freundinnen: Man versteht sich intuitiv und spricht einfach auf einer anderen Ebene miteinander, sieht sofort, wie sich die andere fühlt und was gerade besonders gut für sie ist.

Natürlich und herzlich

Zu dem Zeitpunkt, als ich Michaela kennenlernte – das ist etwa zehn Jahre her – war ich sicher ein anderer Mensch als heute. Ich war damals in meinem Beruf noch nicht so erfahren und oftmals unsicher in meiner Person als Lehrerin. Erst recht dann, als Michaela zu mir kam. Eine so bekannte Schauspielerin bei mir, die was von mir lernen möchte … Doch entgegen allen Klischees, dass Schauspieler ein bisschen egozentrisch sind, war Michaela von Anfang an ganz natürlich, unbekümmert und herzlich. Ich fühlte mich mehr oder weniger gleich akzeptiert. Das »Weniger« lag aber einfach am anderen Yogastil, den meine Vorgängerin praktiziert hatte. Denn nach einer Übung

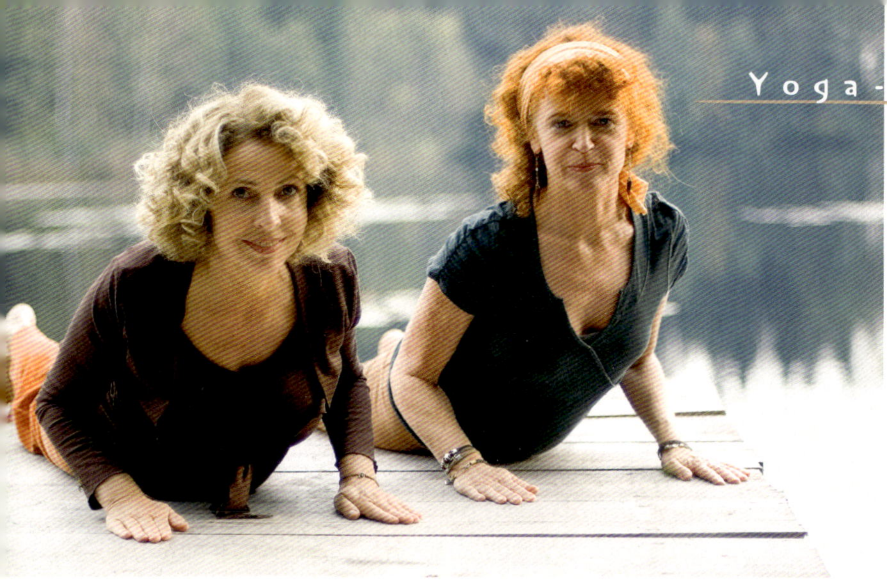

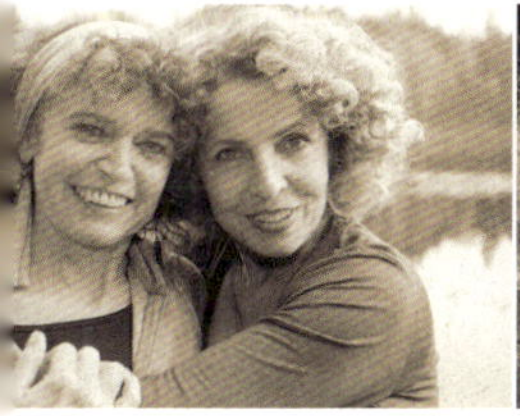

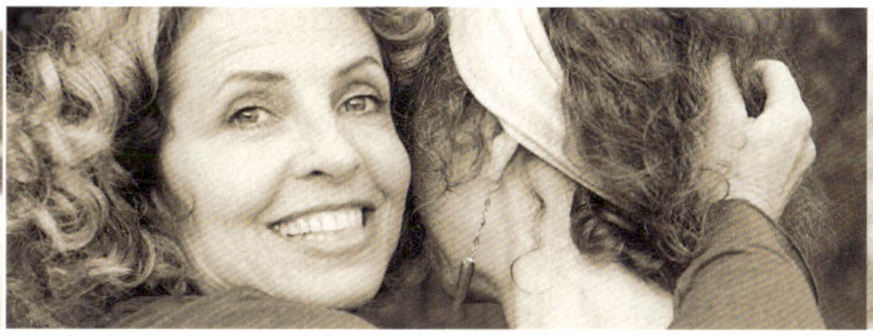

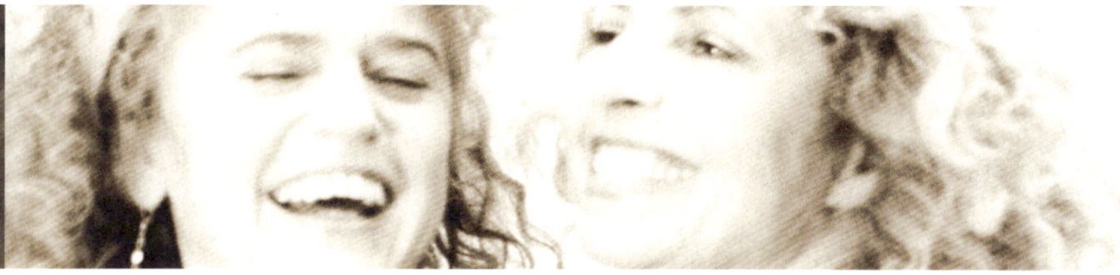

nachzuspüren, war Michaela erstmal fremd. »Och, schon wieder nachspüren! Wir wollen Action!« Das waren erst mal die kleinen Unsicherheiten, die mich in meiner Rolle als Lehrerin betrafen. Aber mit der Zeit erreichten diese Qualität des Nachspürens, das »Mehr-in-sich-Hineingehen«, auch Michaela und alle anderen in der Gruppe.

Ausprobieren und voneinander lernen

Obwohl ich schon unterrichtete, bildete ich mich immer noch in verschiedenen Workshops weiter. So auch in Ashtanga-Yoga. Die ersten Stunden waren interessant für die Gruppe, weil es neu war. Doch plötzlich vermissten meine ehemals nach Action rufenden Yoginis das »Nachspüren«. Ashtanga-Yoga war ihnen schlicht zu anstrengend. Heute weiß ich, dass dieser Yoga-Stil auch mehr für die jüngere Generation gedacht ist. Ich höre noch das Gestöhne, auch von Michaela, und war schließlich einsichtig, mich vor allem nach den Bedürfnissen der Gruppe zu richten.

Michaela hatte nach einer Schulteroperation immer Probleme mit dieser, und so mussten wir gemeinsam und behutsam nach Alternativübungen suchen. Das Tolle an ihr ist, dass sie ganz bei sich ist während der Yoga-Stunde und sie dabei nicht diesen »Blick nach draußen« hat – dieses »Wie macht es meine Yoga-Nachbarin, und kann die es besser?« Sie nimmt die Problematik wahr und akzeptiert den momentanen Zustand, sodass der Satz »Weniger ist manchmal mehr«, bei ihr auch zum Erfolg führte. Ihre Schulter ist heute übrigens wieder voll einsatzfähig.

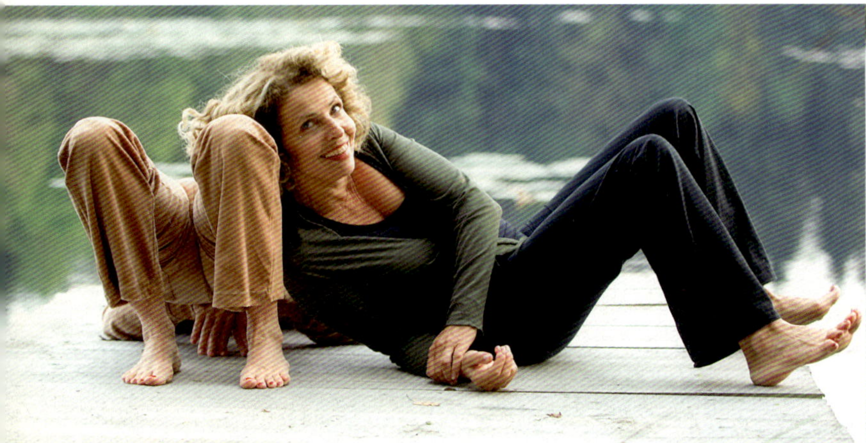

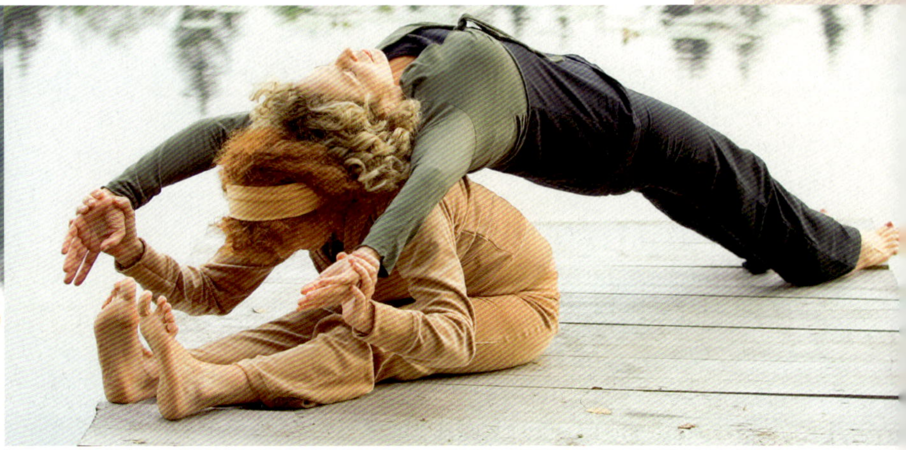

Das ist meine Beziehung zu Michaela als Yogalehrerin, die natürlich immer auch eine gewisse Distanz erfordert. Ganz anders ist es aber nach unserer Yoga-Stunde – wenn meine Funktion erfüllt ist, und ich eine von ihnen bin. Diese Beziehung musste allerdings erst wachsen. Ich wollte mich auch nicht gleich als Freundin sehen und konnte mir außerdem gut vorstellen, dass Michaela May von vielen Menschen umgeben ist, womit ihr Bedarf an Freundinnen einerseits gedeckt ist. Und womit es andererseits für sie auch nicht so leicht ist, zu entscheiden, welche denn nun wirklich richtige Freundinnen sind und welche nicht. Gerade in ihrer Position und auch im Hinblick auf die Medien muss das Vertrauen da sein, dass persönliche Gespräche nicht nach draußen dringen.

Für mich war es so, dass ich mich auf keinen Fall aufdrängen wollte. Und so ist unsere Beziehung langsam gewachsen. Sicher auch von Michaelas Seite, denn Vertrauen braucht Zeit. Ich bewundere sie dafür, wie sie trotz ihrer vielen Termine jederzeit hilfsbereit für andere da ist. Wie sie eigentlich immer eine positive Ausstrahlung hat und ganz bodenständig geblieben ist. Ich finde es herrlich, gemeinsam zu lachen, und freue mich darüber, bei ihrer Hochzeit in Griechenland dabei gewesen zu sein und an ihrem neuen Glück und Leben so direkt teilnehmen zu dürfen. Durch diese gemeinsamen Erlebnisse sind wir uns auch privat näher gekommen. So habe ich einerseits meine Aufgabe als Yogalehrerin und andererseits meine freundschaftliche Beziehung zu Michaela.

Eine stützt und hält die andere

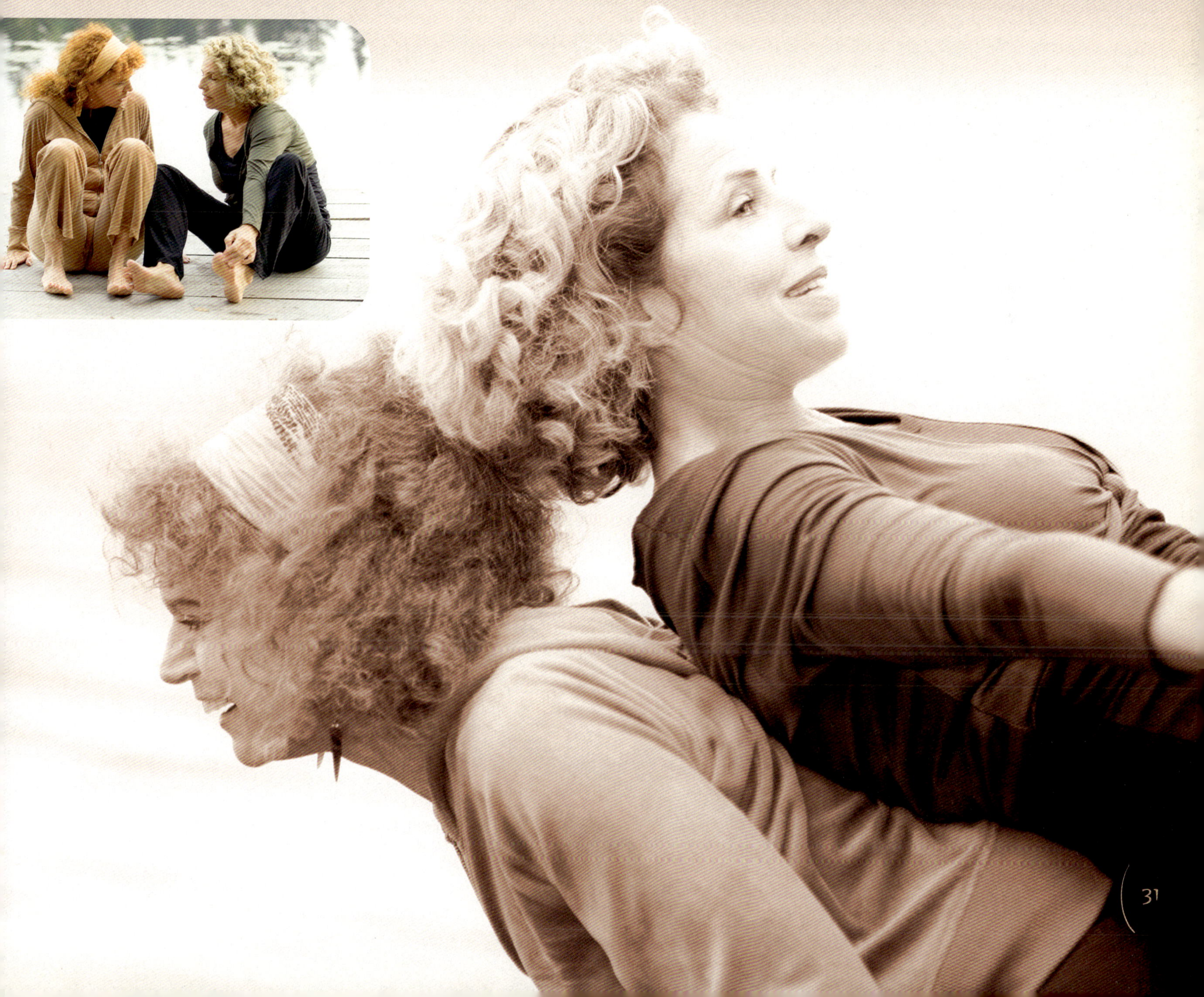

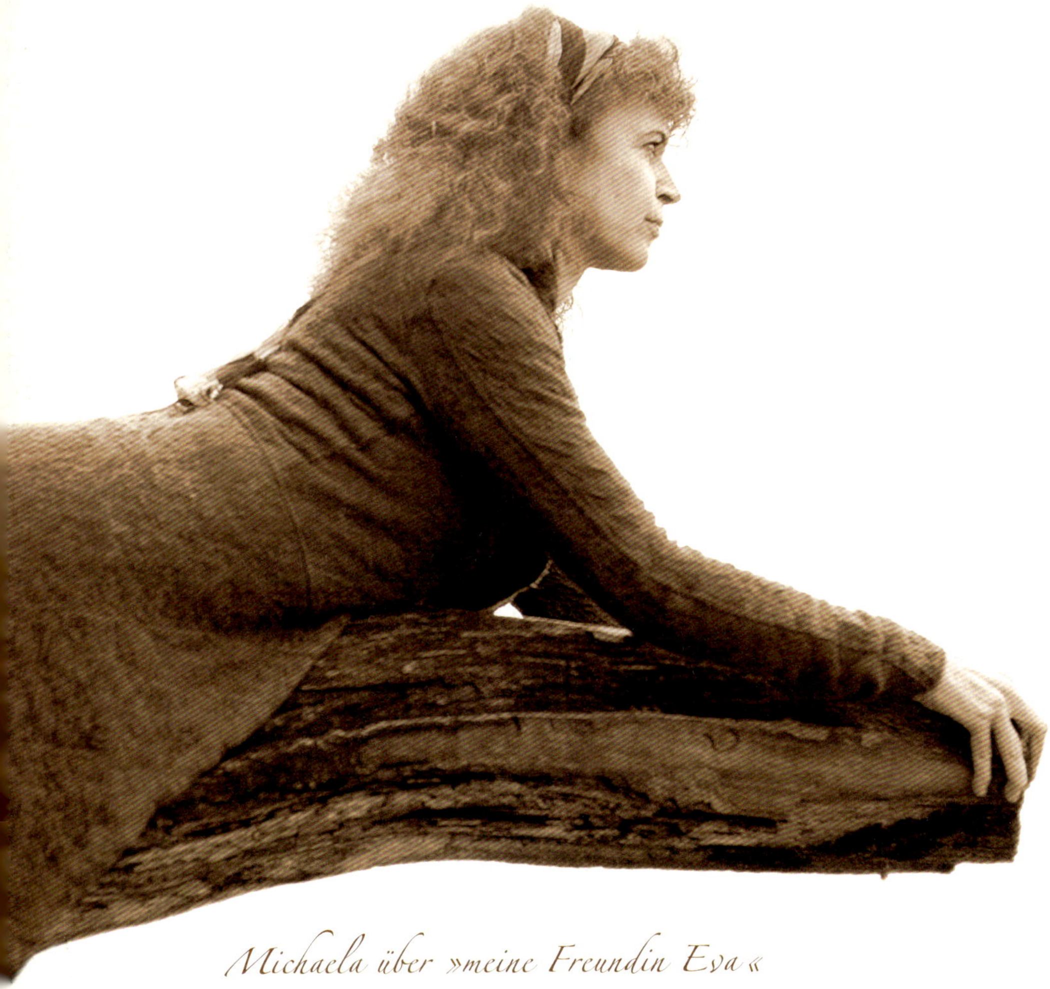

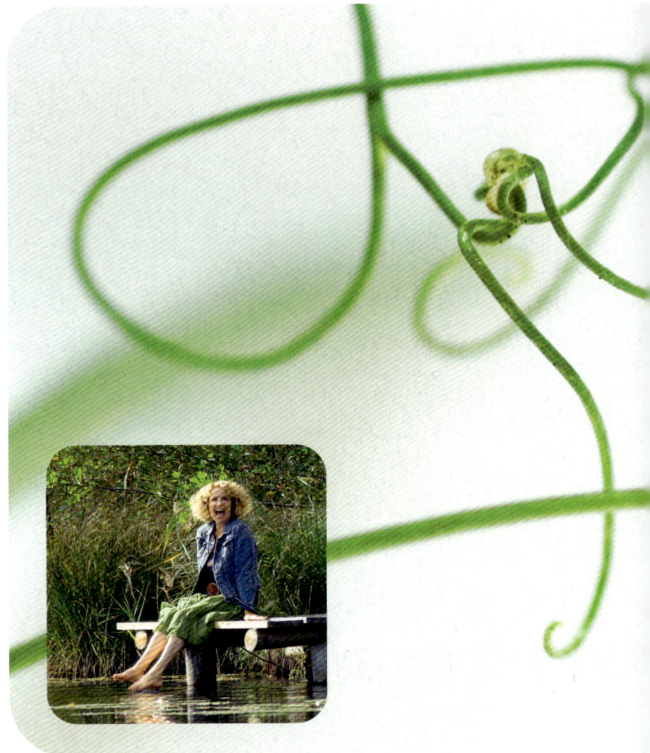

Michaela über »meine Freundin Eva«

Zuerst lernte ich Eva als Yogalehrerin kennen. Ich fühlte mich von Anfang an wohl bei ihr, denn sie ging sehr behutsam vor, war zu jeder Stunde mit neuen Übungen gut vorbereitet und hat erst mal jeden Einzelnen von uns sehr genau beobachtet. Dazu kam, dass ich ihre angenehme, zurückhaltende Art und ihre Stimme sehr mochte, und auch ihr strahlendes Lächeln unter ihren wilden roten Locken und den Sommersprossen nahmen mich gleich für sie ein.

Mir geht es immer mehr so, dass der erste Eindruck, den ich von jemandem habe, sich später meist bestätigt und festigt. Ich glaube auch, durch die Erfahrung der Jahre wird immer klarer, auf welche Menschen man zusteuert, oder welche man lieber lässt. Bei Eva auf alle Fälle hat mich der erste Eindruck nicht getäuscht – im Gegenteil. Je besser wir uns kennenlernten, umso näher sind wir uns gekommen. Nach und nach haben wir Probleme besprochen, familiäre oder berufliche, und lernten unsere Partner und Kinder kennen. Durch unsere Treffen beim Wein in der Kneipe nach dem Yoga – auch mit den anderen aus der Gruppe –, wo wir viel gemeinsam geredet, gelacht und auch geweint haben, hat sich eine große Nähe und Sympathie entwickelt; eine freundschaftliche Wärme ging von ihr aus.

Und so gab es bald über das Yoga hinaus gemeinsame Geburtstage, für die wir Lieder oder Sketche einstudiert

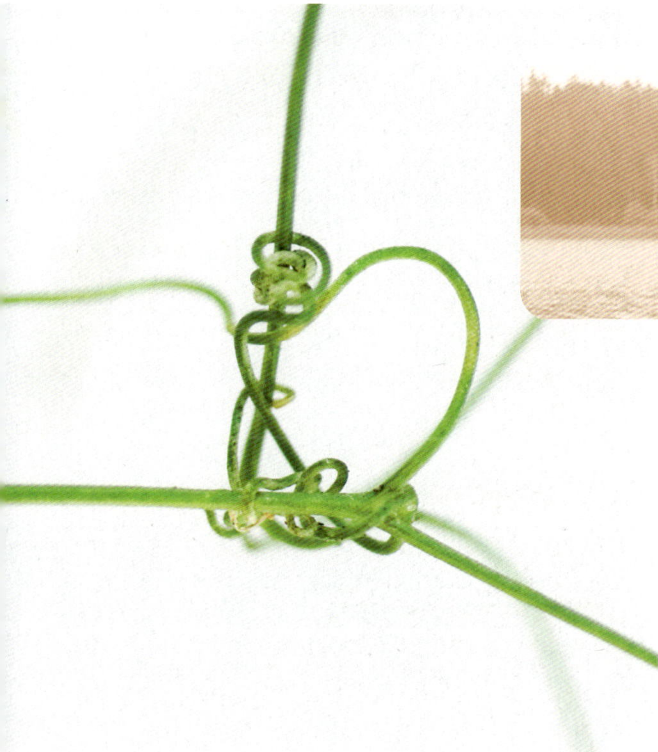

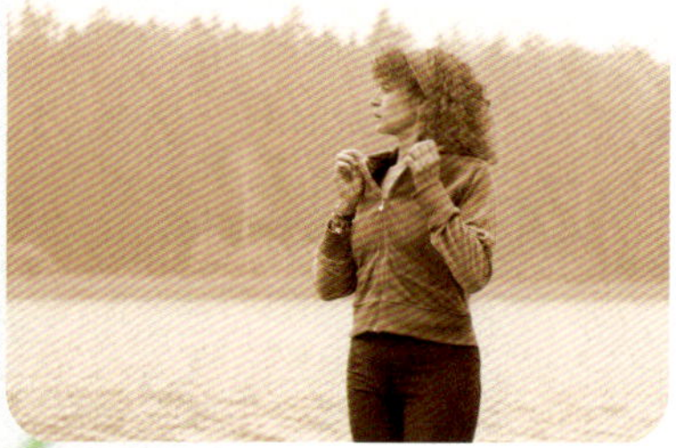

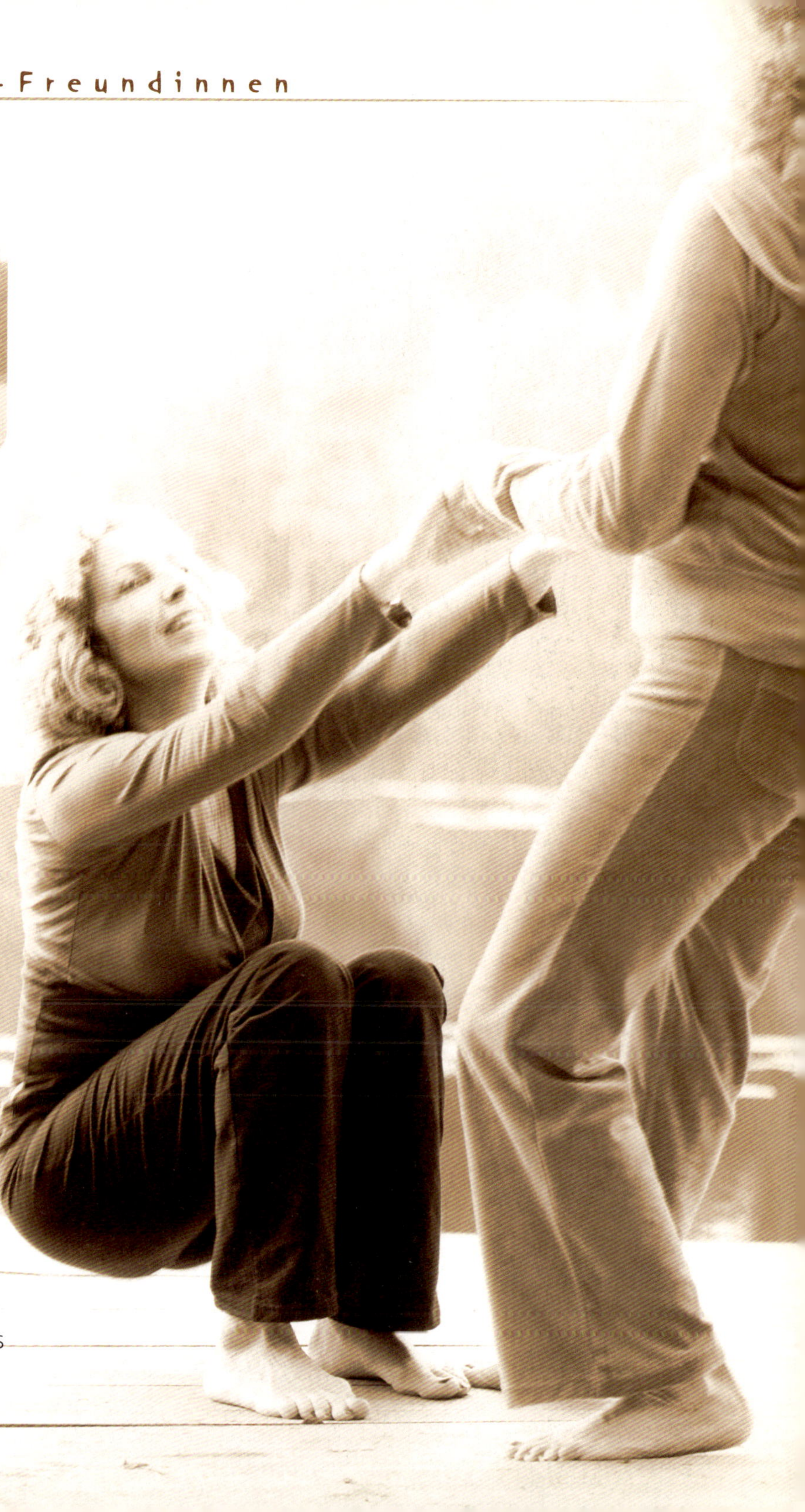

haben, Adventsbasteln oder eben einfach nur den Rat oder die gegenseitige Hilfe. Eigentlich wuchs auf diese Weise unsere ganze Gruppe zusammen, und zu jeder Einzelnen habe ich so eine große Nähe gefunden.

Das Wichtigste an Eva aber ist ihre Verlässlichkeit, ihre Treue und Wärme. Ich weiß, dass sie immer für mich da sein wird, in Freud oder Leid, dass sie mich inspiriert, mein Herz aufmachen kann und mir positive Kraft gibt. Das ist wie ein unsichtbares Netz, das einen auffängt – ein schönes, beruhigendes Gefühl, so eine Freundin, solche Freundinnen zu haben.

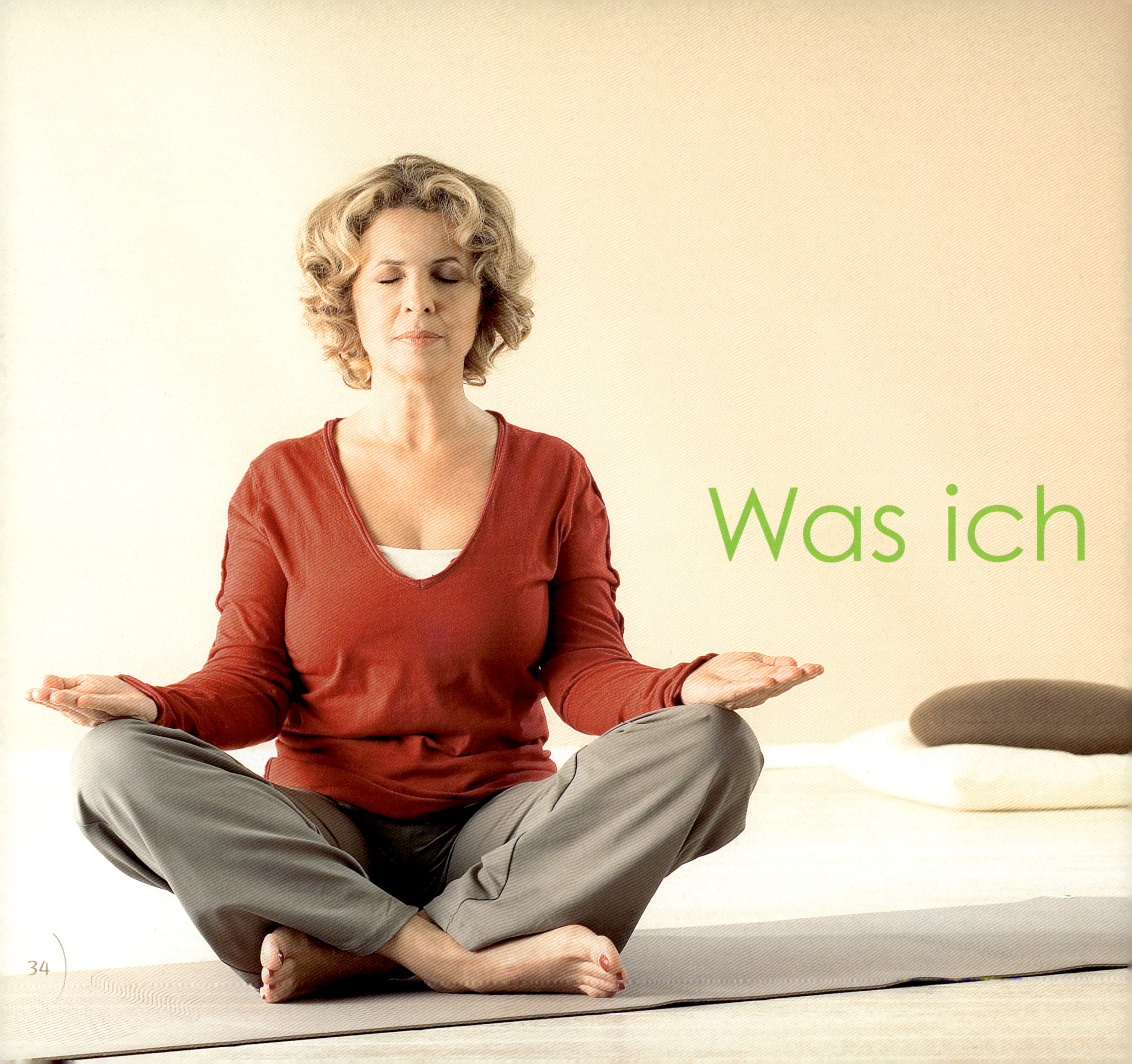

Was ich

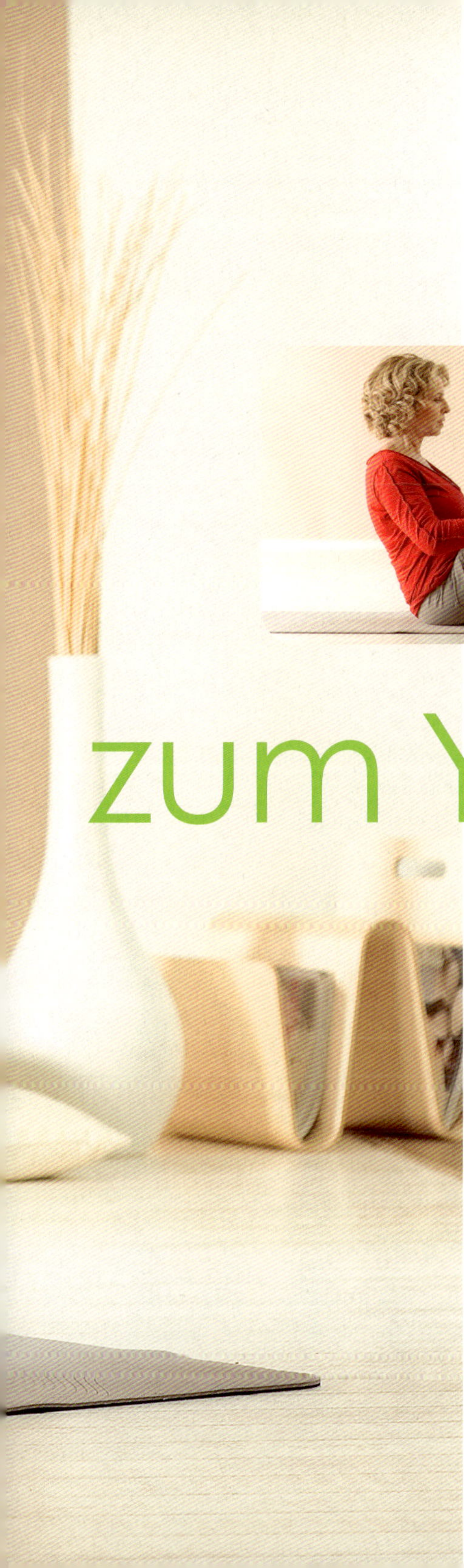

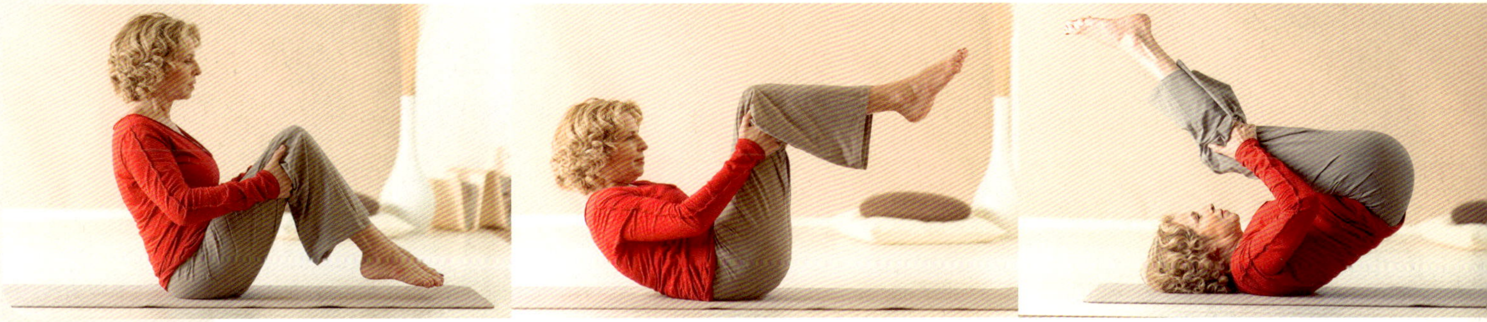

zum Yoga brauche

Eine angenehme Atmosphäre schaffen

Ganz wichtig ist es, einen Platz zu finden, an dem man sich wohlfühlt. Das muss keine große Fläche sein, aber eine, die groß genug ist, um eine Matte in Körpergröße zu platzieren. Überhaupt sollte der Raum nicht mit zuviel »Gerümpel« überladen sein. Je minimalistischer er ausgestattet ist, desto weniger lenkt er die Gedanken ab und umso einfacher kann man alle momentanen Befindlichkeiten ablegen, sich sozusagen »leer machen«. Yoga führt einen ja auch irgendwann zu der Erkenntnis, dass man viele Dinge überhaupt nicht braucht, oder zumindest minimieren kann. Wichtig ist, dass einen die Umgebung nicht ablenkt.
Auch sollte man darauf achten, dass genügend Tageslicht in den Raum fällt, denn das Licht kann man aufnehmen und auf sich wirken lassen. Ich mache Yoga am liebsten vor der offenen Terrassentür, bei Sonnenaufgang oder Sonnenuntergang.
Will man Yoga in den Abendstunden machen, schafft Kerzenlicht eine warme Atmosphäre. Ich verteile zudem gerne Blütenblätter oder versprühe etwas Rosenwasser, um die Sinne anzuregen. Räucherstäbchen gehören für mich eher nicht dazu. Die Temperatur sollte angenehm, also nicht zu kühl sein, sodass man sich bei der Entspannung gerne hinlegt.

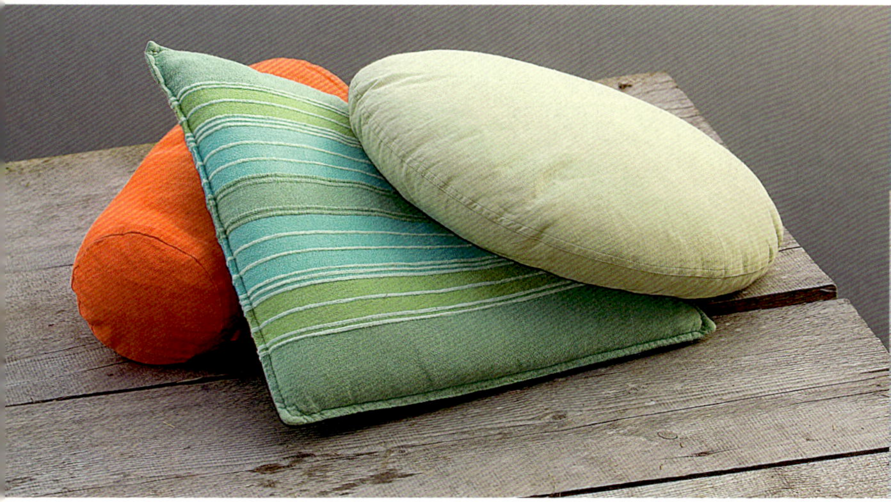

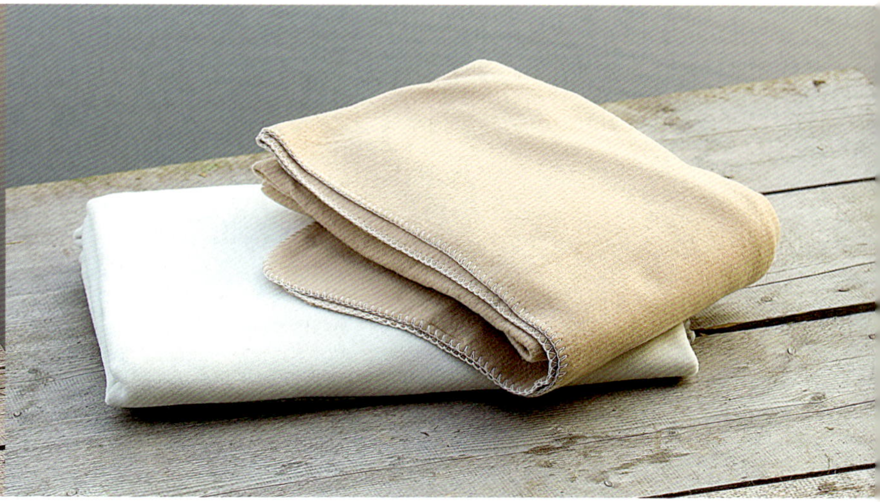

Eine wesentliche Voraussetzung für Yoga ist die Ruhe. Störgeräusche, wie etwa klingelnde Handys, sollte man weitestgehend vermeiden. Im Sommer kann Yoga auch draußen in der Natur oder im Garten besonders angenehm und anregend sein.

Kleidung und Hilfsmittel

Wie bereits erwähnt ist es ratsam, in entsprechenden Räumen eine Unterlage zu benutzen – eine dünne, rutschfeste Matte, wie man sie zum Beispiel auch in der Gymnastik verwendet. Im Freien reicht auch ein Handtuch, eine Jacke, oder was man eben gerade dabei hat. Ich lege mich am liebsten einfach direkt auf die Wiese oder in den Sand. Anziehen kann man natürlich, was man will, Hauptsache es ist bequem. Vorzugsweise sollte man eine Trainingshose und ein T-Shirt aus Baumwolle benutzen und keine Synthetik. Für die Aufwärm- und Entspannungsphase empfiehlt sich zusätzlich eine Jacke oder ein Pulli sowie rutschfeste, warme Socken.

Als Hilfsmittel kann man ein kleines Kissen benutzen, wenn man zum Beispiel Schwierigkeiten bei den Sitzhaltungen hat, oder eine kleine Rolle, die man in der Entspannungsphase unter die Knie schiebt. Ein kleines Sandsäckchen für die Augen verstärkt die Entspannungsfähigkeit. Für einige Übungen hilft manchmal auch ein Gurt, um die Dehnung zu erleichtern, z. B. um im Liegen das gestreckte Bein näher an den Körper zu ziehen. Ein rechteckiger Korkklotz ist als Abstützhilfe nützlich, wenn man bei durchgestreckten Beinen mit den Fingerspitzen oder den Händen noch nicht auf den Boden kommt. Man kann ihn entweder hochkant oder quer stellen, bis man schließlich ohne ihn auskommt. Hat man keinen Klotz zur Hand, hilft auch eine Treppe. Genauso kann auch eine Wand als Hilfsmittel dienen, etwa um sich aufzurichten und eine gerade Haltung zu kontrollieren.

All diese Hilfsmittel haben den Zweck, seinen Körper nicht zu überfordern und nicht zu verkrampfen. Beim Yoga soll einfach nichts wehtun. Es darf anstrengen, soll aber stets angenehm sein. Es ist also überhaupt keine Schande, wenn man Hilfsmittel benutzt. Ein wichtiger

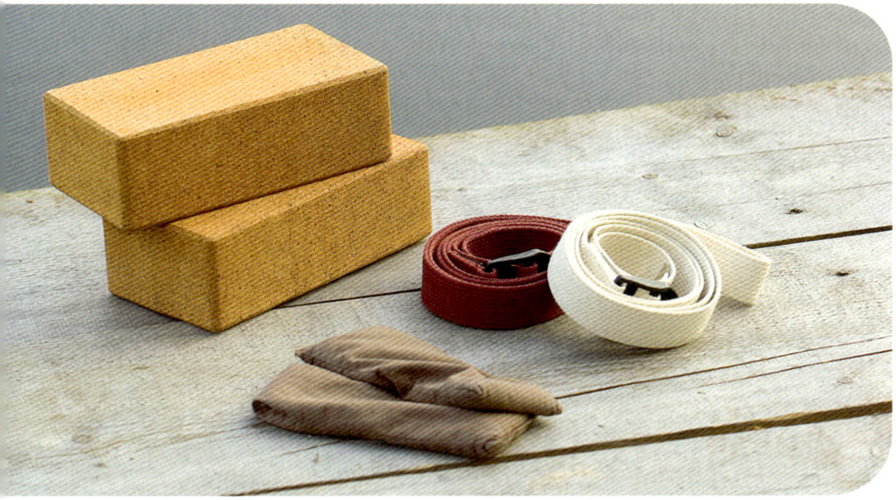

Grundsatz im Yoga lautet: Man sollte seine Leistung nicht bewerten und sich vor allem nicht mit anderen messen.

Musik und Fantasiereisen

Musik kann beim Yoga ein weiterer wichtiger Stimulator sein und helfen, Ruhe zu finden und noch mehr einzutauchen in sein Innerstes. Sie sollte jedoch leise und minimalistisch sein, nicht zu melodiös, eher ruhig. Am besten eignen sich dafür Sphärenklänge, dunkle Chorgesänge oder einfach nur Naturgeräusche wie beispielsweise das Rauschen von Wasser. Ich kann mir nur schwer vorstellen, zu den Stones oder zu klassischer Musik Yoga zu machen. Ein feines, leises Klangspiel passt eben besser zur zarten Seele.

Auch eine angenehme Stimme – ob vom Band oder die der Yogalehrerin im Raum – erleichtert das immer wiederkehrende Durchwandern des Körpers am Anfang und am Ende einer jeden Stunde. Natürlich kann man – ähnlich wie beim autogenen Training – auch selbst in Gedanken durch den Körper gehen. Aber wenn es jemand vorgibt, kann man seine Aufmerksamkeit leichter auf die einzelnen Körperteile konzentrieren.

Fantasiereisen nach der Entspannung sind sehr zu empfehlen. Sie spielen meist in der Natur, es sind Wanderungen durch Wiesen und Wälder, auf Berge, durch Täler oder ans Meer – im Sommer wie im Winter – eben Geschichten, die die Sinne anregen und bekannte positive Empfindungen hervorrufen. Man denkt sich hinein in diese kleinen Paradiese und kann der eigenen Fantasie dabei großen Raum lassen (vgl. S. 130).

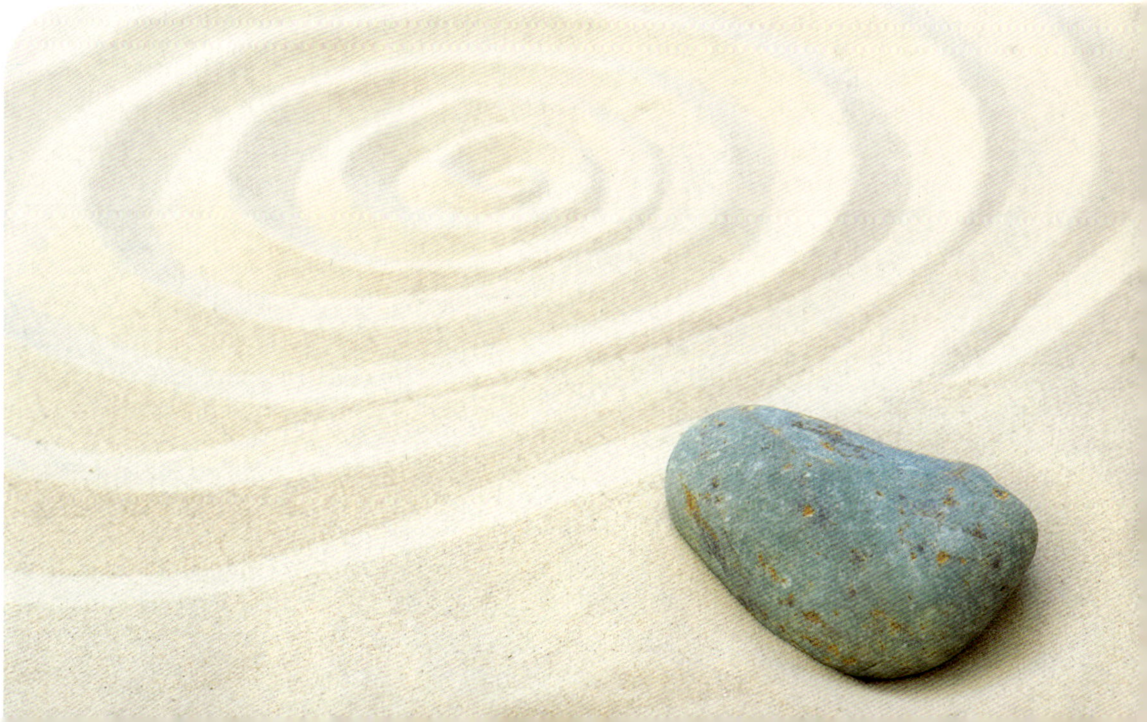

Die Bedeutung des Atems im Yoga

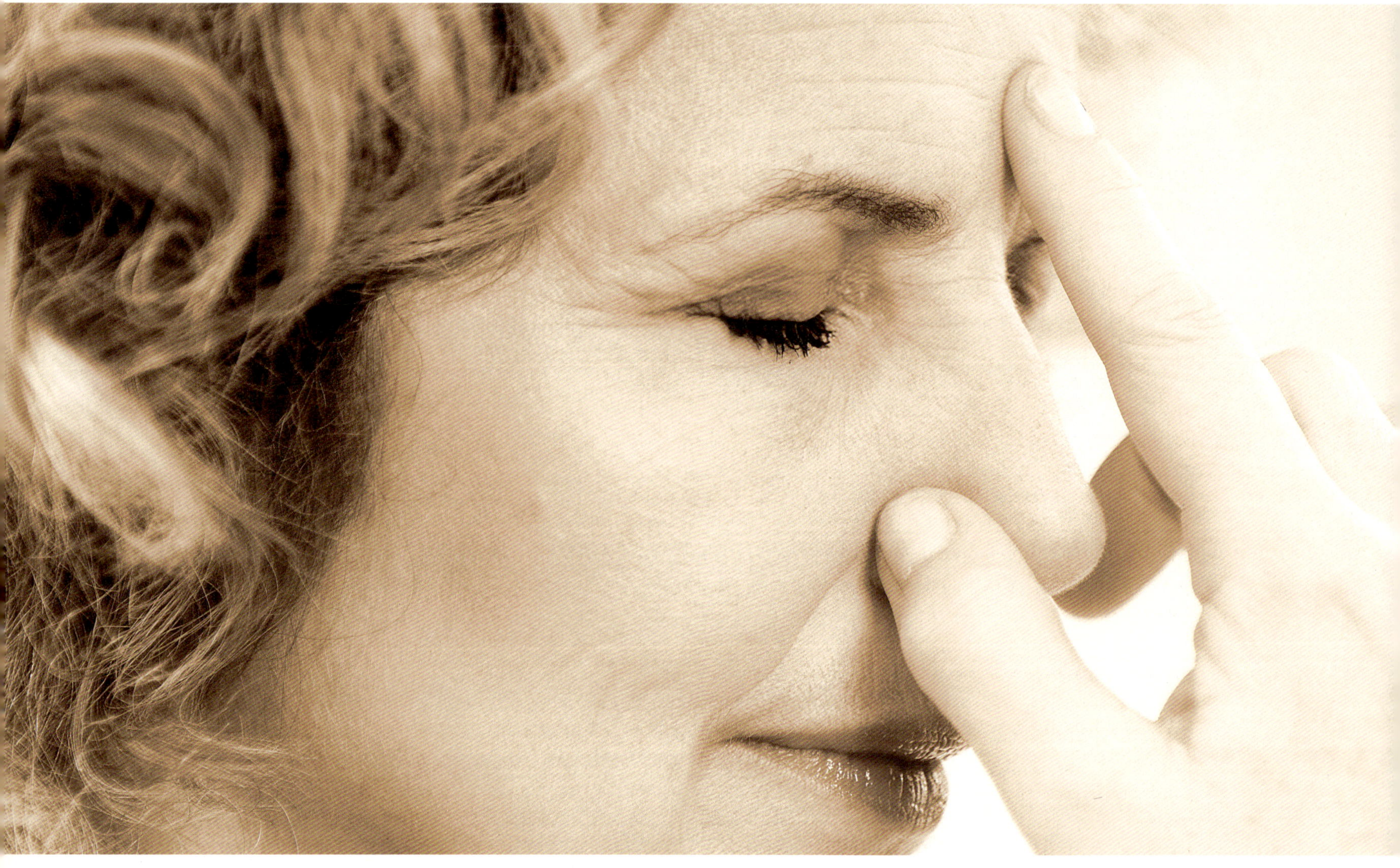

Der Atem ist das Wichtigste im Leben. Ohne Atem sind wir tot. Im Yoga gibt es Atemübungen, so genannte Pranayamas. Prana heißt Energie, Lebensfluss. Prana fließt durch unseren Körper. Kann dieses Prana – bei den Chinesen heißt es Chi – ungehindert fließen, ist der Mensch gesund. Ist der Energiefluss gestört oder blockiert, wird der Mensch krank. Das zu wissen ist die Voraussetzung, um sich bewusst dem Atem zuzuwenden.

Jeder Mensch atmet. Doch nicht jeder Mensch atmet richtig, das heißt so dass er von der Energie profitiert, die der Atem bringt. Manche Menschen atmen zu schnell und zu flach. In vielen Situationen verändert sich der Atem. Vor Überraschung stockt der Atem, sei es Freude oder Schreck. Bei Anstrengung wird der Atem oft gepresst. Wenn wir schnell laufen, ist der Atem schnell, sind wir entspannt, wird der Atem tief und ruhig.

Beim Yoga lernen wir bewusst unseren Atem kennen. Wir nehmen ihn als ein stetiges Kommen und Gehen wahr. Durch das Sammeln der Konzentration – z. B. in einem Organ oder Körperteil – wird der Atem eingeladen, dorthin zu fließen. Das macht deutlich, dass wir den Atem nicht zwingen müssen. Überall dorthin, wohin wir Bewusstsein bringen, fließt der Atem, die Energie, Prana, und füllt diesen Bereich mit Leben.

Für die Praxis bedeutet das: Während der Übungen bin ich mit meinem Bewusstsein ganz bei mir, sodass mich Prana durchfluten kann. Hilfreich ist die Vorstellung, mit jedem Einatmen frische, reinigende, positive, heilende Kräfte einzuatmen und im Gegenzug alles Belastende, Verbrauchte, Negative ausatmend loszulassen.

In der Regel gelten alle öffnenden, aufrichtenden Übungen als Impuls zum Einatmen und alle schließenden, vorbeugenden Übungen als Impuls zur Ausatmung. Hinzu kommt der fließende Atem, wenn wir uns in einer Haltung (Asana) sammeln und konzentrieren. Oder wenn wir uns als Gefäß sehen, das über den Scheitel beim Einatmen Energie aufnimmt und beim Ausatmen über die Fußsohlen abgibt. Zusätzlich gibt es spezielle Pranayama-Übungen, von denen hier nur die wichtigsten genannt werden.

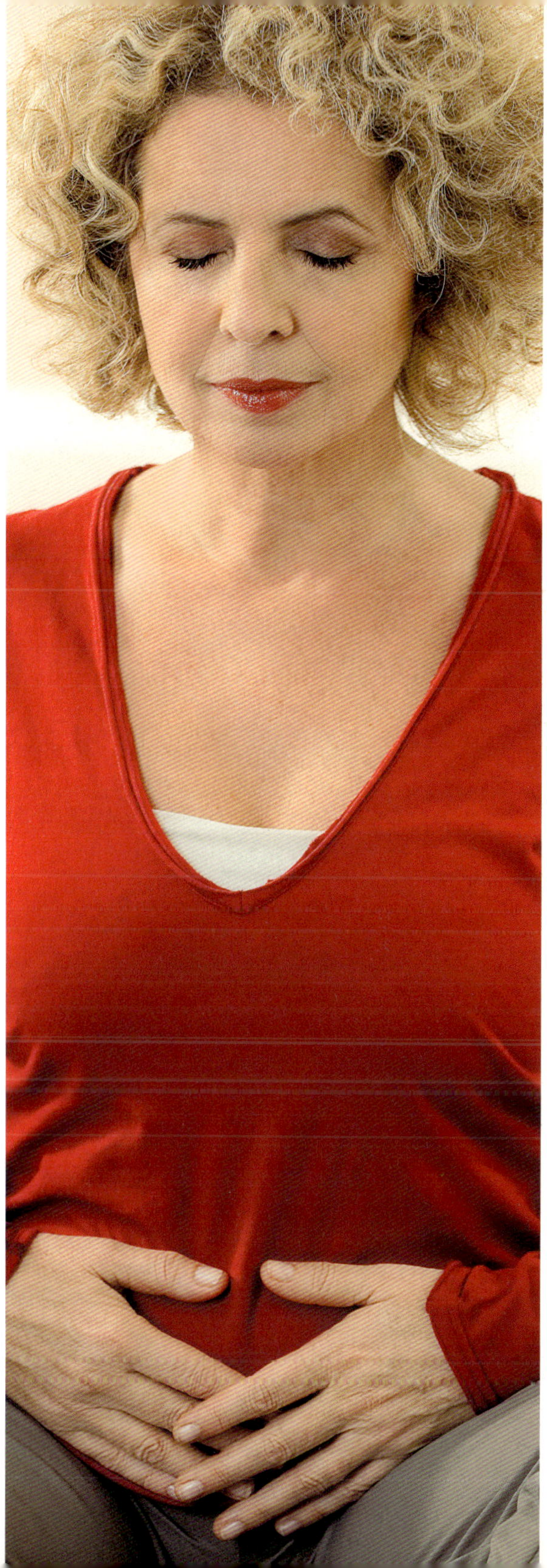

Die Vollatmung

Gehe in eine bequeme Rückenlage. Lege eine Hand auf den Bauch und die andere auf das Brustbein. Gehe nun mit deinem Bewusstsein nach unten in den Bauchraum. Lade deinen Atem einatmend ein, dorthin zu folgen, gehe ohne Pause in den Zwerchfellbereich zu den Rippen und von dort in den oberen Brustkorb bis zu den Schlüsselbeinen.
Der Atem folgt deiner Aufmerksamkeit und füllt dich von unten nach oben. Lasse den Atem ganz natürlich fließen, ohne dich aufzuplustern, gehe einfach nur mit dem Bewusstsein voraus: Wenn möglich folgt eine Atempause, und mit der Ausatmung leerst du dich von unten nach oben: zuerst den Bauch, dann senken sich die Rippen und die Schlüsselbeine.

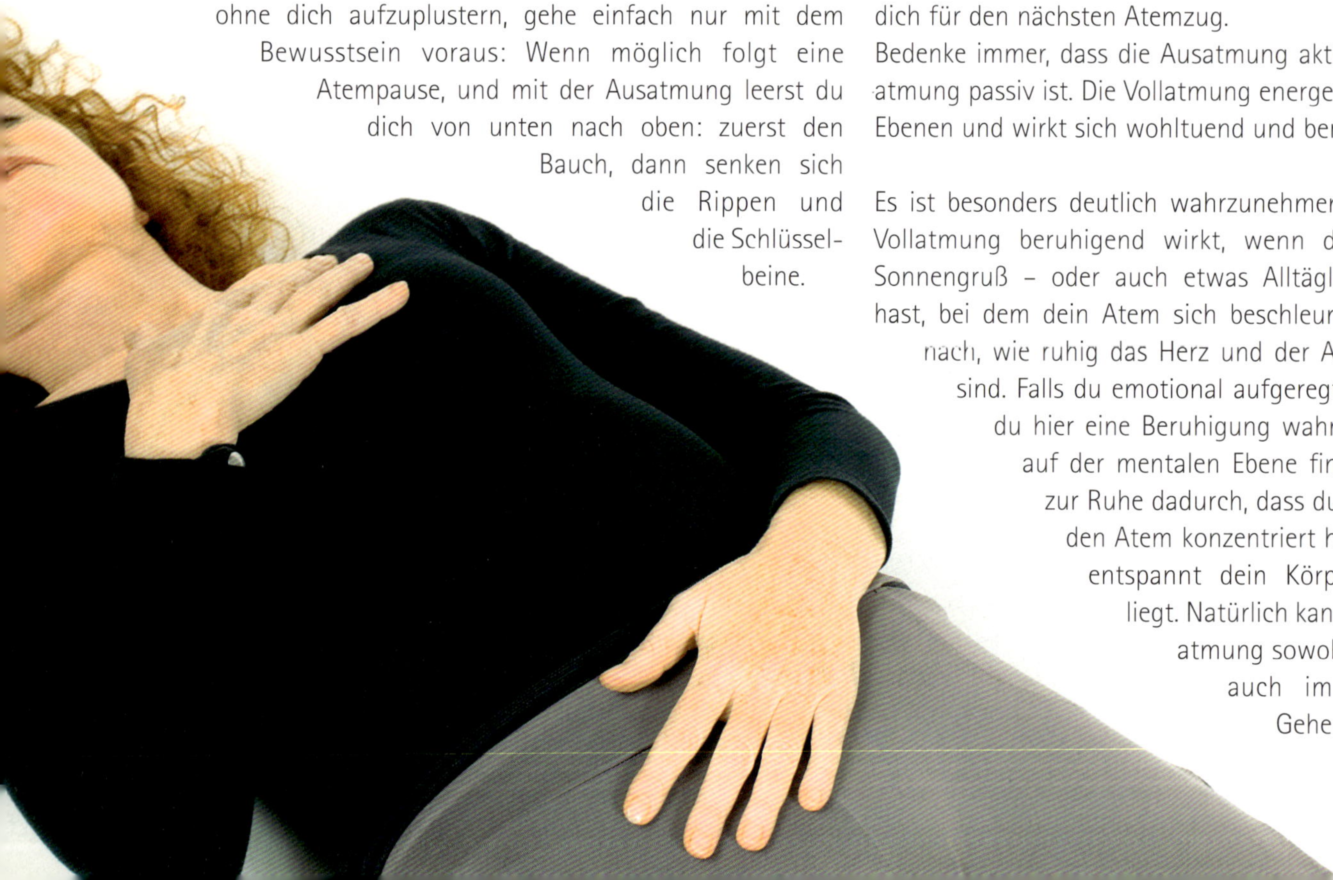

Auch hier entsteht eine Atempause, in der du dich für den nächsten Atemzug sammelst. Achte darauf, vollständig auszuatmen, alle Restluft herauszulassen, damit der Sog beim Einatmen umso stärker geschieht.
Wenn du das einige Atemzüge gemacht hast und dein Atem schön fließt, kannst du dir die Vorstellung dazunehmen, du würdest positive, heilende Energien einatmen. In der Atempause verteilen diese sich im Körper, und mit der Ausatmung lässt du alles Verbrauchte und Negative los. In der folgenden Atempause sammelst du dich für den nächsten Atemzug.
Bedenke immer, dass die Ausatmung aktiv und die Einatmung passiv ist. Die Vollatmung energetisiert auf allen Ebenen und wirkt sich wohltuend und beruhigend aus.

Es ist besonders deutlich wahrzunehmen, wie sehr die Vollatmung beruhigend wirkt, wenn du vorher den Sonnengruß – oder auch etwas Alltägliches gemacht hast, bei dem dein Atem sich beschleunigt hat. Spüre nach, wie ruhig das Herz und der Atem geworden sind. Falls du emotional aufgeregt warst, kannst du hier eine Beruhigung wahrnehmen. Auch auf der mentalen Ebene findet dein Geist zur Ruhe dadurch, dass du dich ganz auf den Atem konzentriert hast. Spüre, wie entspannt dein Körper am Boden liegt. Natürlich kannst du die Vollatmung sowohl im Sitzen als auch im Stehen und Gehen machen.

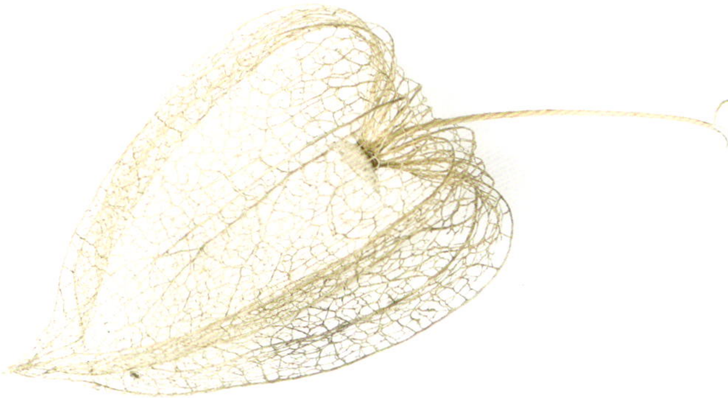

Am Anfang machen wir uns die einzelnen Atemräume bewusst. Dann verbinden wir sie wie in der Rückenlage, wie auf S. 40 beschrieben.

Vollatmung im Sitzen: Bauch

Lege dir in einer bequemen Sitzhaltung die Hände auf den Bauch. Sammle deine Konzentration unter den Händen. Spüre die Berührung und die Wärme. Verweile mit der Aufmerksamkeit hier, bis du den Atem spürst. Die Bauchdecke wölbt sich beim Einatmen leicht nach vorne und zieht sich dann wieder zurück. Verharre ein paar Atemzüge in dieser Position.

Vollatmung: Zwerchfell/Rippen

Lege die Hände seitlich auf die Rippen. Konzentriere dich wieder auf die Berührung und Wärme der Hände. Wenn dein Atem hier angekommen ist, spürst du, wie die Rippen sich seitlich etwas auffächern und bei der Ausatmung zurücksinken. Verbleibe für ein paar Atemzüge ohne Anstrengung.

Vollatmung: Schlüsselbein

Lege deine Fingerspitzen auf die Schlüsselbeine und die Handteller auf den Brustmuskel. Spüre und sammle dich hier. Beim Einatmen spürst du, wie sich der Brustmuskel und auch etwas das Schlüsselbein hebt und senkt.

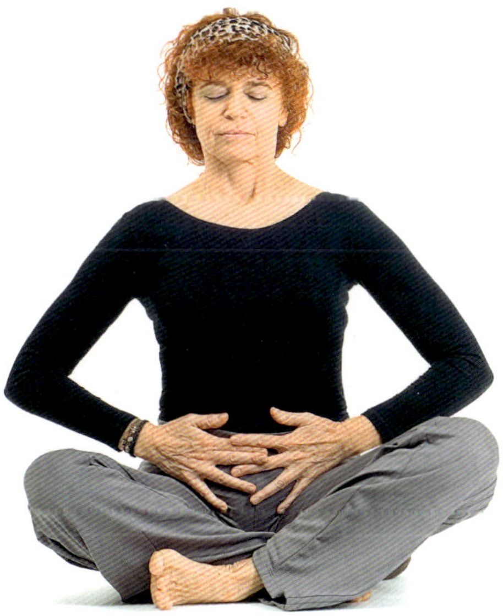

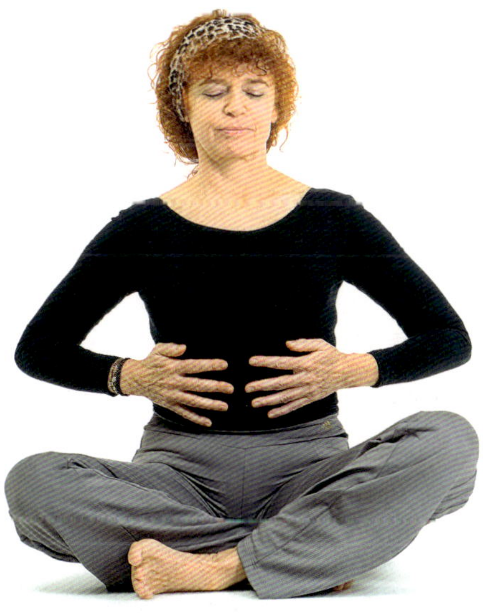

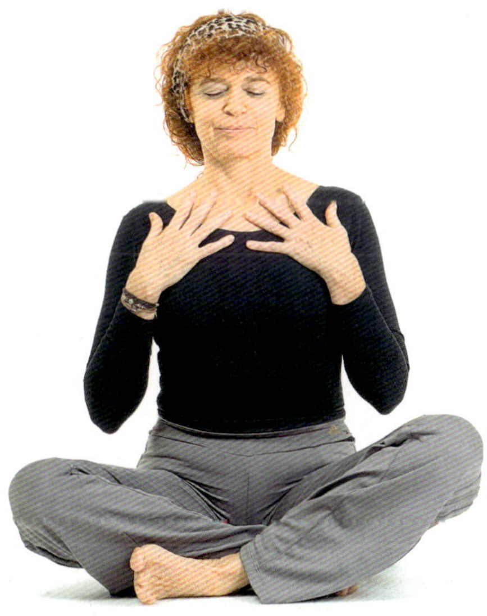

Wechselatmung

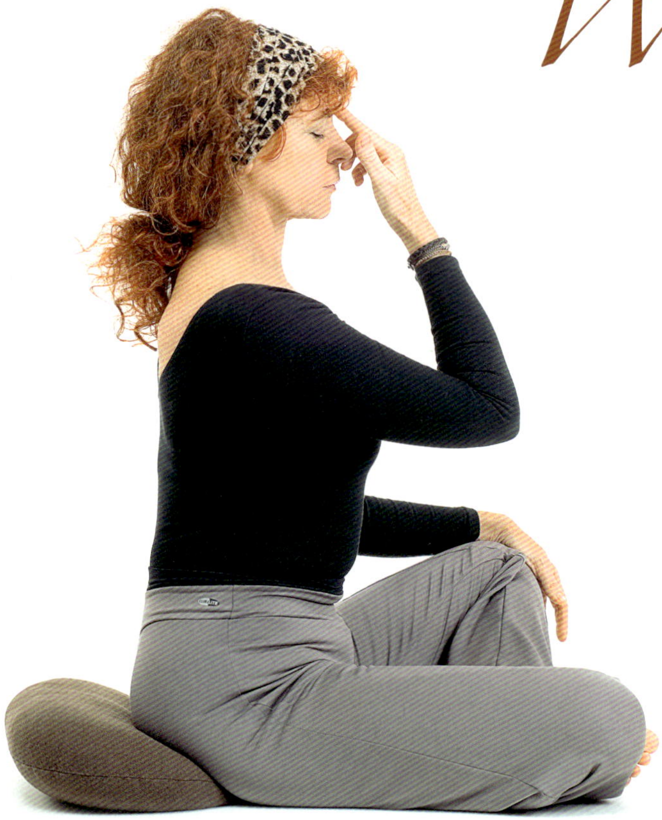

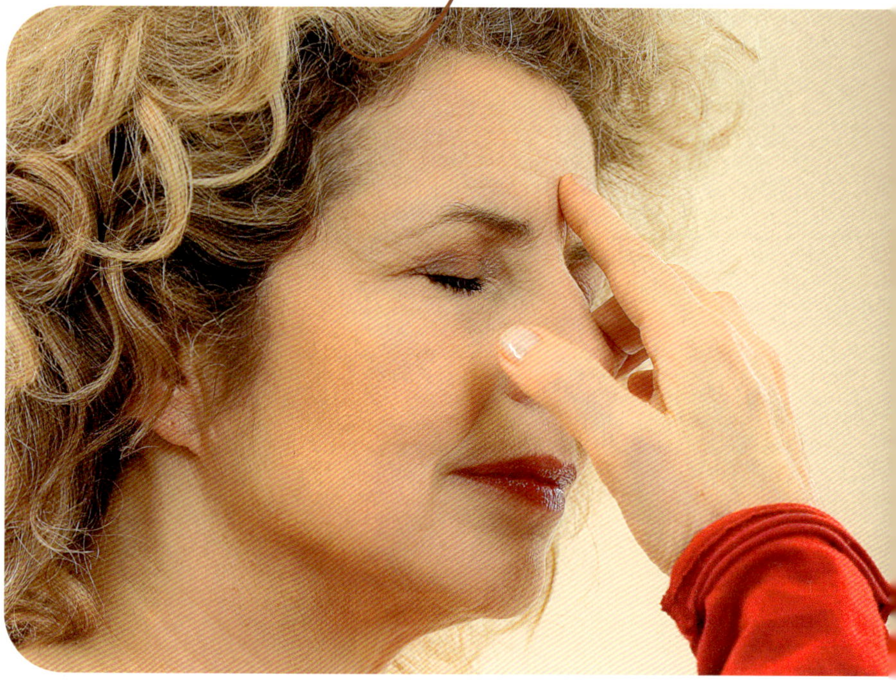

Finde für die Wechselatmung eine bequeme Sitzhaltung, in der du die Wirbelsäule frei aufrichten kannst. Wenn du auf einem Stuhl sitzt, stelle die Füße und Beine im rechten Winkel auf und lehne dich nicht an, denn so kann die Energie in der Wirbelsäule besser und freier fließen.
Lege nun den Zeigefinger der rechten Hand (sofern du Rechtshänder bist) an den Punkt zwischen den Augenbrauen, den Daumen auf das rechte Nasenloch und den Mittelfinger an das linke Nasenloch.

Beginne durch das rechte Nasenloch einzuatmen, verschließe es, und atme durch das linke Nasenloch aus. Atme nun durch das linke Nasenloch ein, verschließe es und atme durch das rechte Nasenloch wieder aus. Immer dort verschließen, wo du eingeatmet hast. Atme so zwei Minuten im stetigen Wechsel.
Visualisiere über deiner rechten Kopfseite den Mond, also die weibliche Energie in dir, die für deine intuitive, gefühlvolle, empfangende Seite steht, und auf der linken Seite des Kopfes stelle

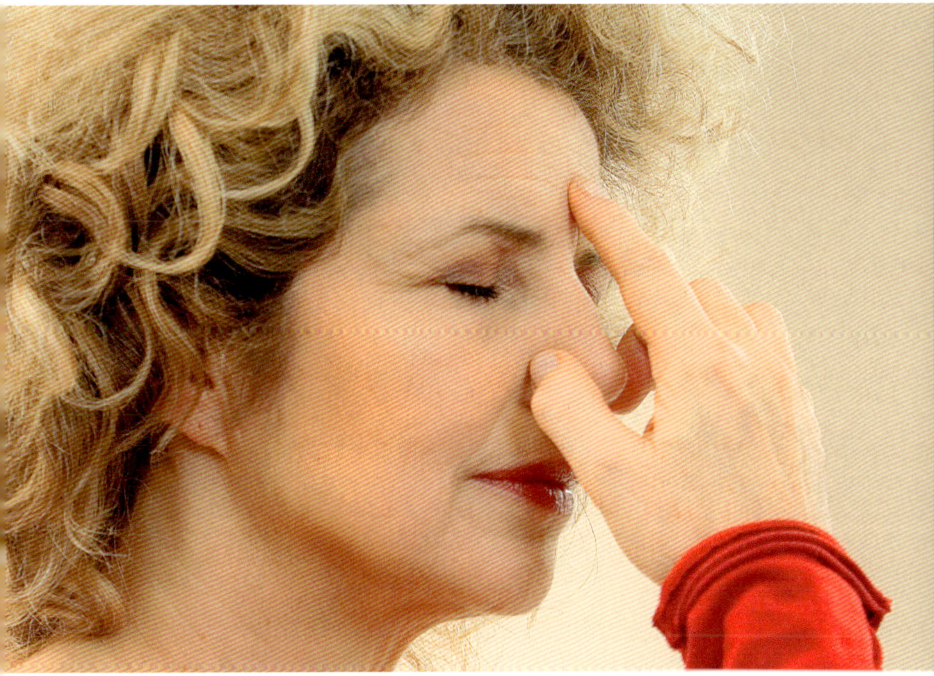

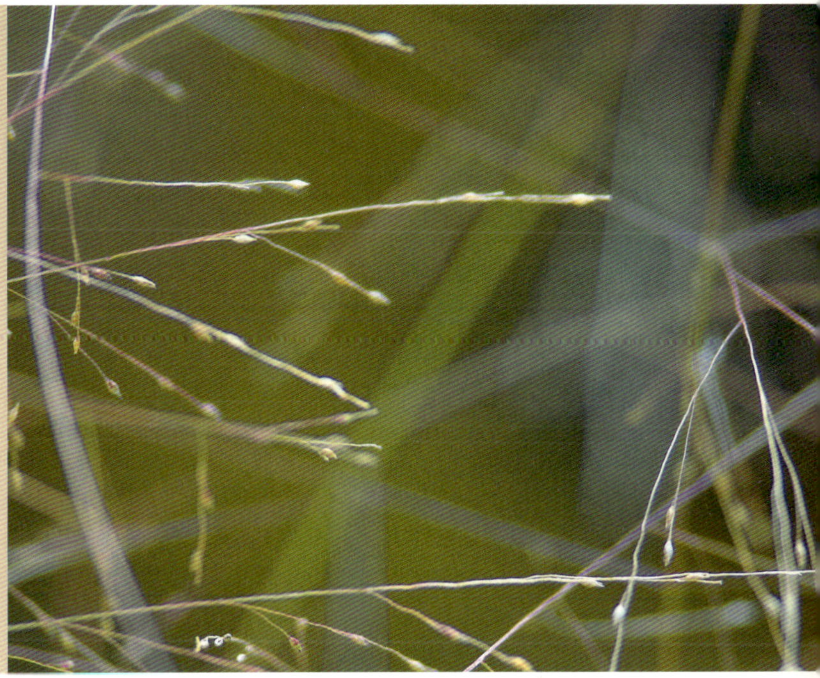

dir die Sonne vor, die für die männlichen Energien in dir steht, für das Rationale, Praktische, nach außen Gehende.
Oder aber du verbindest dich mit den Eigenschaften der Sonne, welche für Wärme und alles Wachsende steht, und den Qualitäten des Mondes, die für das Kühlende und Ruhende stehen.
Auch kannst du dir, wenn dir das Visuelle mehr liegen sollte, einen klaren, strahlend-blauen Sonnenhimmel vorstellen und eine sternenklare Vollmondnacht.

Die Wechselatmung harmonisiert die rechte und linke Gehirnhälfte und beide Kräfte in uns. Sie beruhigt und entspannt und reinigt die oberen Nebenhöhlen und Nasengänge. Sie stärkt die Konzentrationsfähigkeit und sollte auch Kindern beigebracht werden als vorbereitende Übung vor Schul- und Hausaufgaben.

Reinigungsübungen

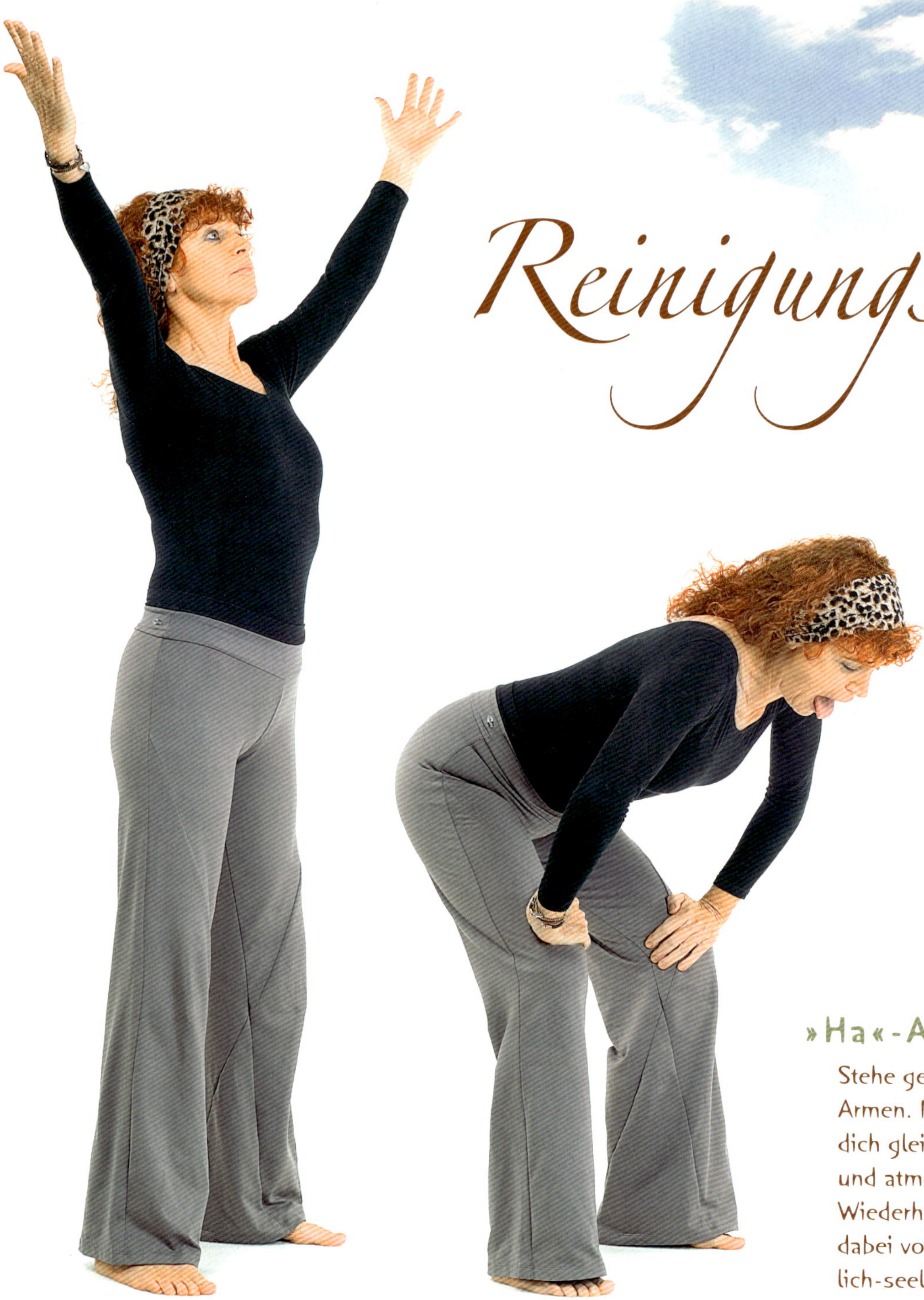

»Ha«-Atmung

Stehe gegrätscht mit weit geöffneten Armen. Richte dich einatmend auf. Stütze dich gleichzeitig auf die Oberschenkel und atme laut auf »Ha« aus. Wiederhole dies mehrmals. Stell dir dabei vor, wie du frei wirst von körperlich-seelischem oder mentalem Morast.

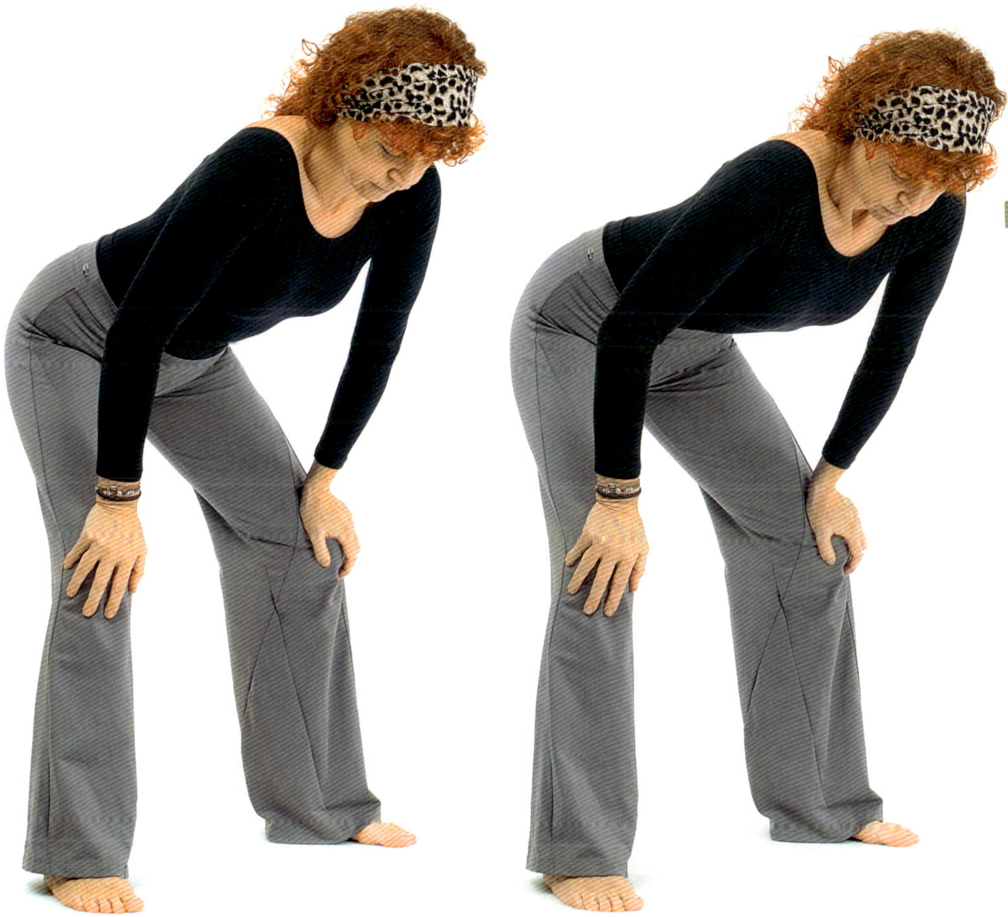

Bauchschnellen

Diese Übung sollte nur mit leerem Magen am besten morgens, nüchtern durchgeführt werden. Diese Übung regt die Verdauung an und stärkt die Bauchmuskeln. Geh in den Vierfüßlerstand oder lege die Hände auf die Oberschenkel. Der Rücken ist entspannt. Atme ein und vollständig aus. Lass in der Atempause den Bauch in schneller Folge rein- und rausschnellen, etwa drei- bis fünfmal, dann atme wieder ein und aus. Achte darauf, dass das Rein- und Rausschnellen nicht zu lange ausgeführt wird, damit der Atem nicht »ziehend« eingesogen wird. Mehrmals durchführen.

Ablauf einer Yogastunde

Unsere Yogastunde läuft nicht immer gleich ab, aber wir haben ein relativ festes Schema mit folgenden Schritten:

1. Wahrnehmungsübung
2. Sonnengruß oder Tibetische Niederwerfungen zum Aufwärmen
3. Übungsteil mit Übungen, die verschiedene Themen ansprechen
4. Beruhigende Abschlusssequenz und Wiederholung der Wahrnehmungsübung
5. Abrundung der Entspannung mit einer Fantasiereise

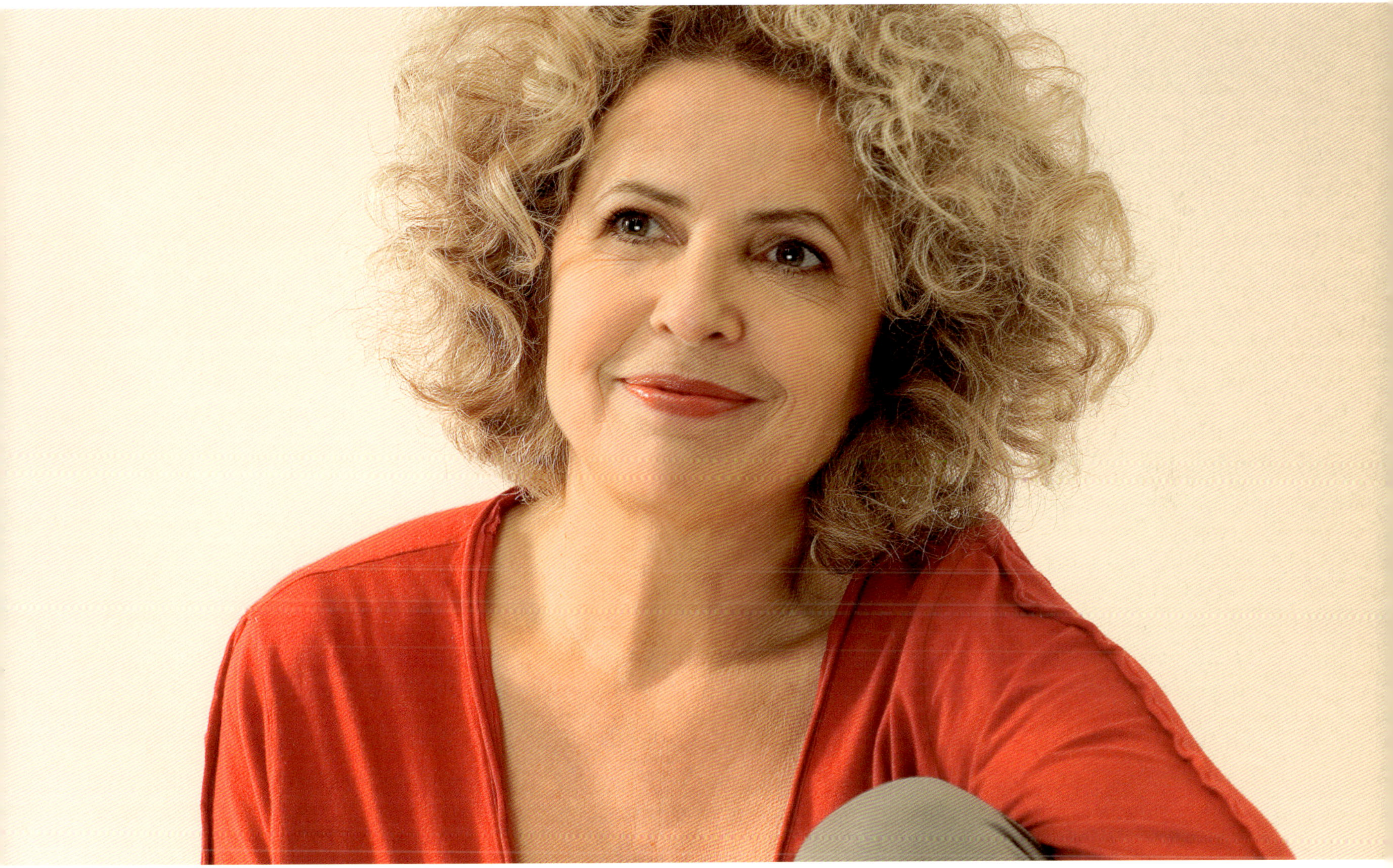

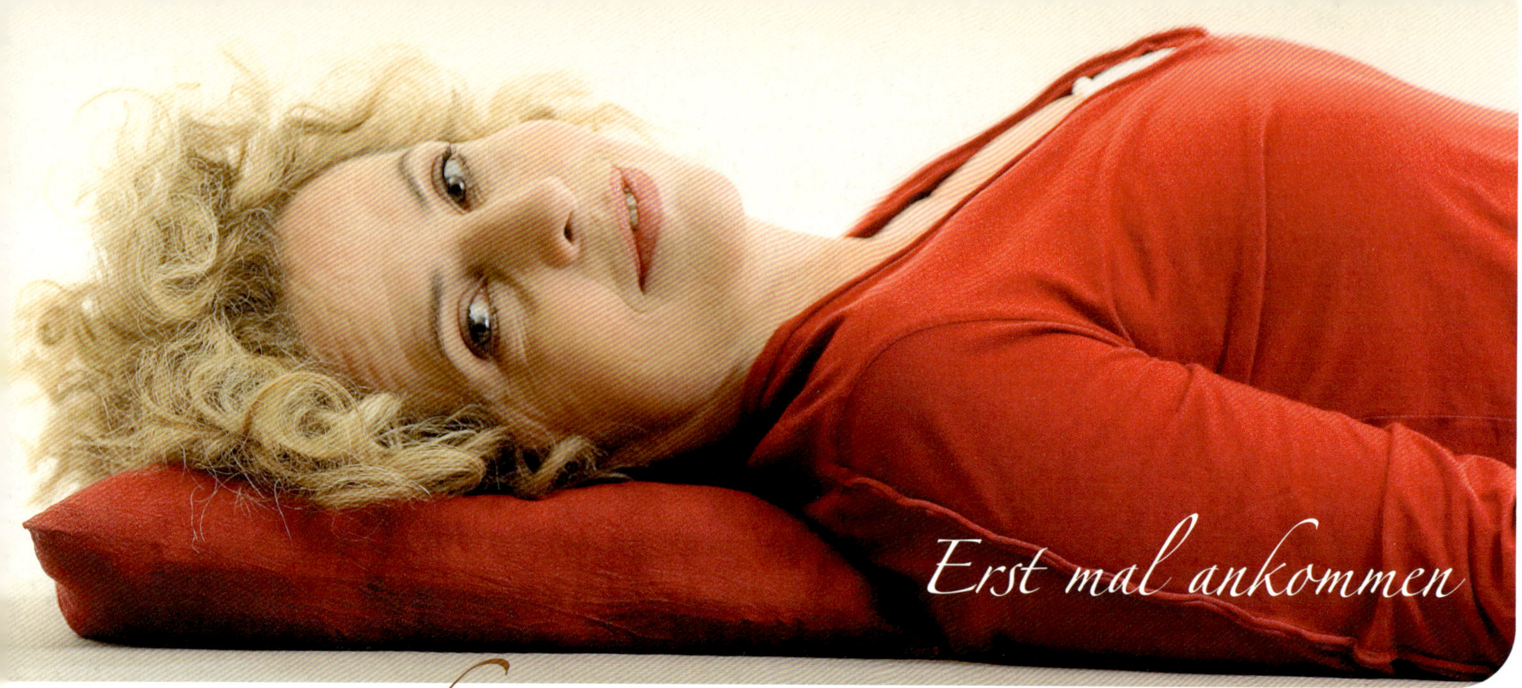

Ankommen im Liegen

Ein schönes Anfangsritual, um eine Yogastunde einzuleiten, ist folgende Wahrnehmungs- oder Achtsamkeitsübung. Hier geht es um die Wahrnehmung der jeweiligen Befindlichkeit. Wie ist die Ausgangssituation, bevor ich mich dem Yoga widme? Der Lern- oder Übungseffekt besteht darin, ohne Wertung oder Nachdenken auf allen Ebenen mein momentanes Sein wahrzunehmen.

Wir begeben uns in die Rückenlage, in die Totenstellung – Savasana. Die Totenstellung, ich nenne sie Entspannungslage, sieht so aus: Der Nacken ist sanft gedehnt, die Beine sind etwas gegrätscht zur Entlastung der Leisten. Die Arme sind mit den Handflächen nach oben oder zum Körper gedreht, damit die Schultern entlastet sind. Für Menschen mit Hohlkreuz sind eine Rolle oder ein Kissen gute Hilfsmittel, das unter die Kniekehlen gelegt wird. Oder die Füße aufstellen. Wir spüren das Kommen und Gehen des Atems.

1. Atme tief ein, und lasse dich ausatmend zum Boden sinken.
2. Atme nun wieder tief ein, und lasse alles, was dich gerade noch beschäftigt hat, ausatmend in den Boden fließen.
3. Mit dem nächsten tiefen Einatmen und Ausatmen vertraue dich dem Boden an, und lasse dich vom Boden tragen.

Komme mit deiner Wahrnehmung zur Körperebene: Beginne bei den Füßen. Spüre, wie die Fersen den Boden berühren, spüre die Sohlen, den Rist und die einzelnen Zehen. Nimm Unterschenkel, Knie und Oberschenkel wahr. Spüre Beine und Füße im Ganzen. Atme tief ein,

und lasse beim Ausatmen Beine und Füße aus dem Bewusstsein los. Streife die Körperteile nur kurz, halte dich nicht auf – wahrnehmen, weitergehen, loslassen.
Komme zur Rumpf-Rückseite: Spüre, wie dein Gesäß den Boden berührt, nimm den unteren Rücken und hier den Abstand zum Boden wahr. Spüre den mittleren und oberen Rücken. Nimm die ganze Rückseite des Rumpfes wahr. Atme tief ein, und lasse beim Ausatmen los.
Komme zur Rumpf-Vorderseite: Spüre den Bauch- und Beckenbereich, das Zwerchfell und den Oberbauch und den Brustkorb. Nimm die gesamte Rumpf-Vorderseite wahr. Atme tief ein und lasse beim Ausatmen los.

1. Komme mit deiner Wahrnehmung zu den Schultern, den Oberarmen, Ellbogen und Unterarmen, Handgelenke, Händen und einzelnen Fingern. Spüre Schultern, Arme und Hände im Ganzen. Atme tief ein, und lasse beim Ausatmen los.
   Gehe mit der Wahrnehmung zum Hals. Spüre den Nacken und den Kehlbereich, nimm die Lage des Kopfes wahr, spüre die Kopfhaut, die Stirn, die Augen, die Wangen und Kieferpartie. Spüre das ganze Gesicht und dann noch den gesamten Körper. Dann atme tief ein, und lasse beim Ausatmen die Körperebene aus dem Bewusstsein los.

2. Komme zu deiner emotionalen Ebene. Hier kannst du deine momentane Stimmung oder Gefühle erspüren. Nimm die Gefühle wahr wie Bilder auf der Leinwand, die kommen und wieder gehen. Halte sie nicht fest, verstricke dich nicht in ihnen. Bleibe neutraler Beobachter. Und wenn du nichts wahrnimmst, so ist das auch eine Wahrnehmung.
   Atme dann wieder tief ein, und lasse ausatmend die emotionale Ebene los.

3. Komme nun mit deiner Aufmerksamkeit zur mentalen Ebene: Ist dein Geist wach oder müde? Ist er unruhig und abgelenkt? Oder ruhig und zentriert? Was du auch wahrnimmst – bewerte es nicht. Tief einatmen. Ausatmend loslassen.

4. Spüre nun deinen Atem, so wie er gerade ist, ohne ihn zu verändern. Ist dein Atem flach oder tief? Schnell oder langsam? Stockend oder fließend? Nimm wahr, wo du im Körper deinen Atem spüren kannst und wo nicht. Bleibe einen Moment auf deinen Atem konzentriert. – Atme dann wieder tiefer, räkle und strecke dich, und lasse ein herzhaftes Gähnen entstehen. Rolle dich dann auf die Seite, und komme zum Sitzen.

Diese Achtsamkeitsübung lässt sich auf den Alltag übertragen. Wir lernen, mehr Abstand zu uns zu bekommen, einen Schritt beiseitezutreten, uns selbst zu betrachten, objektiver mit uns und unseren Problemen umzugehen.

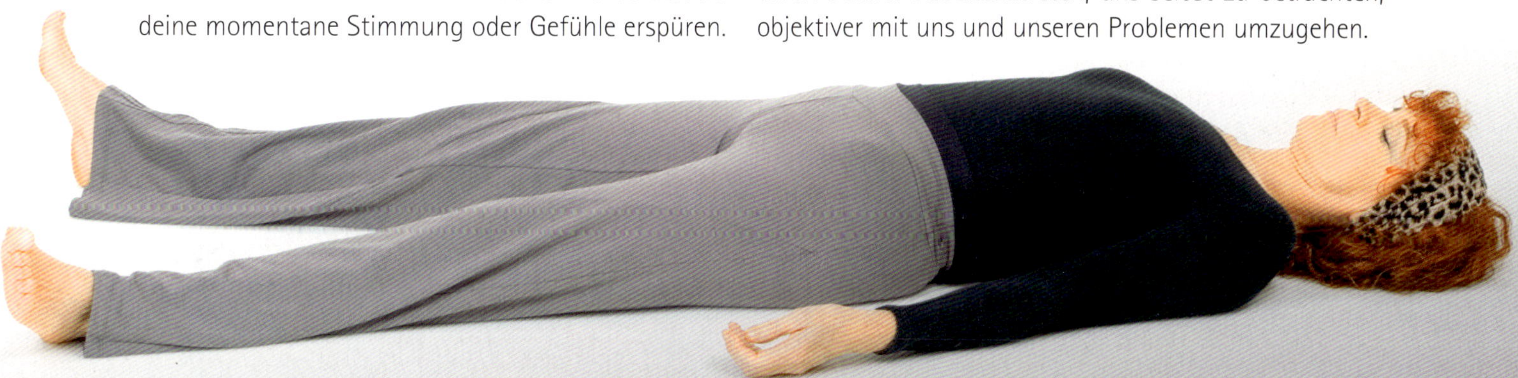

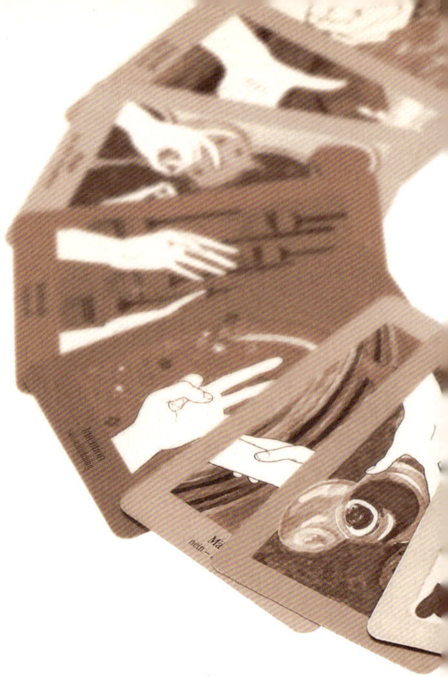

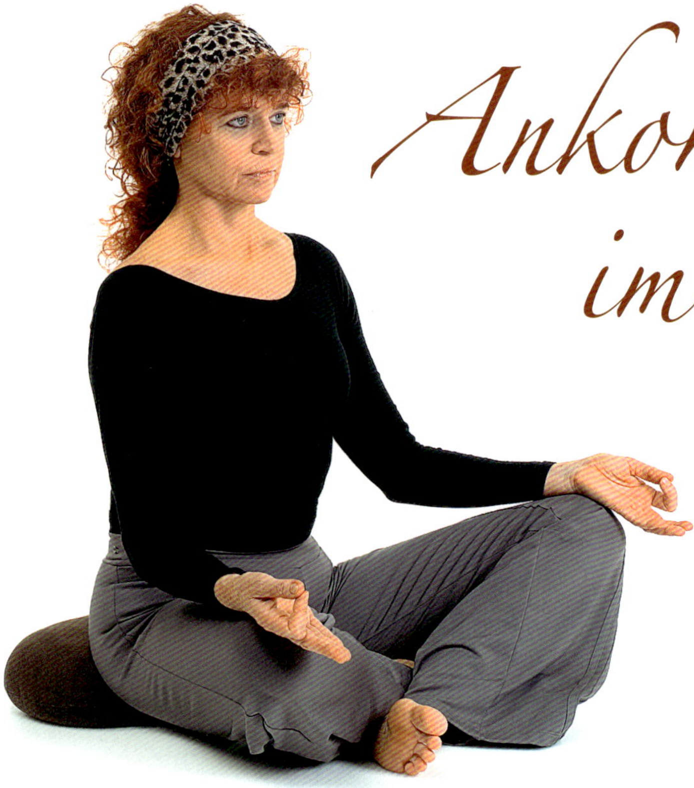

Ankommen im Sitzen

Das Ankommen im Sitzen fällt kürzer aus als das im Liegen, es trainiert die Sitzhaltung und die Aufrichtung der Wirbelsäule.

Wir verwenden bei dieser Form des Ankommens auch gerne Mudrakarten. Mudras sind spezielle Fingerhaltungen, die über die Meridiane die Organe und Psyche beeinflussen. Ich lege die Karten im Kreis aus, und jede Anwesende zieht eine intuitiv, die dann angeschaut wird. Es bekommt fast jede die Karte, die an diesem Tag für sie die richtige ist. Vorne ist die Fingerhaltung zu sehen und das Thema genannt. Auf der Rückseite sind die Organe, die angesprochen werden, beschrieben, eine Vorstellungsbildbeschreibung und eine Affirmation.

Dann begeben wir uns in den Yogasitz, auch Schneidersitz genannt. Damit du die Wirbelsäule leichter aufrichten kannst, nimm ein Sitzkissen oder zwei, lege die Unterschenkel gekreuzt vor dich. Wenn du Probleme mit dem Yogasitz hast, dann setzte dich auf einen Stuhl. Achte darauf, dass die Wirbelsäule aufgerichtet ist. Fasse deine Gesäßhälften, und ziehe sie nach hinten, um den unteren Rücken optimal aufzurichten.

Richte dich dann mit jeder Einatmung innerlich über den Kronenpunkt nach oben auf, und lasse dich ausatmend im Beckenraum nieder – drei Atemzüge lang. Das Gesicht entspannen. Die Hände bilden das Chin-Mudra: Daumen und Zeigefinger berühren sich, die anderen Finger sind gestreckt, die Handflächen zeigen nach oben – eine positiv-empfangende Haltung.

Komme mit deiner Aufmerksamkeit zu den Schläfen, der Stirn und den Augen. Lasse die Augen ganz ruhig werden.

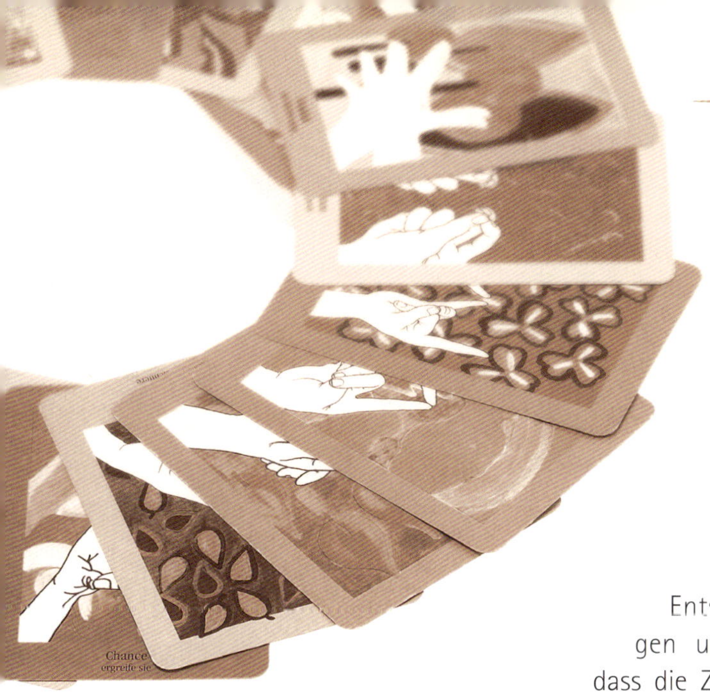

Bild links:
Ein typisches Set von Mudra-Karten, wie wir sie zum Beginn der Stunde benutzen.

Bild unten:
Mudras sind spezielle Fingerhaltungen, die über die Meridiane die Organe ansprechen.

Entspanne Wangen und Kiefer, sodass die Zahnreihen sich nicht mehr berühren. Nimm den Schädelrand wahr, und spüre wie der Kopf auf dem Atlas, dem obersten Halswirbel, ruht – ganz stabil und doch leicht.

* Fahre dann mit deinem inneren Blick die Halswirbelsäule entlang zu den Schultern, lasse die Schultern nach hinten, außen, unten sinken, und spüre, wie sich dein Atem und der Herzraum etwas öffnen. Entspanne auch die Rippen.
* Gehe mit deiner Aufmerksamkeit weiter die Wirbelsäule entlang zum Steißbein, lasse dieses ganz schwer nach unten sinken, sodass sich das Becken aufrichtet – das erdet und stabilisiert.
* Fahre die Wirbelsäule entlang nach oben, lasse dabei ein Gefühl von Kraft und Stabilität entstehen, sammle dich dann wieder im Beckenraum, und lasse ein Gefühl von Leichtigkeit und Gelassenheit entstehen.
* Richte nun die Aufmerksamkeit auf den Atem, spüre, wie dein Atem durch die Nase ein- und wieder ausströmt.
* Verbinde nun deinem Atem mit der Mudra. Bringe den Atem und die Konzentration dorthin, wo deine Finger sich berühren oder richte die Aufmerksamkeit auf das Bild oder die Affirmation, die auf der Karte beschrieben ist.
* Verweile noch einen Moment.
* Dann atme wieder tiefer ein, öffne die Augen, entspanne die Hände, und lege dich auf den Rücken.

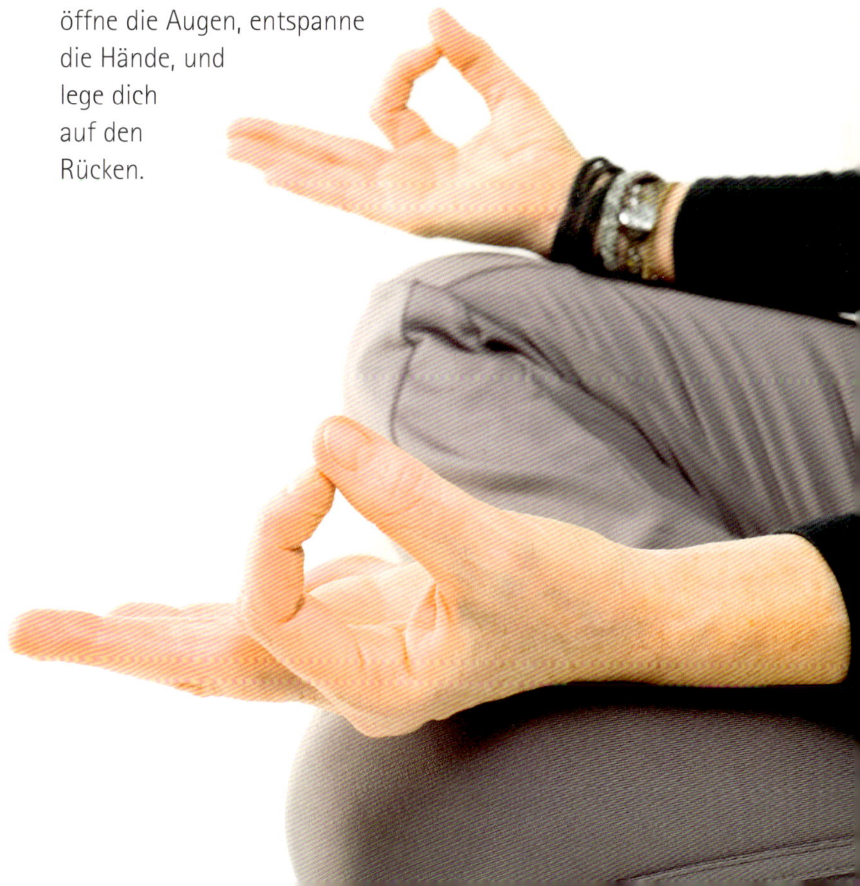

Rückenrollen

Einatmend über den Kronenpunkt aufrichten.

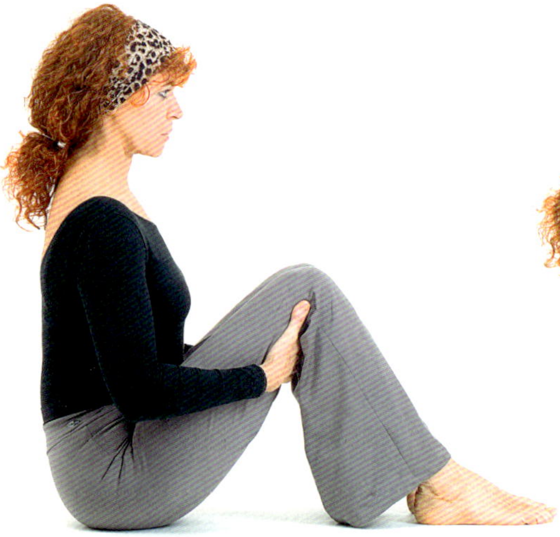

Ausatmend den Rücken vom Steiß zum Kronenpunkt mithilfe der Bauchmuskeln einrunden.

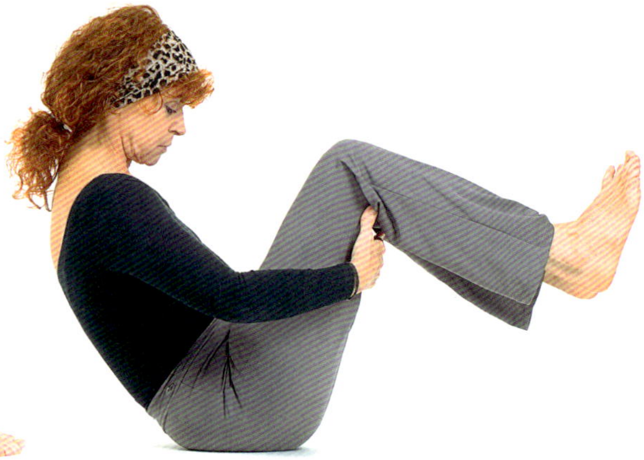

Achte darauf, nur bis zum oberen Rücken zu rollen, sonst besteht Gefahr für die Halswirbelsäule.

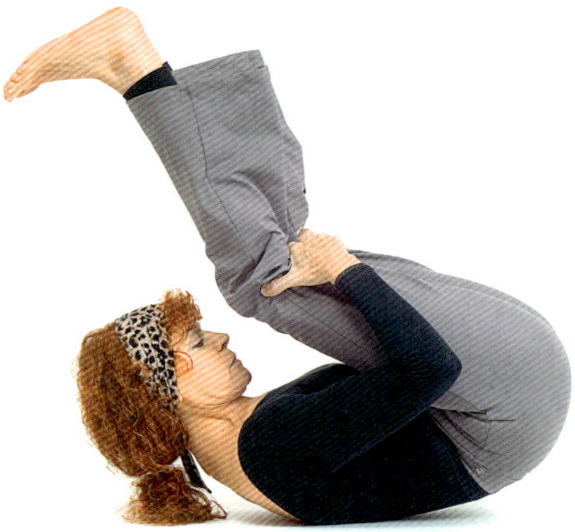

Sitze mit angewinkelten Beinen und aufgerichteter Wirbelsäule auf deinen zwei Sitzhöckern. Richte dich einatmend über den Kronenpunkt nach oben auf, und runde ausatmend den unteren Rücken mit Hilfe der Bauchmuskulatur ein. Lasse dein Kinn auf die Brust sinken, und rolle dich über den Rücken nach hinten. Mit der Einatmung kommst du wieder zum Sitzen und richtest die Wirbelsäule über den Kronenpunkt auf.

Handhaltung: Entweder die Hände in die Kniekehlen legen oder um die Knie. Wenn jemand Halswirbelsäulenprobleme oder zu schwache Bauchmuskeln hat, ist es sinnvoller, die Hände neben dem Becken abzulegen und das Zurückkommen mit den Händen zu unterstützen.
Sinn dieser Übung: Nach der Entspannung im Liegen sinkt der Blutdruck, durch das Rückenrollen wird er wieder angeregt. Gleichzeitig wird der Rücken durch das

Den Rücken so lange rollen, bis er gewärmt ist. Entweder 15 mal oder als alleinige Übung circa drei Minuten, so dass es wie eine kleine Massage wirkt.

Mit dem Einatmen über den Kronenpunkt aufrichtend wieder zum Sitzen kommen.

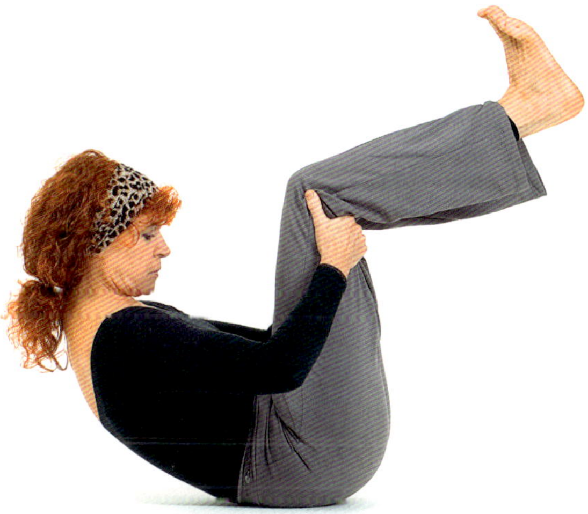

Ausgangshaltung

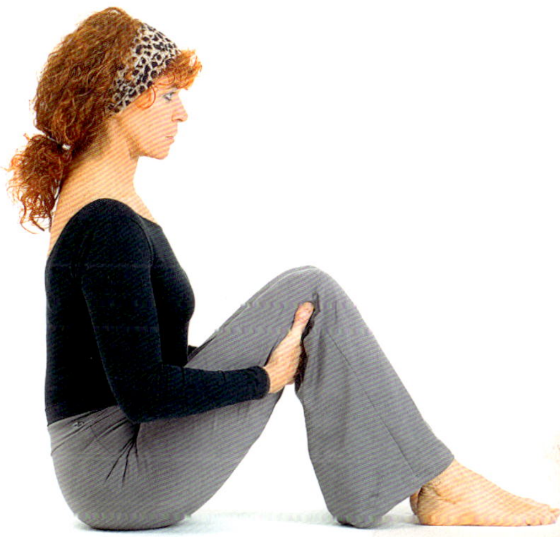

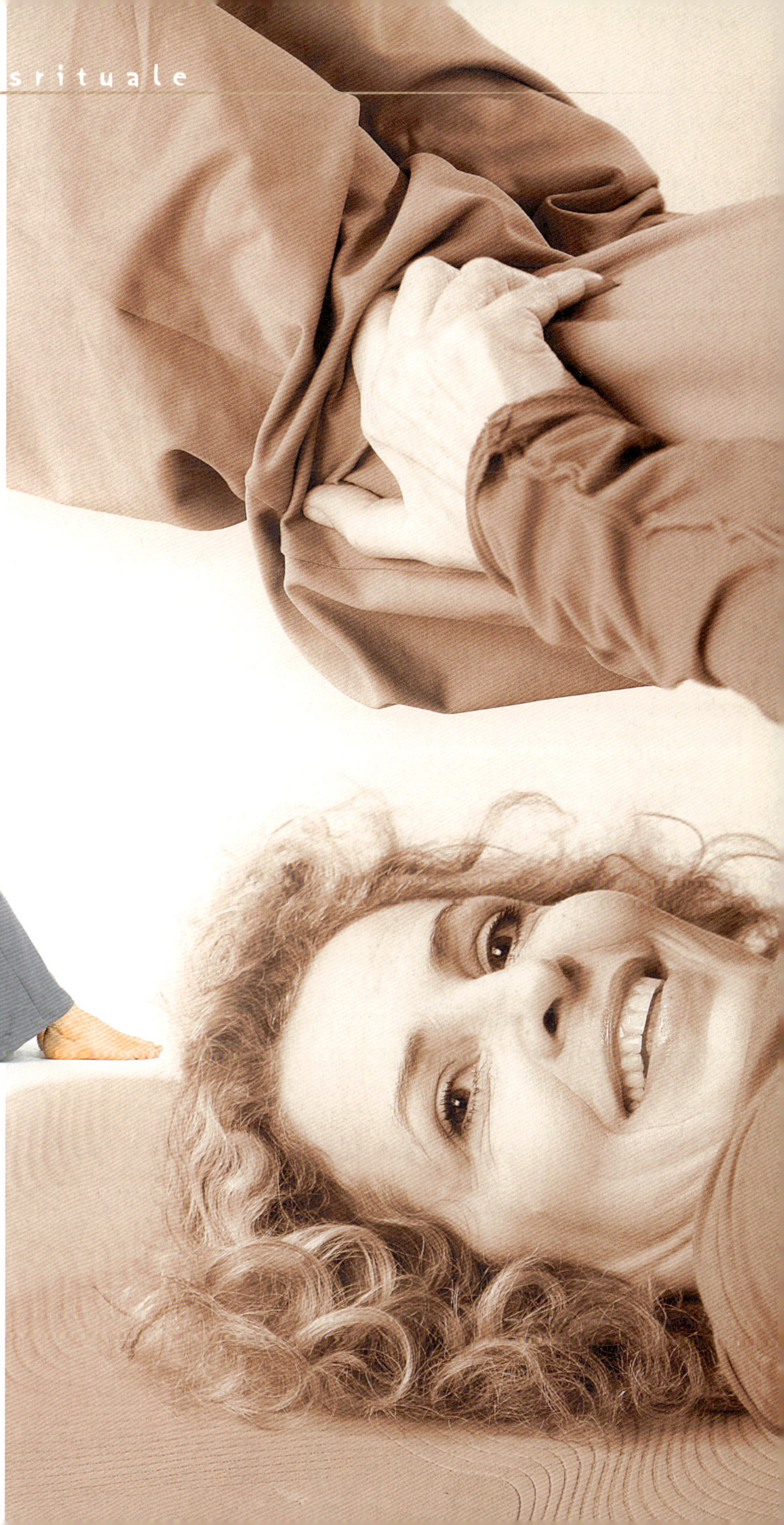

mehrfache Rollen gewärmt und massiert. Menschen mit Hohlkreuz tun sich am Anfang schwer, den unteren Rücken rund zu halten, weil die Bauchmuskulatur zu schwach ist. Auf die Dauer werden die Bauchmuskeln gekräftigt. Wichtig ist, nicht mit Schwung zu arbeiten sowie dic Schultcrblätter nicht zu weit auseinanderzuziehen, denn dann liegt die Halswirbelsäule frei, und es besteht Gefahr für den Nacken.

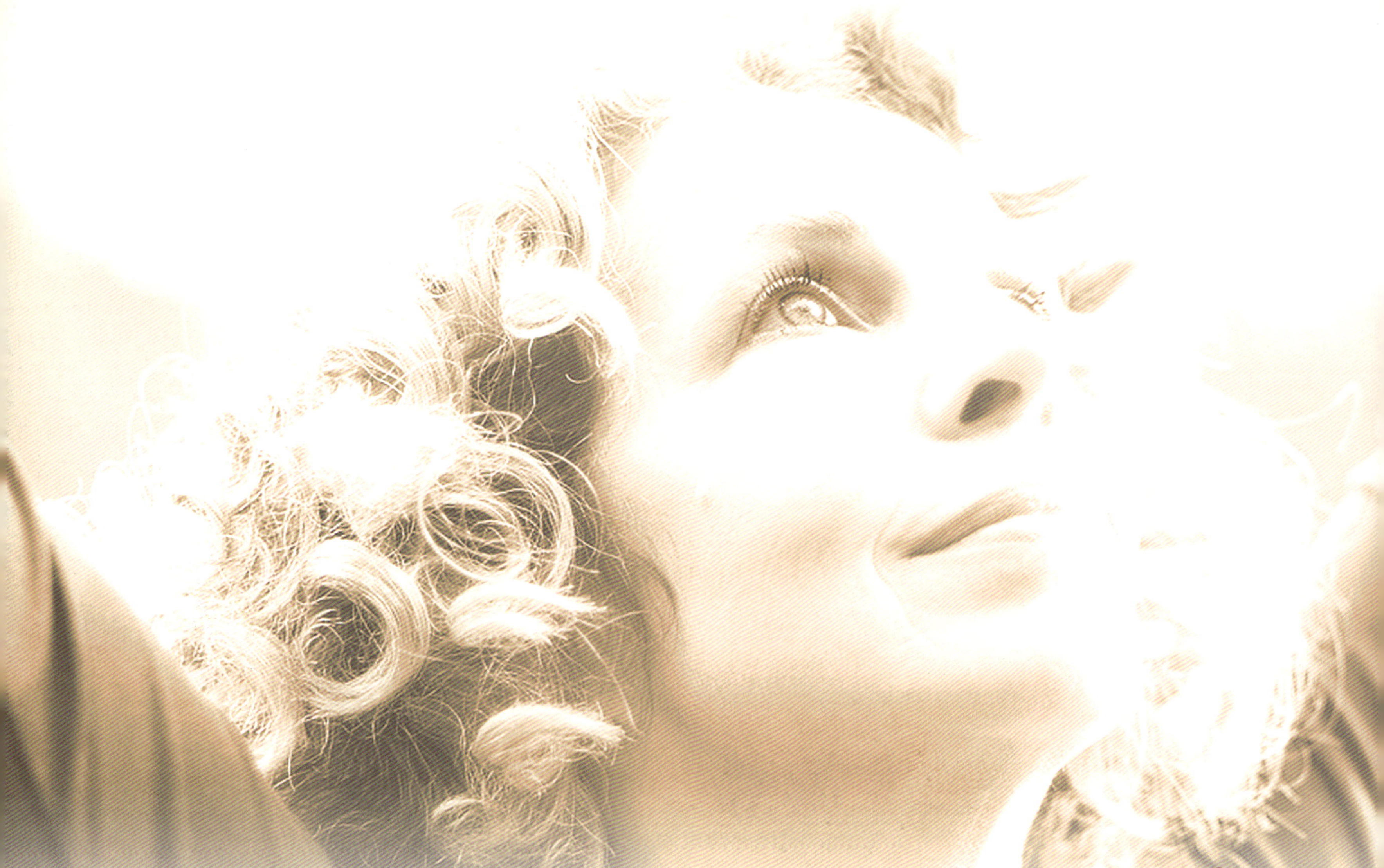

Sonnengruß Surya Namaskara

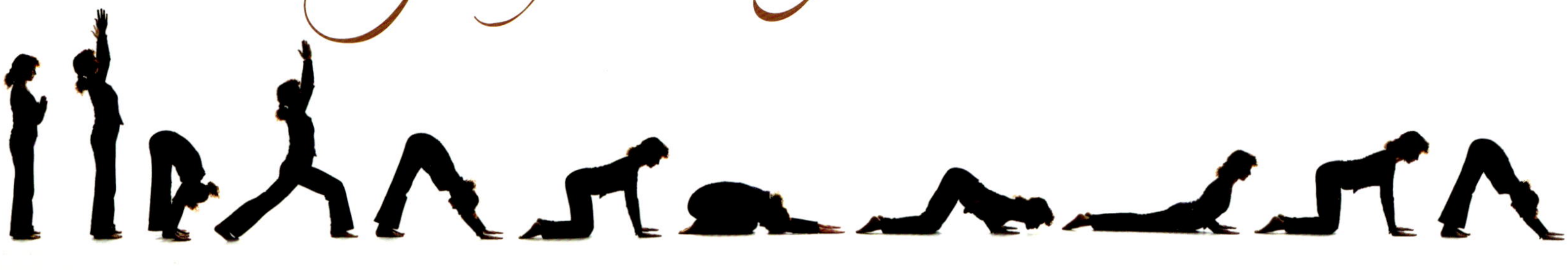

Zum An- oder Vorwärmen

Der Sonnengruß ist eine Übungsfolge, die den ganzen Körper anspricht, indem sie stärkt, dehnt, öffnet und schließt. Sie eignet sich sehr gut auch als alleiniges Programm. Da sie energetisierend wirkt, ist sie mehr für den Morgen geeignet. Es besteht die Möglichkeit, die Bewegungsfolge langsam auszuüben, um den Körper zu strecken und zu dehnen. In schnellerer Ausübung ist sie auch ein Training für das Herz und den Kreislauf. Der Sonnengruß symbolisiert den Rhythmus des Lebens. Die Öffnung (nach außen gehen) und das Schließen (wieder nach innen gehen) sind wie der Tag und die Nacht. Wie die Jahreszeiten. Wie Geburt und Tod.

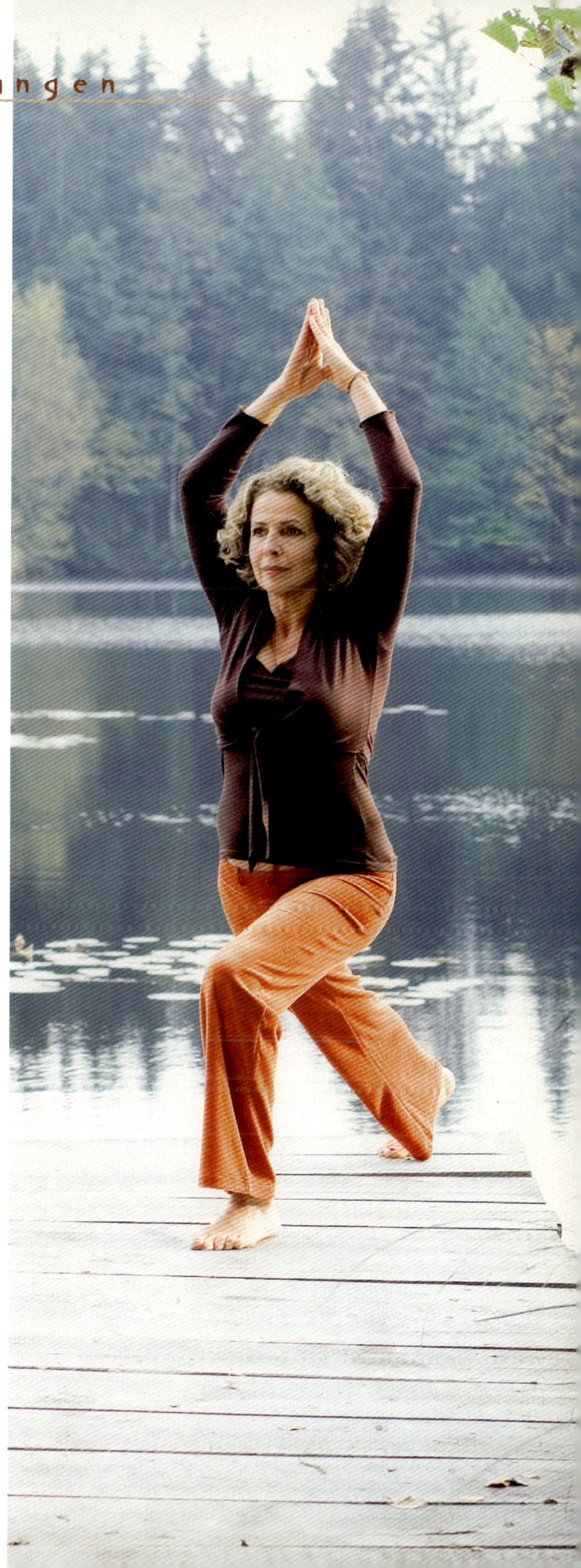

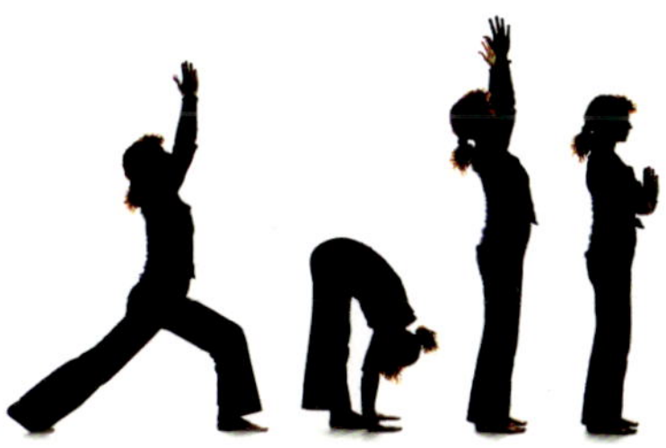

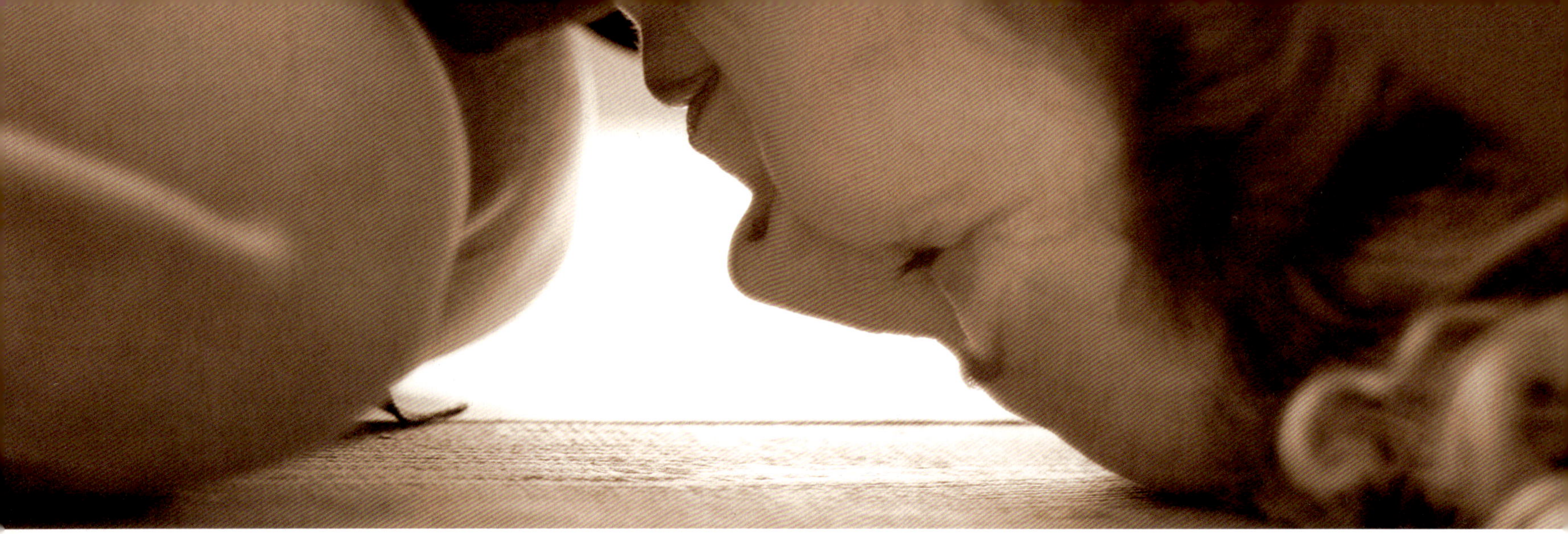

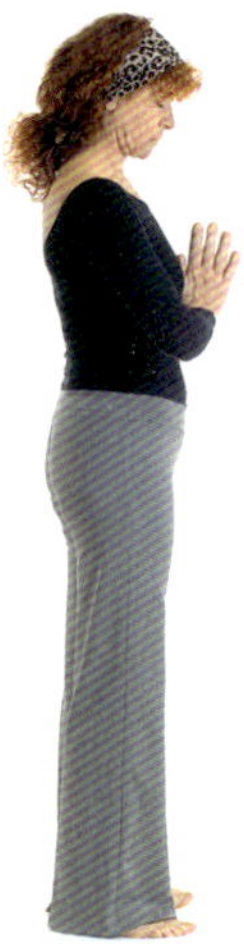

Wir gehen in die Berghaltung. Einatmend nach oben aufrichten, beim Ausatmen gut erden. Einatmen, ausatmen. Hände in Grußhaltung vor die Brust (das Herz) nehmen.

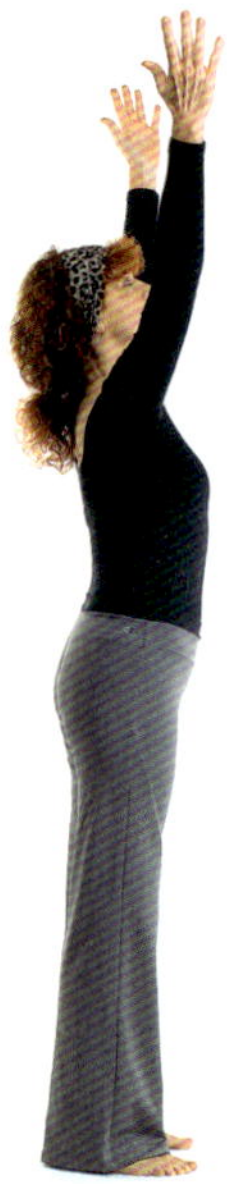

Einatmend richten wir uns nach oben auf, leichte Rückbeuge. Die Arme öffnen sich der Sonne, den Kopf mitnehmen.

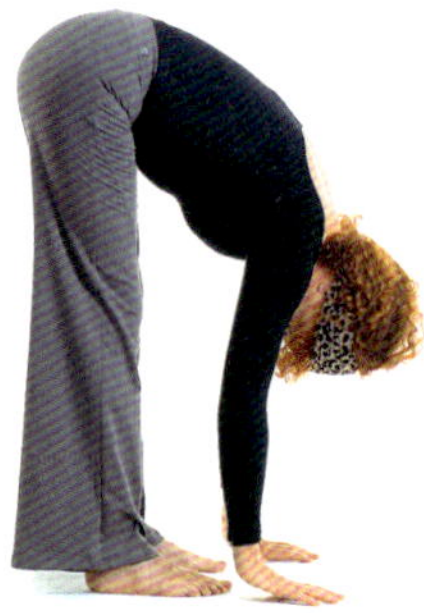

Ausatmend mit geradem Rücken, Beine gestreckt oder leicht gebeugt, in die Vorbeuge kommen, den Kopf loslassen, die Hände rechts und links neben die Füße platzieren.

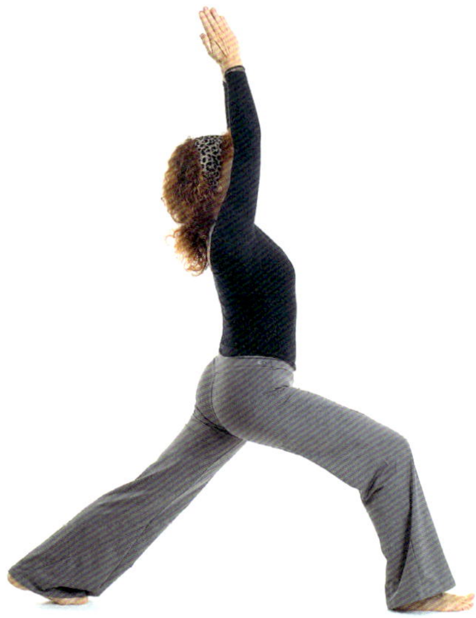

Einatmend das linke Bein nach hinten bringen und den Oberkörper in die Heldenstellung aufrichten.

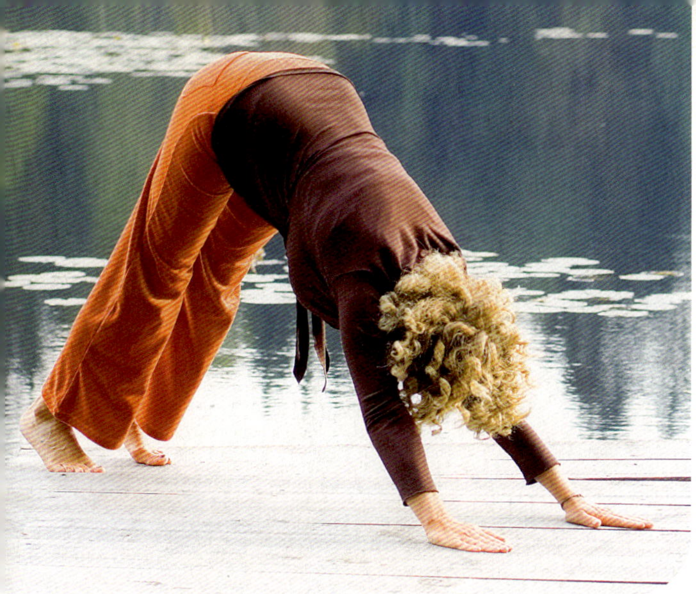

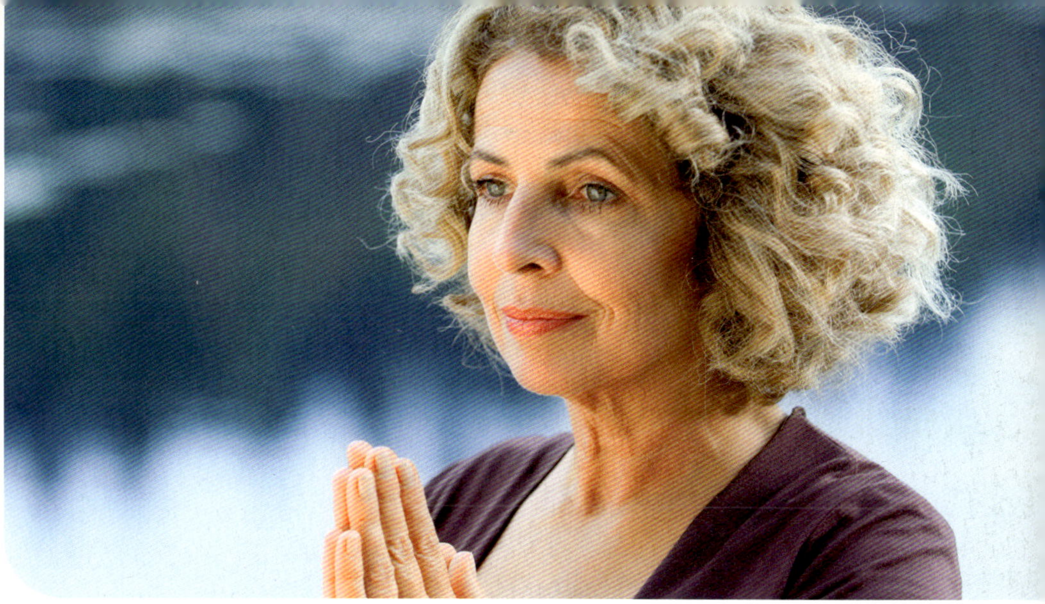

Die Sonne ...

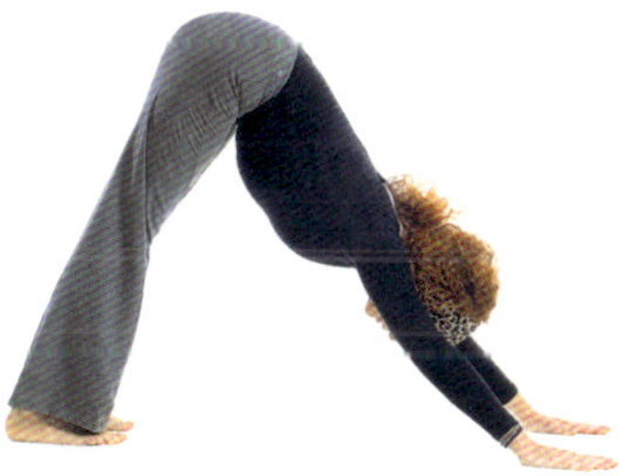

Ausatmend in den Hund gehen: Beuge den Rumpf nach vorne, platziere die Hände rechts und links vom rechten Fuß. Bringe die Sitzhöcker zur Decke (Knie noch gebeugt). Strecke dann die Knie, bringe die Fersen zum Boden, und bringe Kopf in die Verlängerung der Wirbelsäule.

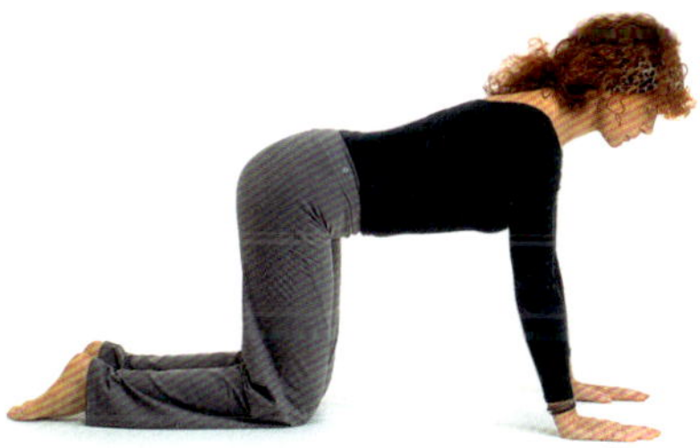

Einatmen und die Knie zum Boden in den Vierfüßlerstand senken.

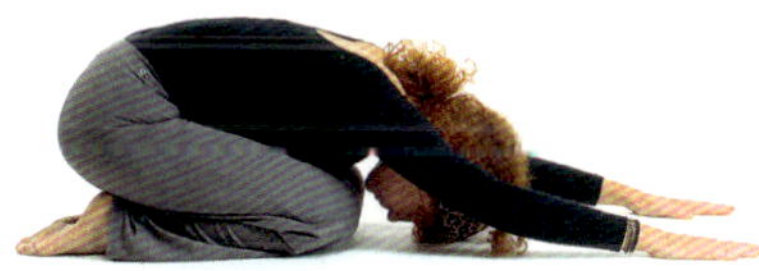

Komme ausatmend in die Demutshaltung: Das Gesäß nach hinten schieben und die Stirn ablegen.

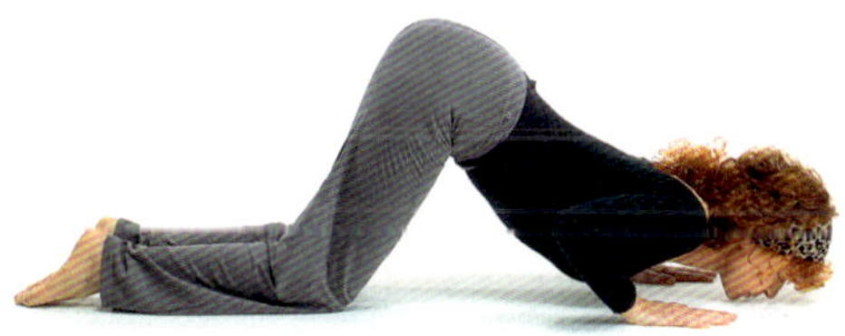

Einatmend mit der Nase über den Boden nach vorne und in einer Wellenbewegung ...

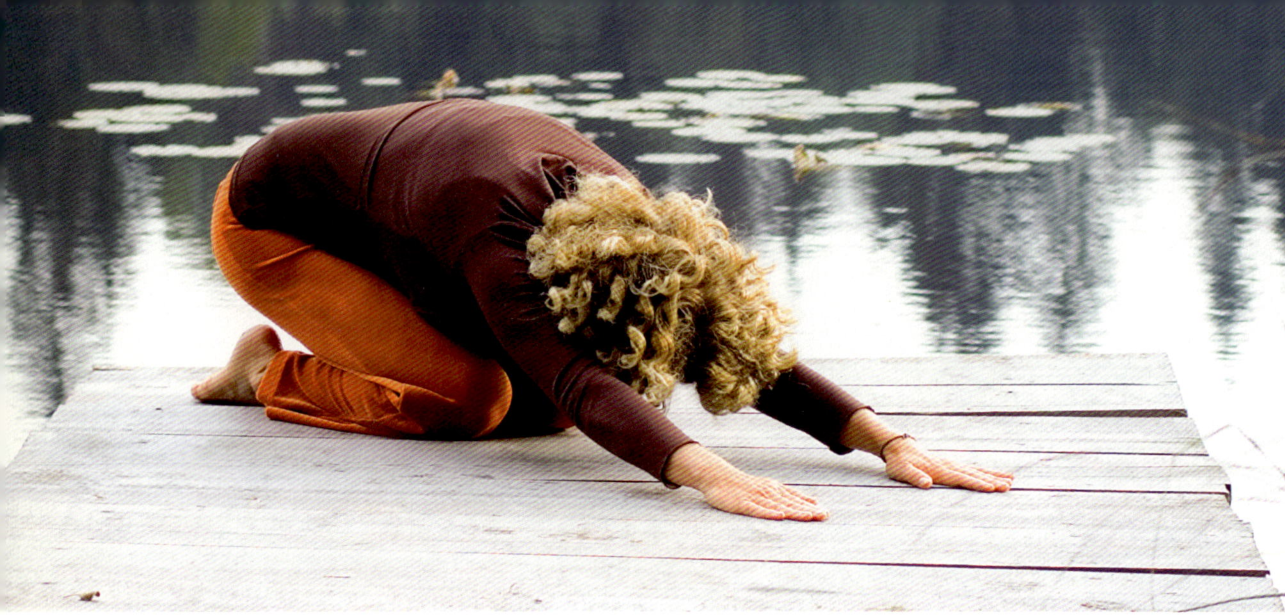

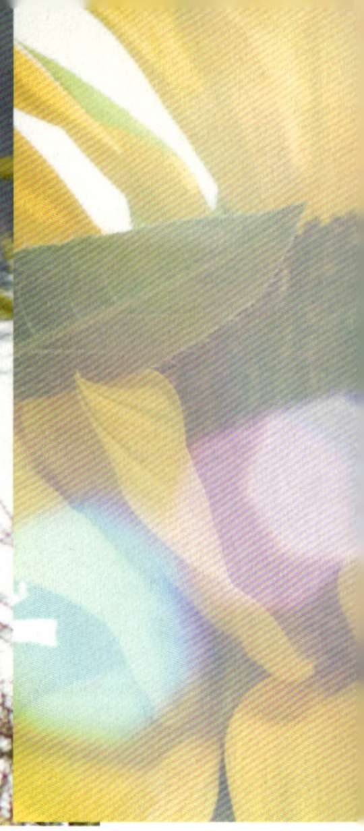

... begrüßen

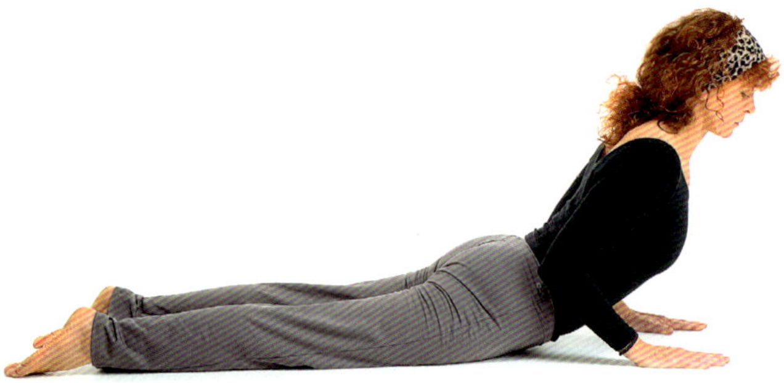

... in die Kobra gehen.

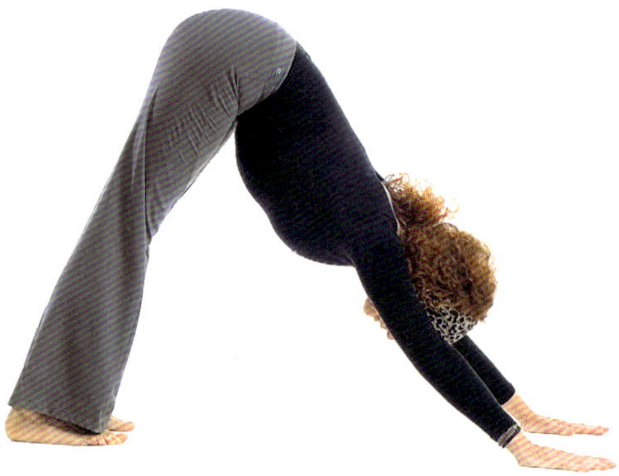

Ausatmend zurück in den Hund gehen.

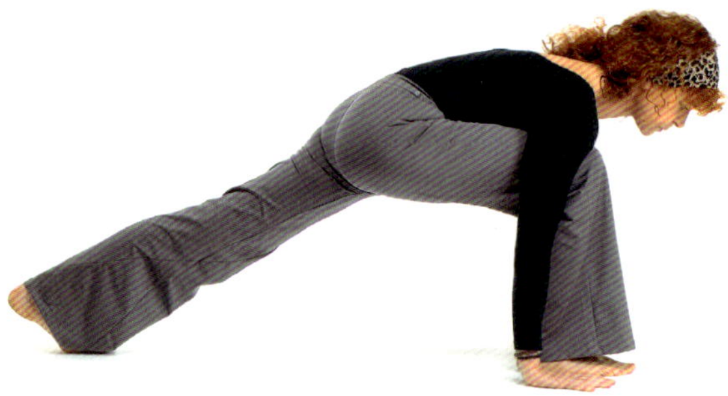

Einatmend den rechten Fuß an die Innenseite der rechten Hand bringen und wieder aufrichten ...

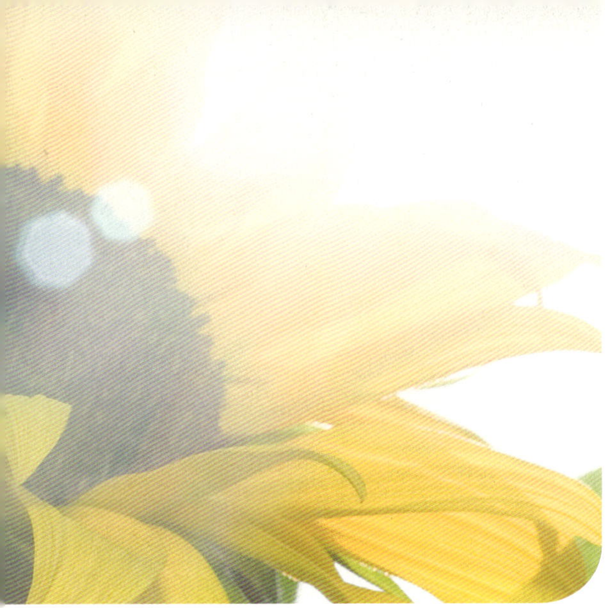

Die zweite Sequenz wechselt das Bein. Jetzt ist das linke Bein vorne und kommt aus dem Hund nach vorne. Der ganze Sonnengruß besteht aus 12 Runden, symbolisch für die 12 Monate, kann auch verkürzt werden, sollte jedoch für jedes Bein gleich oft sein.

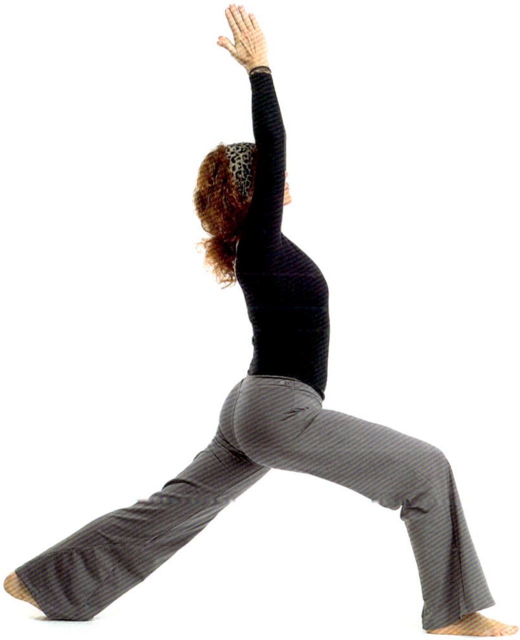

… in die Heldenstellung. Das erfordert Übung, denn es ist wichtig, den Fuß wegen des Gleichgewichts richtig zu platzieren.

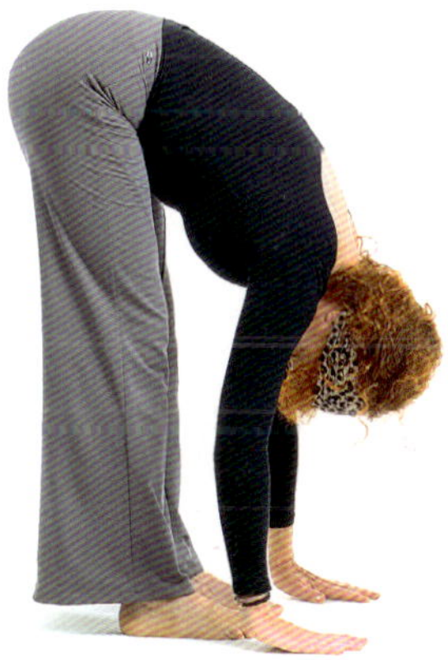

Ausatmend den linken Fuß nach vorne bringen und in die Vorbeuge kommen.

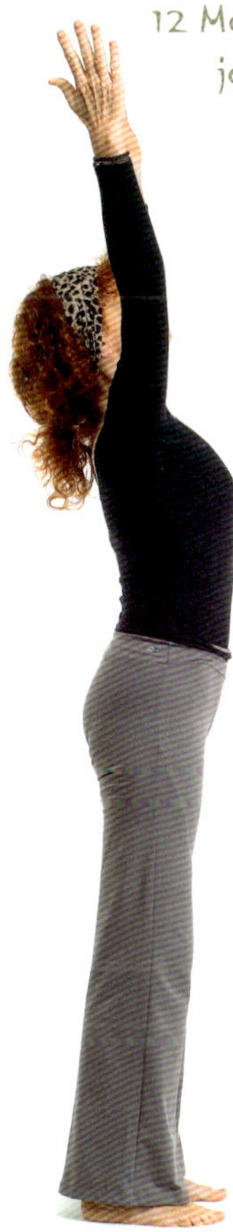

Einatmend mit geradem Rücken (eventuell mit leicht gebeugten Beinen) aufrichten.

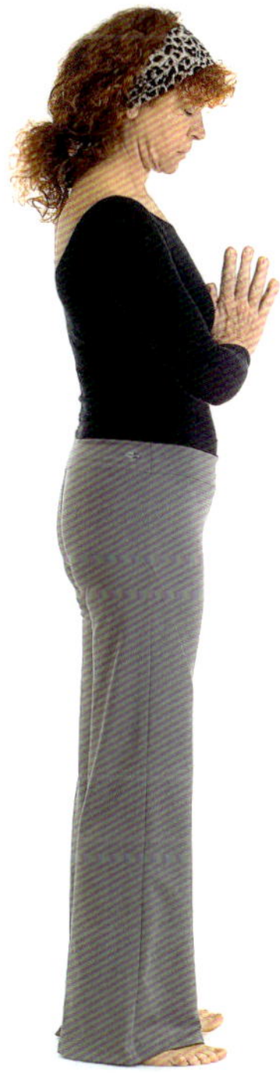

Ausatmend in die Grußhaltung gehen, die Hände vor die Brust nehmen. Und wieder von vorne beginnen (s.o.)…

Tibetische Niederwerfung

Ebenfalls zum An- oder Vorwärmen

Eine andere Möglichkeit des Aufwärmens sind die Tibetischen Niederwerfungen. Der Bewegungsablauf ist fließend und wirkt sich beruhigend auf das Nervensystem aus. Die Bewegungen führen uns vom Stand in die Bauchlage und von dort wieder in den Stand. Symbolisch gesehen drückt dieses Auf und Ab des Körpers das Wechselspiel des Lebens aus. Wir geben uns dem Leben vertrauensvoll hin. Nach jedem Tief kommt wieder ein Hoch.

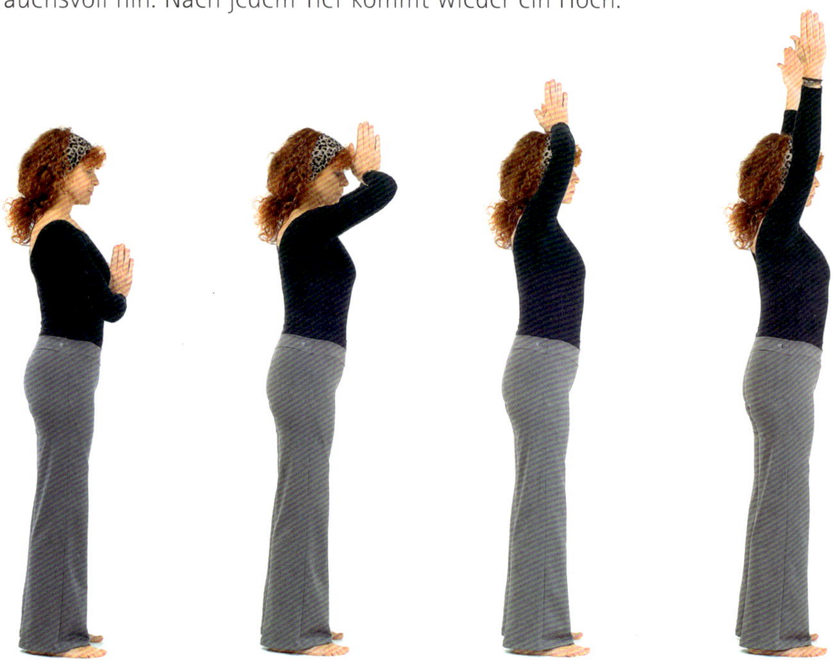

Stehe in der Berghaltung, und halte die Hände in der Grußhaltung Namasté vor dem Herzchakra.

Einatmend die geschlossenen Hände zur Stirn führen, zum Kronenpunkt (Scheitelchakra) und sie nach oben zum Himmel öffnen. – Nimm die Energie von oben auf.

Chakras sind Energiezentren

Es gibt sieben Chakras, die frei von Blockaden dafür sorgen, dass die Energie frei durch den Körper fließen kann, sodass der Mensch sich gesund und emotional zufrieden fühlt.

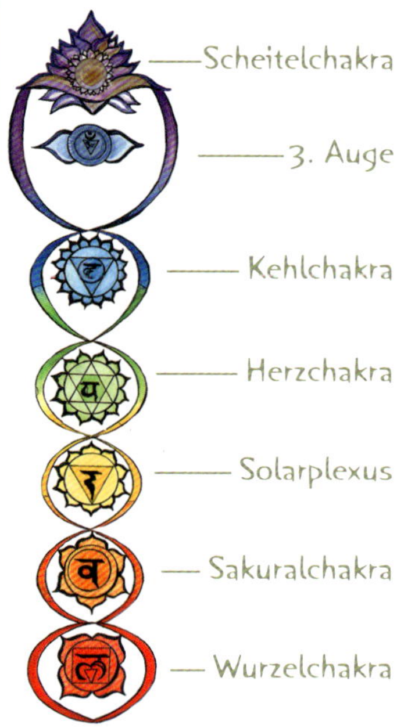

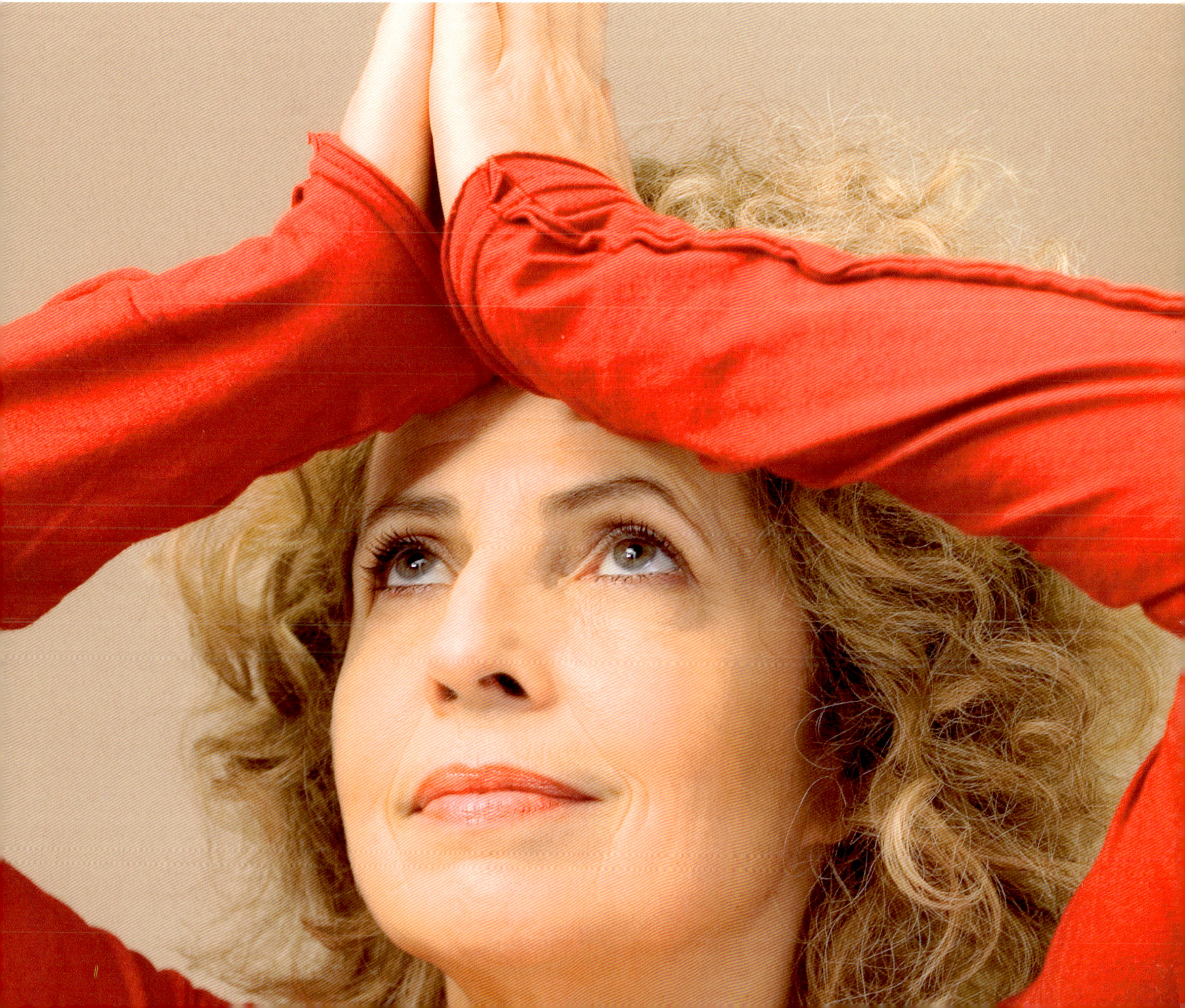

Tibetische Niederwerfung

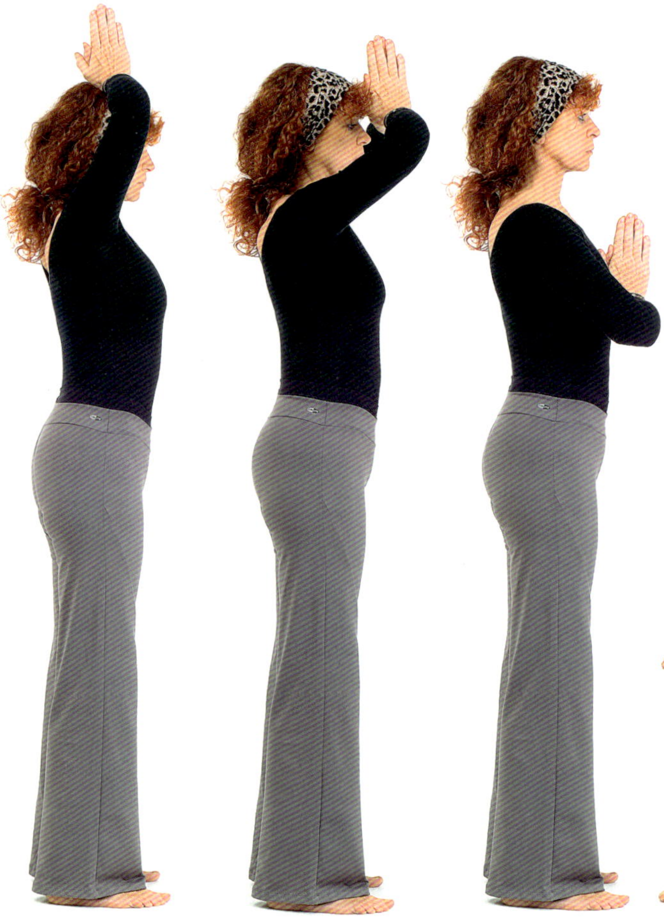

Gehe in der Atempause in die Demutshaltung. Variante: Einatmend in die Knie, ausatmend in die Demutshaltung.

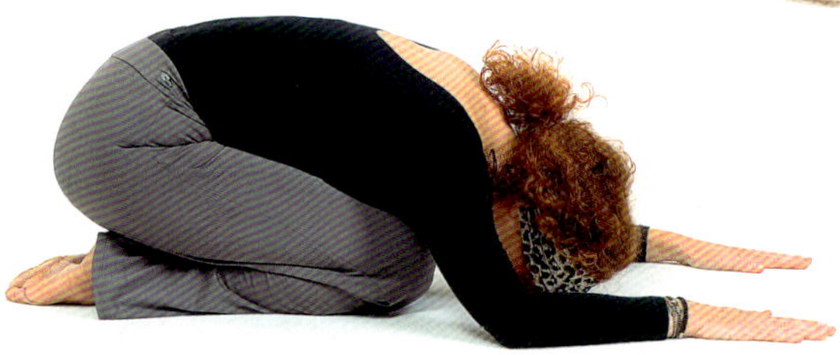

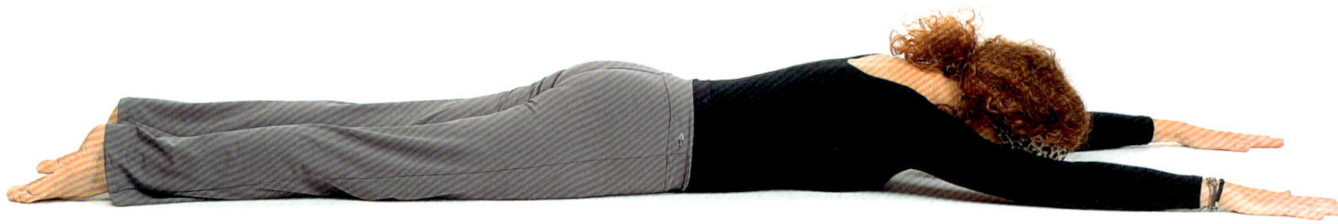

Ausatmend die Hände wieder aneinander legen und sie zum Scheitel, zur Stirn und zum Herzen führen.

Einatmend den Kopf heben und in die Bauchlage kommen. Arme nach vorne strecken, Stirn zum Boden senken.

Gut wäre es, wenn bei dieser Abfolge die Füße immer an der gleichen Stelle blieben, sonst ist der Fluss unterbrochen. Nach einigen bewussten, langsamen Folgen können wir das Tempo steigern, indem der Atem und die Bewegung schneller werden. Überlasse dich deinem Atemrhythmus. Spüre die Einheit von Atem und Bewegung.

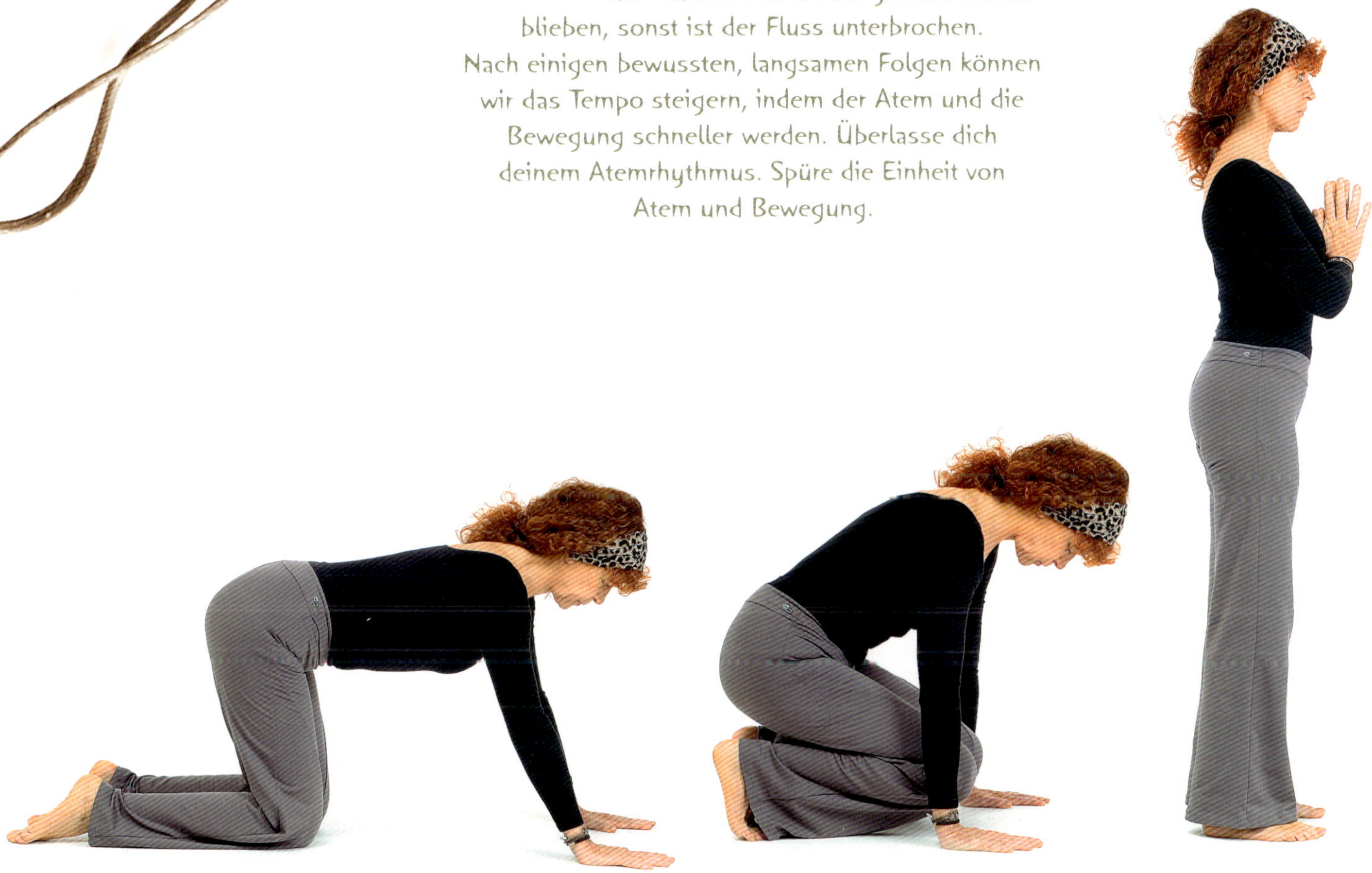

Ausatmend die Hände unter die Schultern nehmen, in den Vierfüßlerstand kommen.

Hände neben die Knie nehmen und …

… aufrichten und von vorne beginnen (vgl. S. 60).

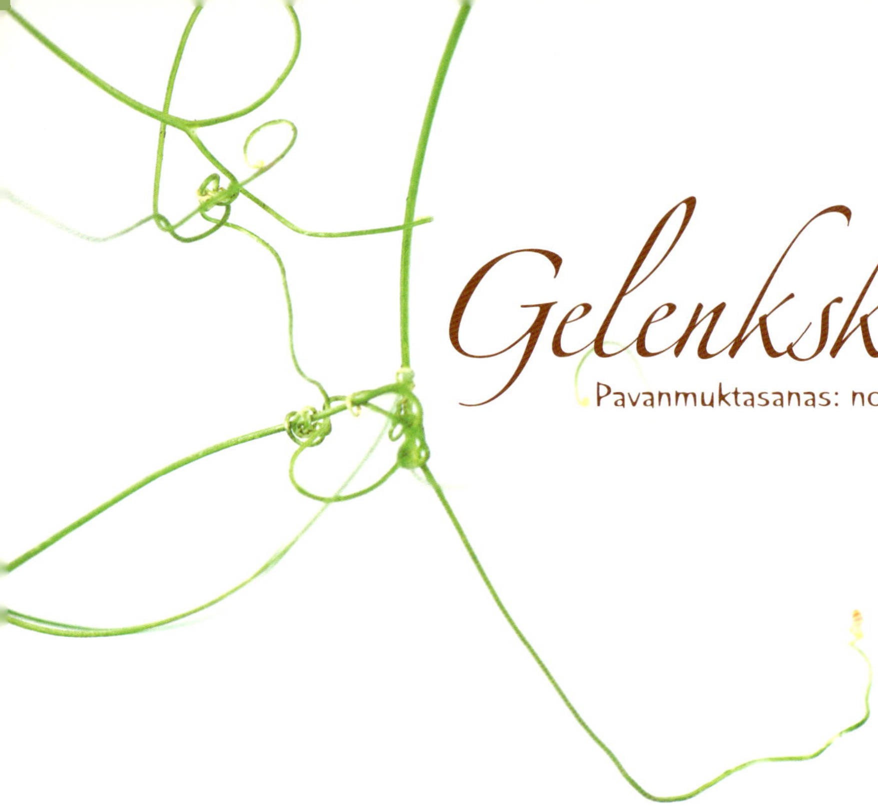

Gelenkskreisungen

Pavanmuktasanas: noch eine Möglichkeit des Aufwärmens

Kreisen der Fußgelenke

In der Rückenlage: Beuge die Beine zum Bauch, und strecke sie dann zur Decke. Spiele mit den Zehen: spreizen und einbeugen (krallen), im Fußgelenk rechts- und linksherum kreisen. Durch das Kreisen in den Gelenken wird die Gelenksflüssigkeit angeregt.

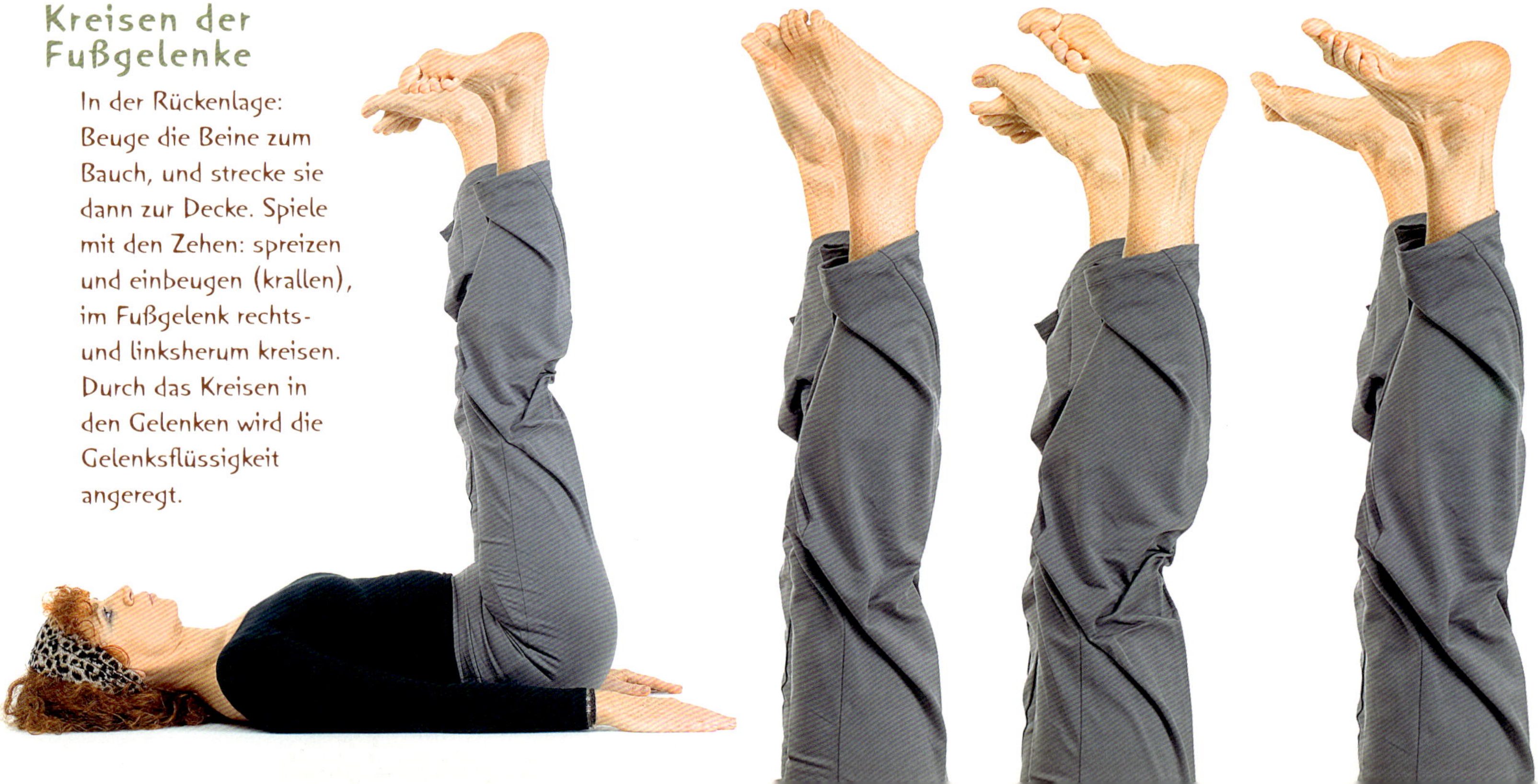

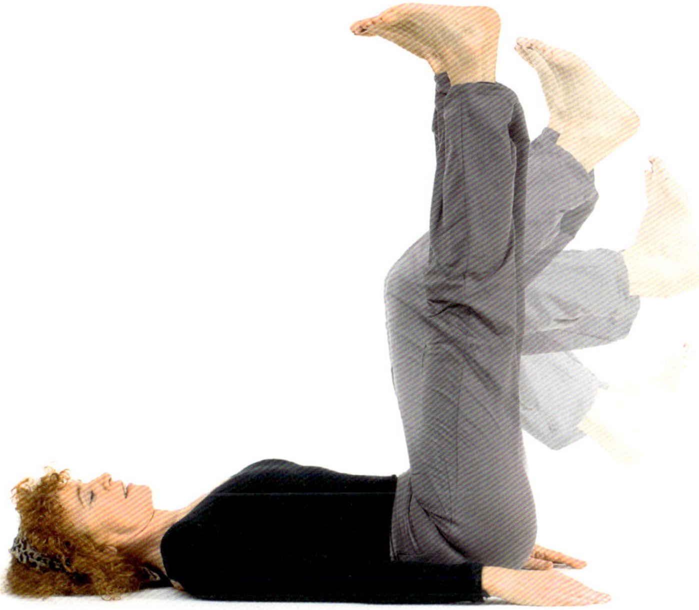

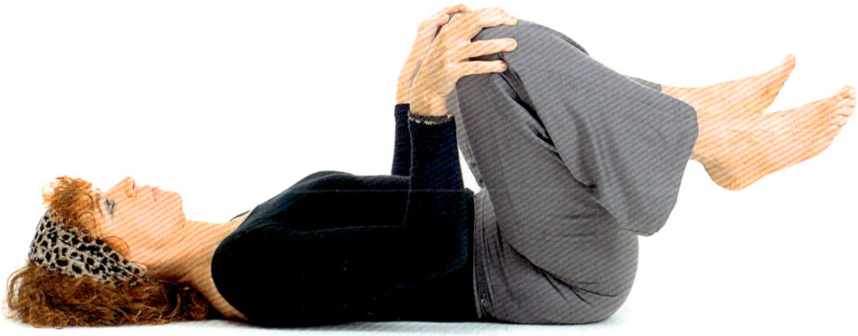

Führe deine Aufmerksamkeit zu den Kniegelenken. Wenn wir die Beine strecken und beugen, spüre erst, ob im Gelenk alles in Ordnung ist, dann langsam das Tempo steigern.

Die Beine ausstrecken und nachspüren! Deine Aufmerksamkeit geht nun zu den Hüftgelenken: Zieh die Knie wieder zum Bauch. Lege die Hände auf die Knie. Stell dir vor, du würdest in einer Schüssel rühren: der Oberschenkel ist der Stiel, …

… der Oberschenkelkopf ist die Kelle und wird im Hüftgelenk bewegt – die Hände machen die Arbeit, die Beine selbst sind passiv. Die Oberschenkel spreizen und im Kreis herum wieder zur Mitte führen. Mehrmals wiederholen.

Gehe auch hier einfühlsam vor, da die Hüftgelenke oft verspannt sind. Lasse danach die Beine ausgleiten, und nimm wahr (spüre nach), ob sie nun schwer sind und flacher auf dem Boden ruhen.

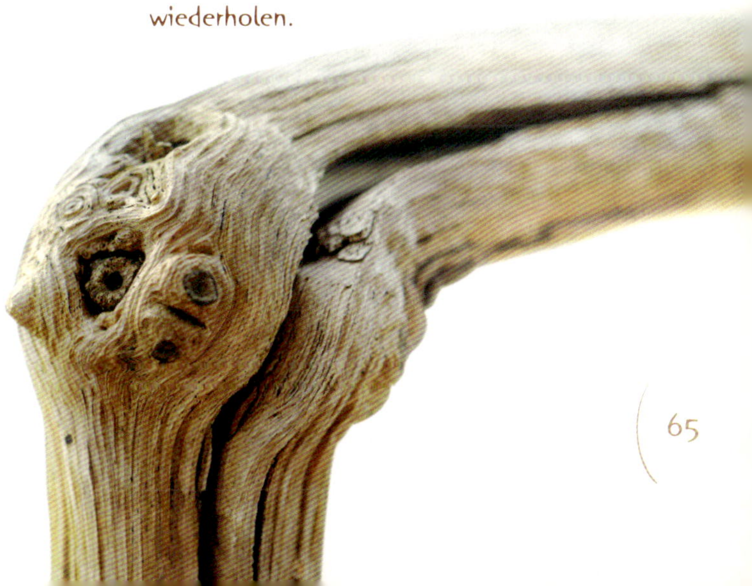

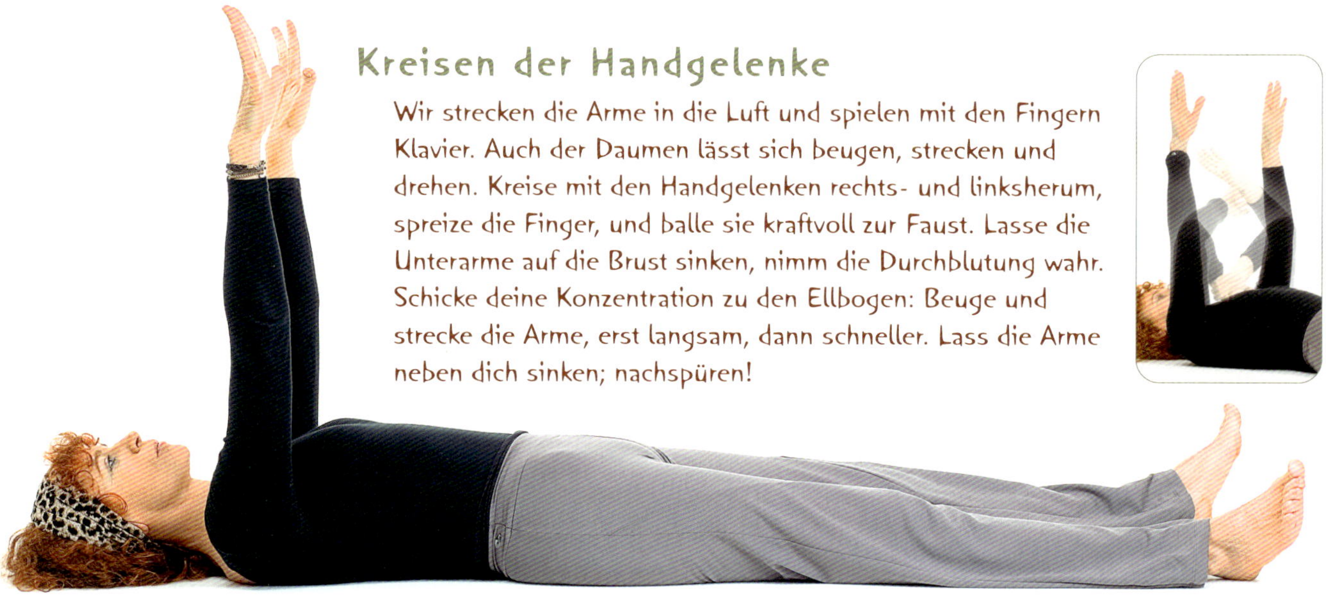

Kreisen der Handgelenke

Wir strecken die Arme in die Luft und spielen mit den Fingern Klavier. Auch der Daumen lässt sich beugen, strecken und drehen. Kreise mit den Handgelenken rechts- und linksherum, spreize die Finger, und balle sie kraftvoll zur Faust. Lasse die Unterarme auf die Brust sinken, nimm die Durchblutung wahr. Schicke deine Konzentration zu den Ellbogen: Beuge und strecke die Arme, erst langsam, dann schneller. Lass die Arme neben dich sinken; nachspüren!

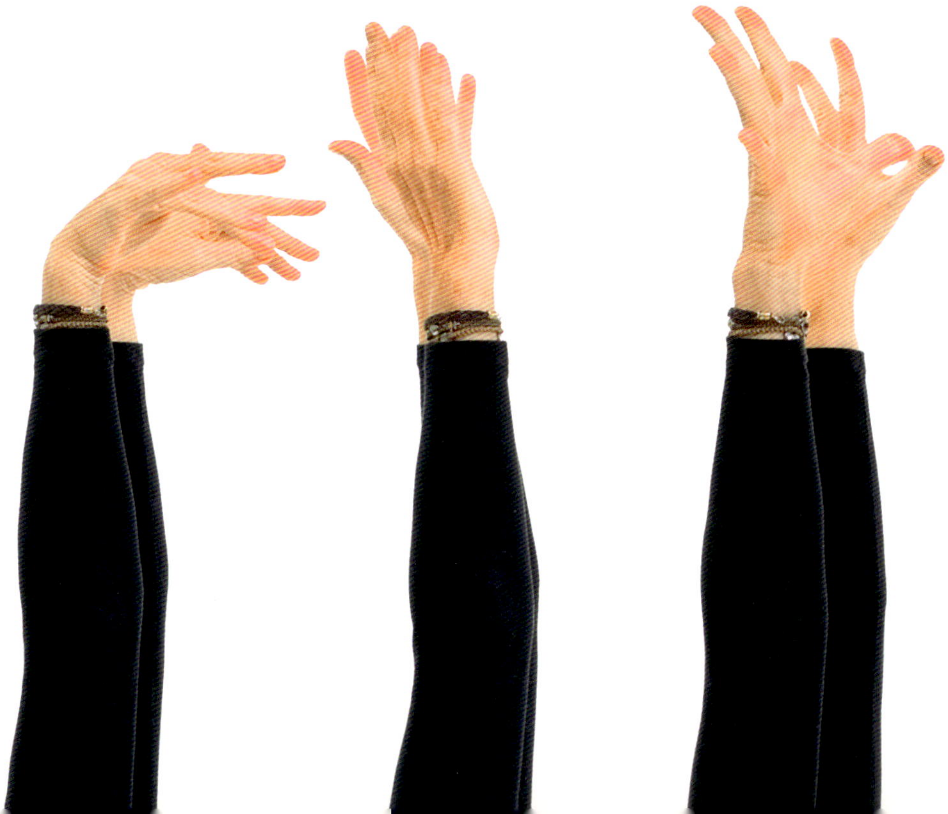

Kreisen der Schultergelenke

Für die Schultergelenke stellen wir die Füße auf: Die Fersen befinden sich unter den Knien mit einer Fußbreit Abstand voneinander. Du hast das Gefühl, dass die Knie sich selbst halten können, ohne dass sie nach innen oder außen kippen.

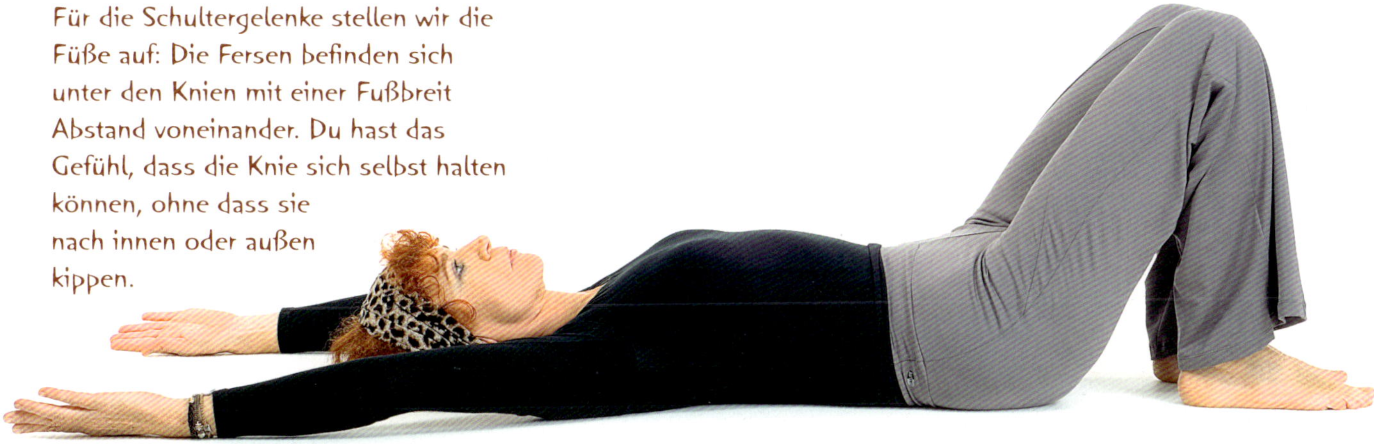

Achte darauf, dass die Wirbelsäule vom Steiß bis zum Kopf auf dem Boden liegen bleibt, wenn du die Füße sanft in den Boden schmiegst, du sie also gut erdest. So reagieren die Sitzhöcker an der Basis des Gesäßes und stabilisieren das Becken.

Ziehe dann sanft die Wirbelsäule über den Kronenpunkt nach hinten in die Länge, bis der Nacken sanft gedehnt ist. Beim Einatmen bringe nun die Arme im Halbkreis nach hinten, und stoppe dort, wo die Wirbelsäule sich vom Boden heben möchte. Beim Ausatmen bringe die Arme wieder zurück neben dich, erst langsam, dann schneller. Lege dann die Arme neben dich, und spüre die Durchblutung in den Schultergelenken.

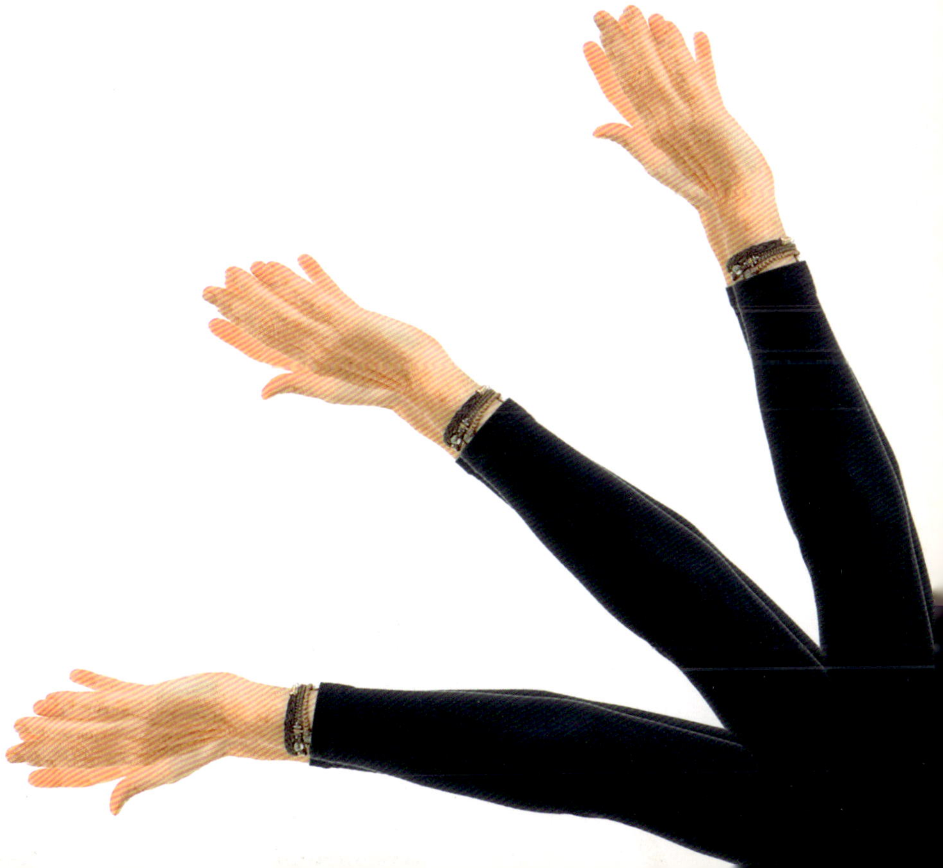

Wirbelsäule

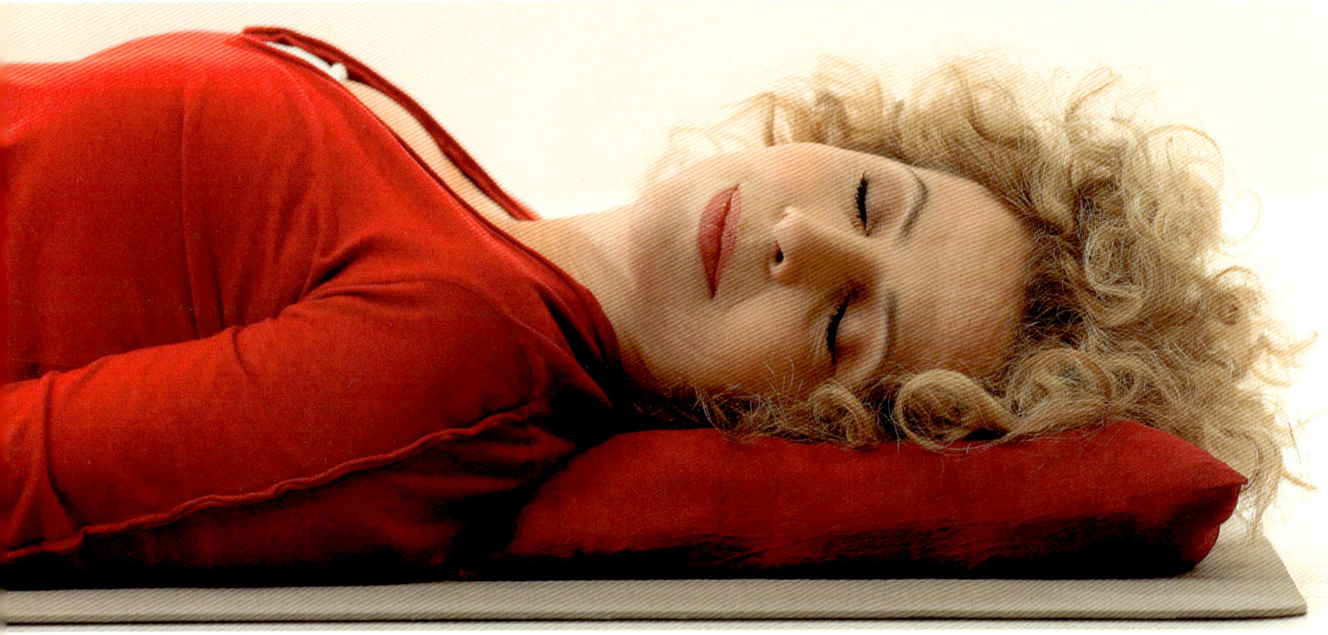

Gut für die Halswirbelsäule

Einatmend den Kopf heben.
Ausatmend den Kopf zurücklegen.
Einatmend den Kopf heben und ihn dann nach links und rechts drehen.
Ausatmend den Kopf zur Mitte drehen und wieder zurücklegen.
Dann Kopf am Boden ganz langsam hin- und herrollen.
Das entspannt die Nackenmuskeln.

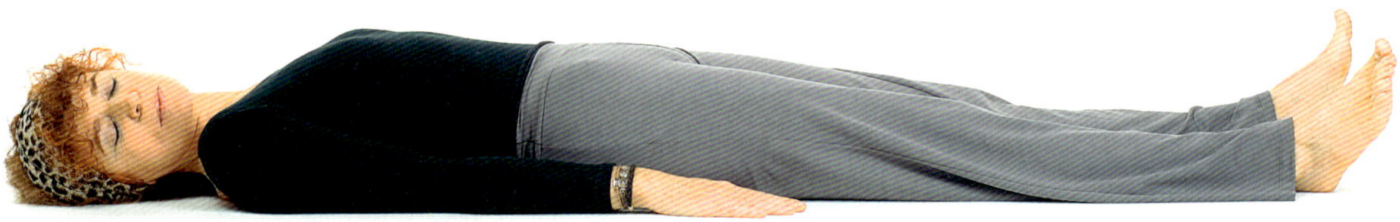

Für die ganze Wirbelsäule

Füße so aufstellen, dass die Fersen sich unter den Knien befinden, mit einer Fußbreit Abstand voneinander. Die Arme neben den Körper halten.

Nun ziehe die Sitzhöcker zusammen in Richtung Damm, sodass sich Steiß und Schambein einrunden und nach oben bewegen, ohne dabei das Gesäß vom Boden zu heben.

Schiebe dann die Knie nach vorne, sodass sie wieder über die Fersen kommen. Du spürst das, weil die Füße und Beine nun das gesamte Gewicht des Rumpfes tragen.

Auf diese Weise hebt sich der Rücken Wirbel für Wirbel passiv vom Boden und kommt in die Schulterbrücke. Wichtig: Nicht mit dem Rücken arbeiten, die Kraft kommt aus den Beinen und dem Beckenboden.

Verweile in dieser Haltung.

Mit dem Ausatmen von oben an Wirbel fur Wirbel die Wirbelsäule passiv zurücklegen.

Diese Übung mehrmals wiederholen. Sie verbessert die feinere Ausrichtung aller Muskeln des Rumpfes und der Beine, indem sie den Tonus (die Grundspannung) des Körpers stärkt. Dann strecke die Beine aus, und spüre, wie nun deine Rückseite am Boden liegt. Liegt sie flacher oder breiter auf?

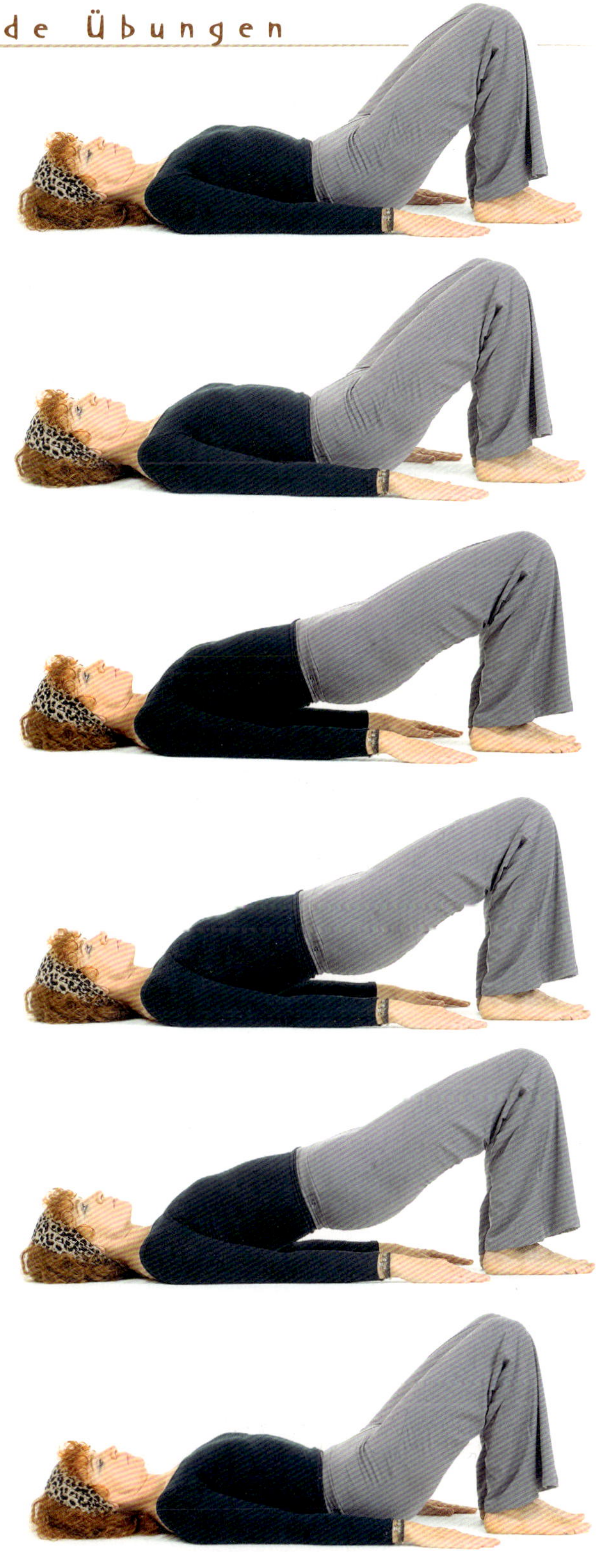

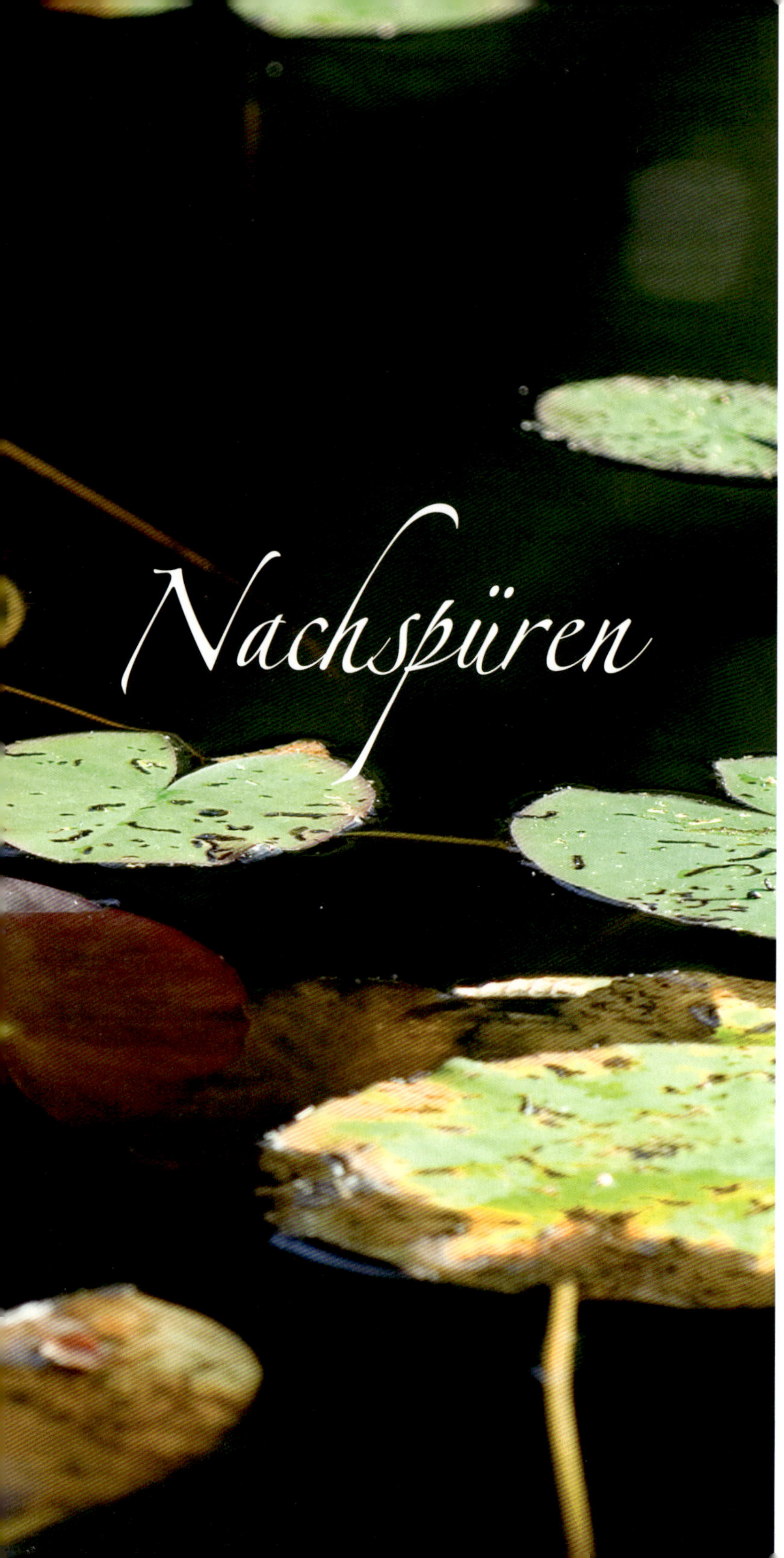

Nachspüren

Ein wichtiger Punkt im Yoga ist das Nachspüren nach jeder Übung. Nachspüren bedeutet, in sich hineinzufühlen – wie erlebt mein Körper die Übung, wie erlebe ich sie emotional? Hier gibt es eine breite Palette von angenehm bis unangenehm. Wie wirkt die Übung sich auf meinen Geist und Atem aus, beruhigend oder anregend?

Dieses Nachspüren verbessert mit der Zeit die Wahrnehmungsfähigkeit und verhilft zu einem besseren Körpergefühl. Außerdem bekommt der Körper die Möglichkeit, den individuellen Effekt der einzelnen Übung in die Gesamtbefindlichkeit zu integrieren.

Differenziertes Nachspüren

Auf der Gefühlsebene die Spannweite von angenehm bis unangenehm wahrzunehmen, ist wichtig. In erster Linie steht das Wohlgefühl im Vordergrund. Aber natürlich gibt es auch Übungen, die Widerstand hervorrufen. Auch dies ist eine wichtige Botschaft. Hier ist es angebracht, einmal in die Tiefe zu gehen und sich mit der Übung auseinanderzusetzen. Was ist es denn eigentlich, was mir an der Übung unangenehm ist?

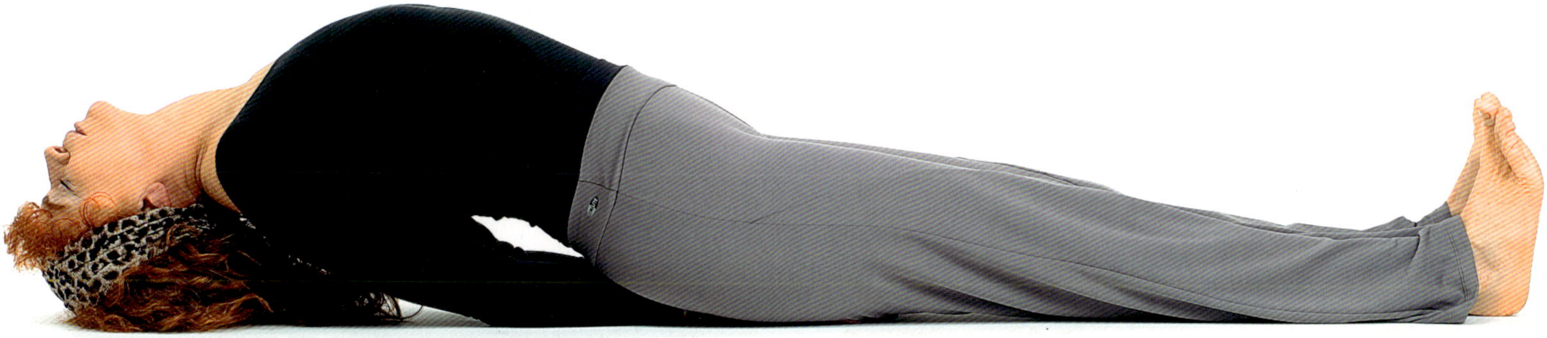

Differenziertes Wahrnehmen am Beispiel der Fischhaltung

Die Fischhaltung führt leicht zu Widerständen.
Geh in die Rücklage: Halte die Füße flex, (zum Schienbein heranziehen), schiebe die Hände unters Gesäß, wölbe den Brustkorb, bis der Kopf mit dem Scheitel den Boden berührt.
Auf der körperlichen Ebene können nun Spannungen im Brustkorb oder Nacken spürbar sein, eventuell auch im unteren Rücken. Auf der emotionalen Ebene fühle ich mich vielleicht in dieser Position zu sehr geöffnet, ausgeliefert, ungeschützt. Mental kann ich nicht loslassen.

Hier wird bewusst wahrgenommen, warum die Übung Widerstand verursacht.
Die Übung gänzlich zu meiden, wäre nun zu einfach. Sicher sinnvoller ist es, daran zu arbeiten, dass ich mich mehr öffnen und loslassen kann. Der Fisch eignet sich bei Depressionen. Er öffnet den oft eingesunkenen Brustkorb und stärkt den oberen Rücken, die Schultern und die Arme; der Herzraum wird stimuliert. – Das ist nur ein Beispiel für die fortgeschrittene Arbeit im Yoga.

Eine Alternative

Eine Hilfsmöglichkeit wäre es, eine Rolle oder eine gerollte Decke unter die Wirbelsäule zu legen. Dadurch wird der Rücken passiv getragen, und das Loslassen im Brustkorb fällt leichter.

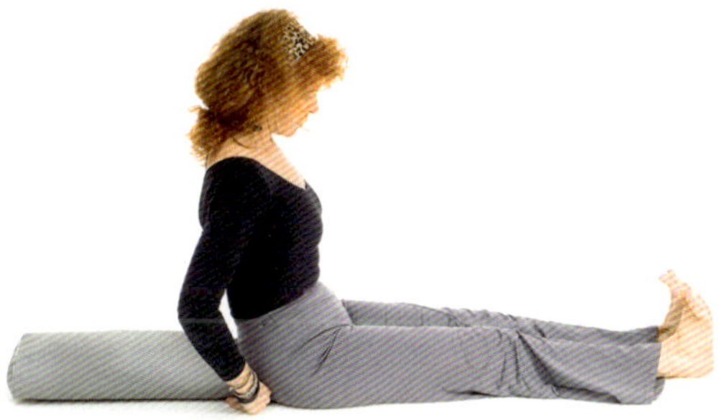

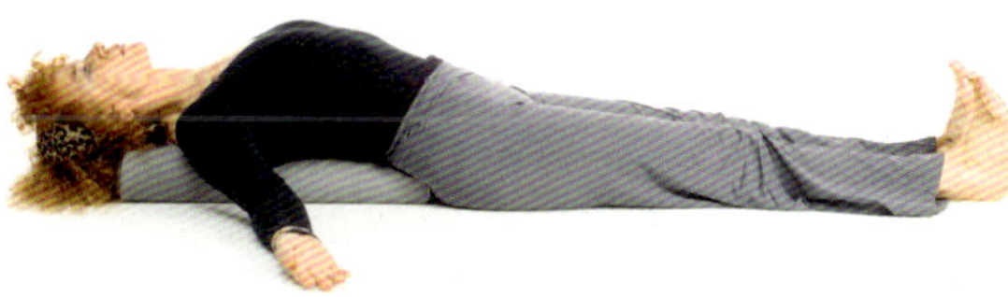

Beckenboden

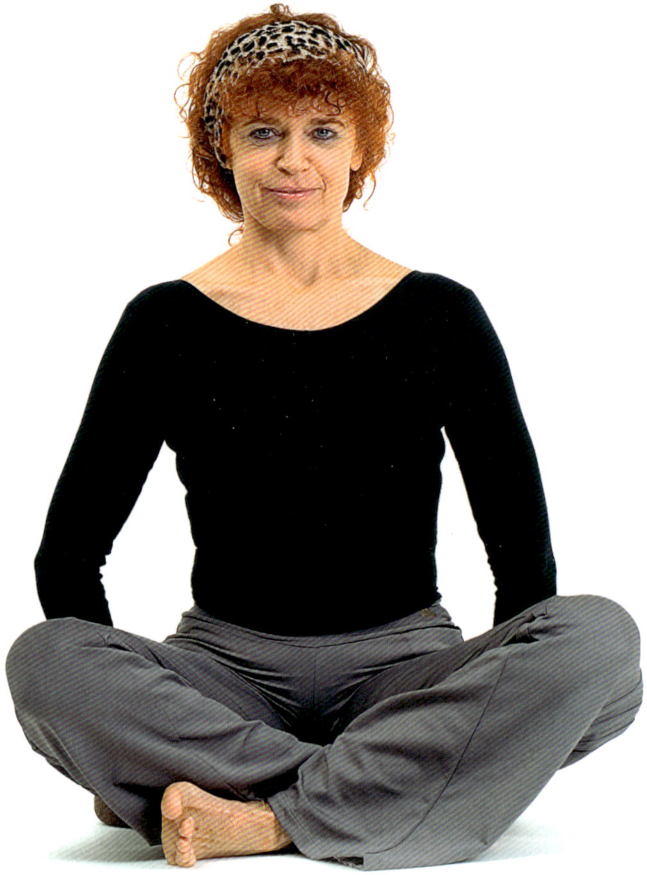

Beginnen wir, uns mit dem Beckenboden vertraut zu machen. Setze dich auf ein Kissen, und schiebe die Hände von der Seite unter das Gesäß. Spüre die zwei harten Knochen, auf denen du sitzt. Nun stelle dir die Muskeln zwischen den Sitzhöckern vor und ziehe sie zusammen Richtung Damm; wieder lösen, mehrmals wiederholen.

Prinzipiell wissen die meisten Menschen über den Beckenboden nur, dass er nach Geburten wieder trainiert werden muss oder rechtzeitig, um im Alter Inkontinenz zu vermeiden. Das würde bedeuten, dass nur Frauen einen Beckenboden haben und das auch erst ab einem gewissen Alter. So ist das nicht.

Der Beckenboden hat drei Schichten, die alle mit dem Damm verbunden sind. Die erste Schicht ist röhrenförmig – anal und vaginal. Die zweite Schicht geht von Sitzhöcker zu Sitzhöcker. Und die dritte Schicht geht vom Steiß fächerförmig nach vorne zum Schambein. Diese Schichten bilden eine Plattform, auf der die Organe im Beckenraum liegen. Wird die Beckenbodenmuskulatur zu schwach, dann werden die Organe zu schwer für die Muskelschichten und drücken bei der Frau auf die Blase, beim Mann auf die Prostata.

Es gibt noch viele andere Erscheinungen, die auf einen zu schwachen Beckenboden hinweisen. Unter anderem Rückenschmerzen und Gelenkprobleme.

Wie sehr bewundern wir die anmutigen, aufrechten Haltungen anderer Menschen in anderen Kulturen. Denken wir nur an Inderinnen und Afrikanerinnen, die hocherhobenen Hauptes schwere Körbe auf ihrem Kopf tragen. Alleine mit einer gut trainierten Anal- und Vaginalmuskulatur wäre das nicht getan. Sondern – das

wird hier deutlich – es betrifft die ganze Wirbelsäule. Das heißt Beckenbodenarbeit spricht den ganzen Körper – von ganz tief innen – an.
Ich möchte hier nur auf die aktive Beckenbodenarbeit eingehen. Sie ist nicht einfach umzusetzen, da sie Umdenken und Umfühlen, Vertrauen und Geduld erfordert.

Beckenbodentraining nach Benita Cantieni

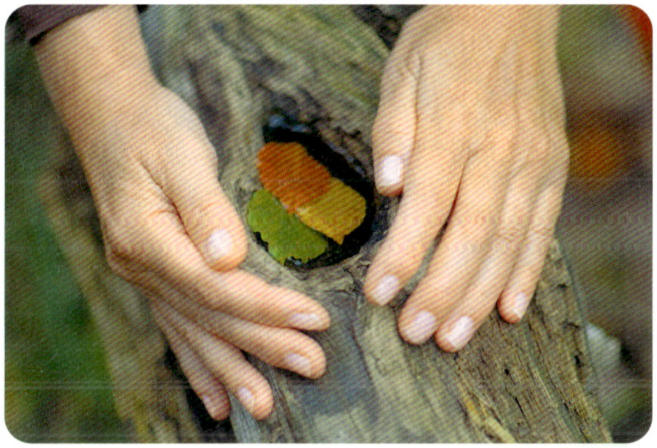

Da ich auch als Beckenboden-Trainerin nach der Cantienica-Methode ausgebildet bin, ist es mir ein wichtiges Anliegen, diesen Aspekt in meine Arbeit mit einzubeziehen. Ich bin sehr dankbar für das Kennenlernen dieser Methode, weil es mein Wissen und das Gespür für den Körper, die Seele und den Geist sehr vergrößert hat. Spezielle Begriffe aus dem Beckenboden-Training werden im Glossar auf S. 156 f. erklärt

Wie schon angesprochen, ist der Beckenboden die Verbindung nach oben zur Wirbelsäule und nach unten bis zu den Füßen.
So wie bei einem Haus die Statik wichtig ist, so ist es auch bei unserem Körper.
Das bedeutet, dass die Gelenke immer in einer Verbindung zueinander stehen. Deshalb ist es wichtig, wie du deine Füße stellst.
Sieh dir deine Füße im Stand einmal genau an. Kippen sie nach innen oder außen?

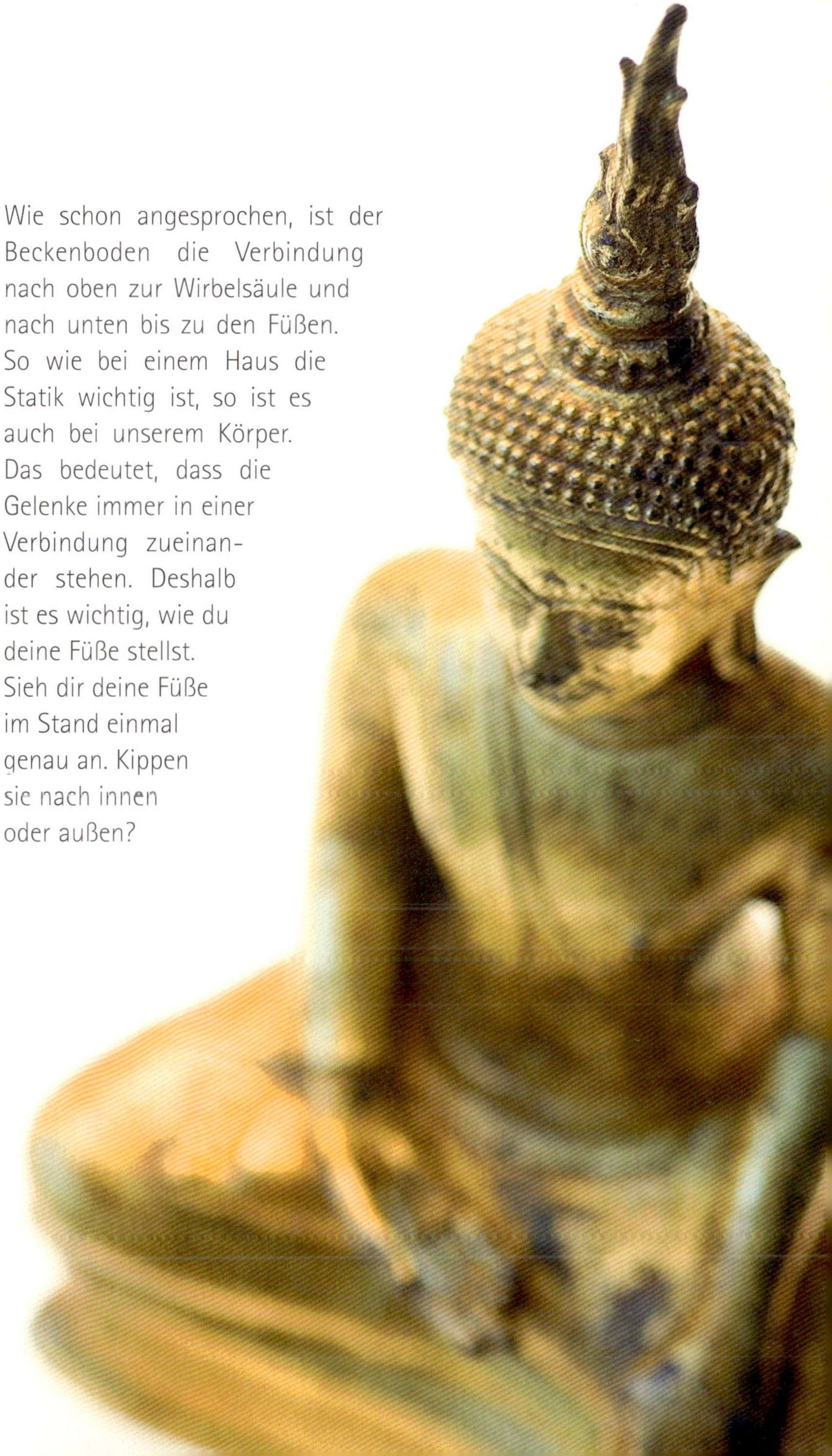

Aktivierung des Beckenbodens nach Benita Cantieni

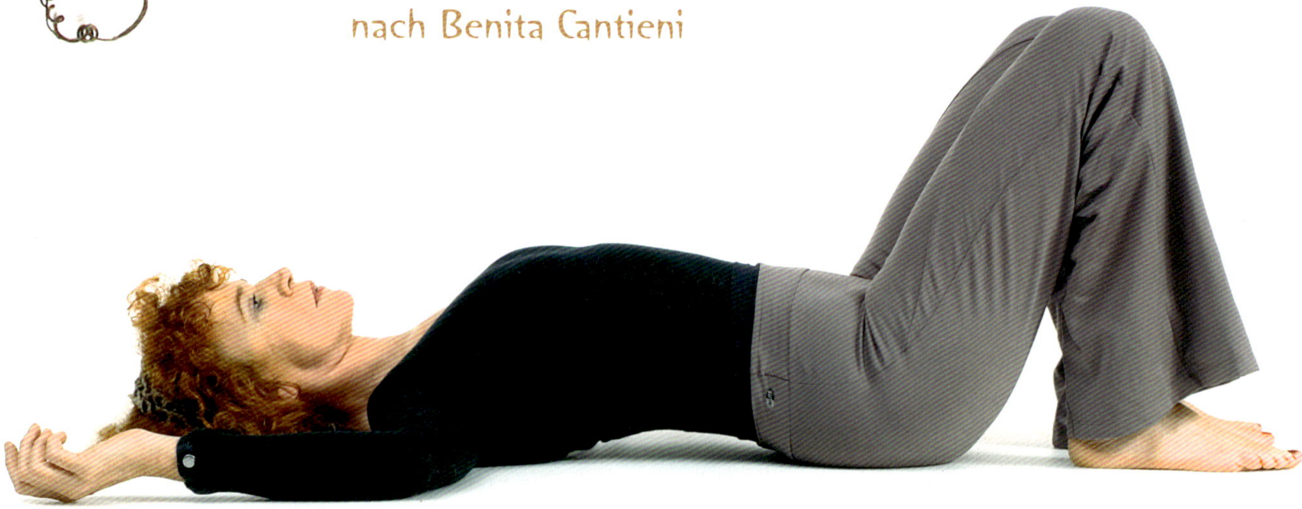

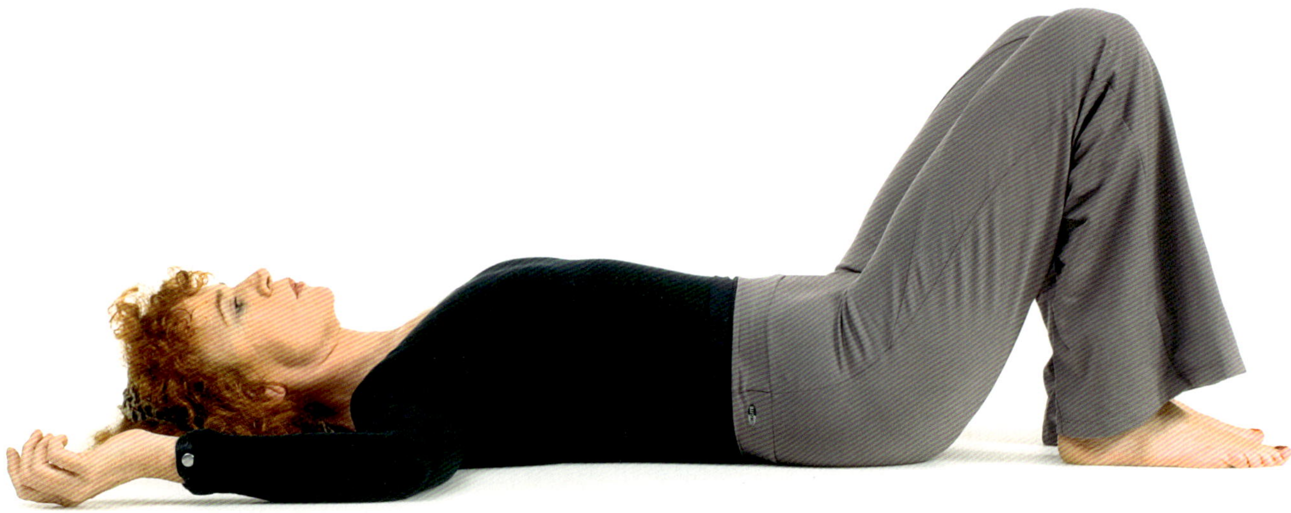

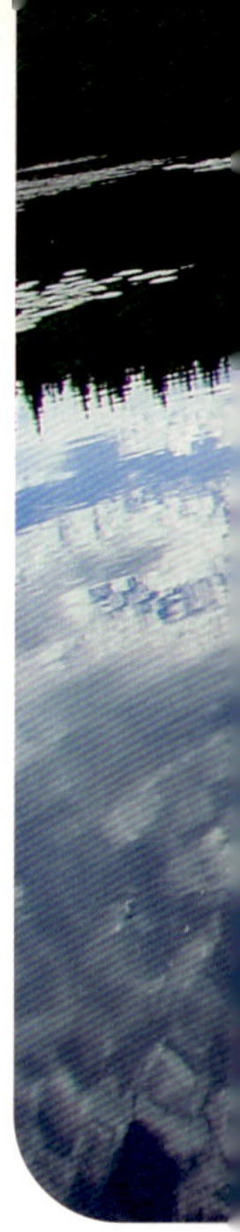

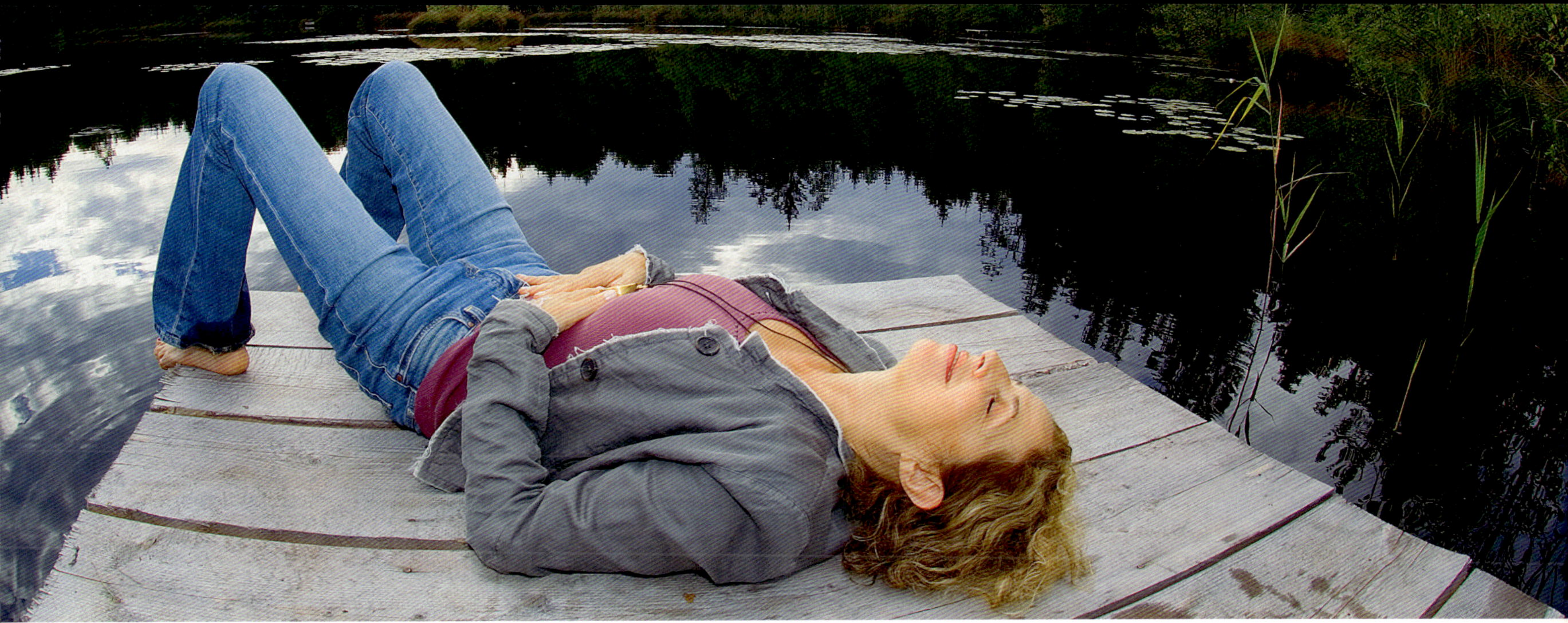

Rückenschmeichler

Gehe in die Rückenlage. Stelle die Füße auf, Fersen unter die Knie, sodass Fußsohlen und Unterschenkel einen 90-Grad-Winkel bilden. Die Füße im Abstand der Sitzhöcker. Sie bilden ein leichtes V.

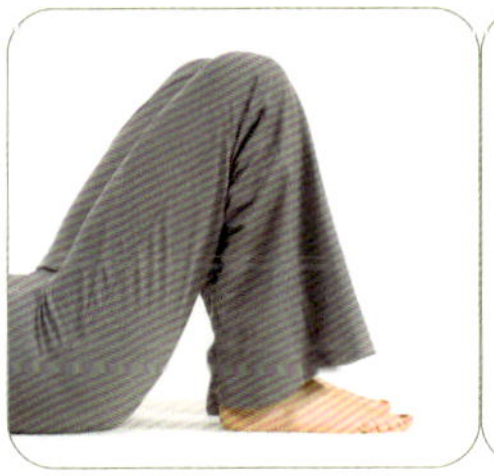

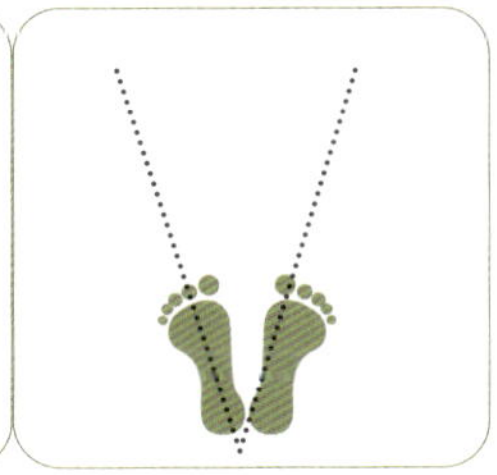

Den unteren Rücken etwas hohl werden lassen. Das Großzehengelenk und die Mitte der Ferse fließen in den Boden. Nicht pressen, sondern die Füße bewusst erden. Spüre dann, dass dieser Kontakt wie ein Reflex bei den Sitzhöckern ankommt, diese bewegen sich aufeinander zu. Unterstütze das bewusst. Dabei senkt sich passiv der untere Rücken zum Boden.

Durch das Zusammenziehen der Sitzhöcker und das Niedersinken des unteren Rückens werden Scham und Steißbein zu den Fersen nach vorne gezogen. Jetzt in Gegenrichtung die Wirbelsäule sanft in die Länge ziehen und dabei die Rippen entspannen, die Schultern loslassen und den Nacken sanft dehnen, Gesäß-, Bauch- und Oberschenkelmuskulatur möglichst entspannt halten. Diese Dehnung kurz halten.

Dann stelle dir einen Reißverschluss vor, den du von unten nach oben zuziehst und anschließend von oben nach unten wieder aufziehst. Lass dabei den unteren Rücken wieder leicht hohl werden. Beginne wieder von den Füßen an.

Diese Übung entspannt den ganzen Rücken, speziell den unteren Rücken, schärft das Bewusstsein für die Arbeit mit dem Beckenboden und ist die Ausgangsübung für alle Übungen aus der Rückenlage, weil sie den Körper in die optimale Position bringt. Wenn wir nun bei jeder Übung immer erst unseren Beckenboden richtig ausrichten, haben wir die optimale, stabile Ausgangsposition, aus der sich dann gezielt dehnen und kräftigen lässt.

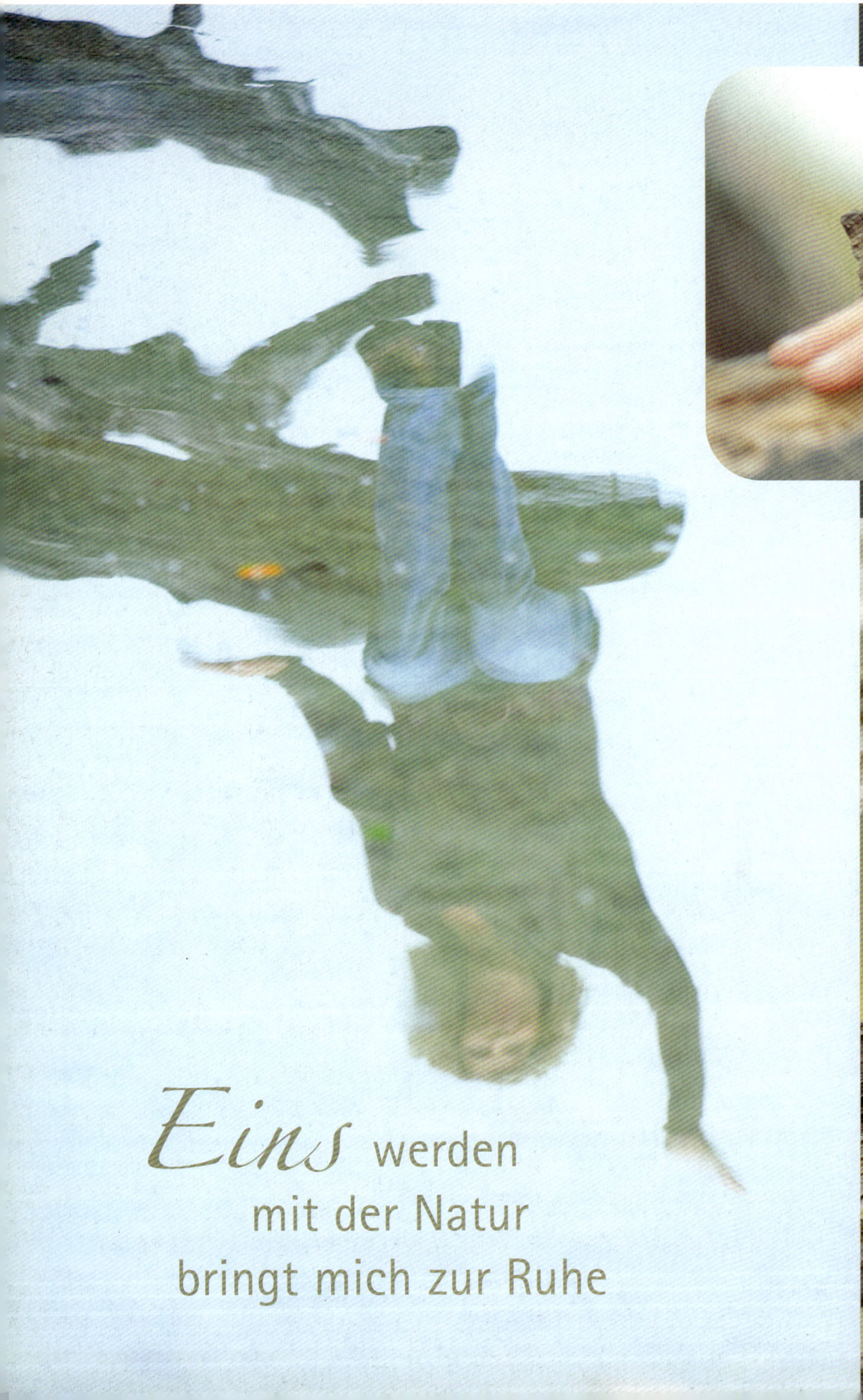

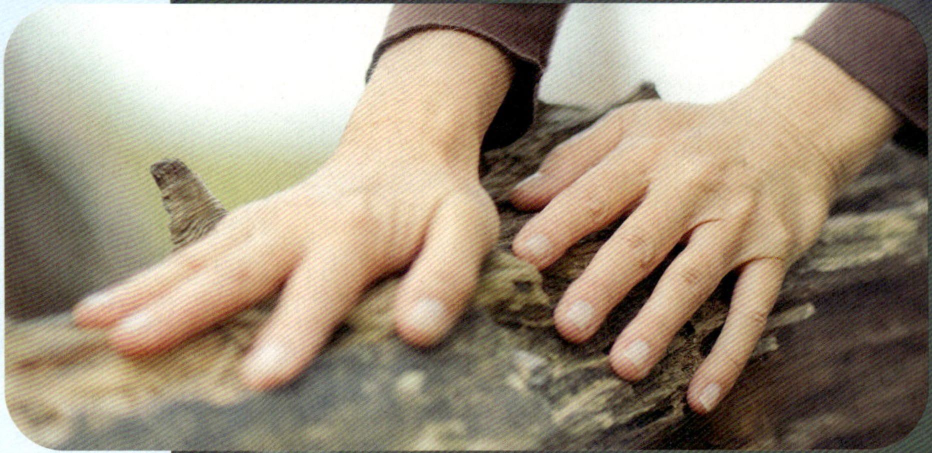

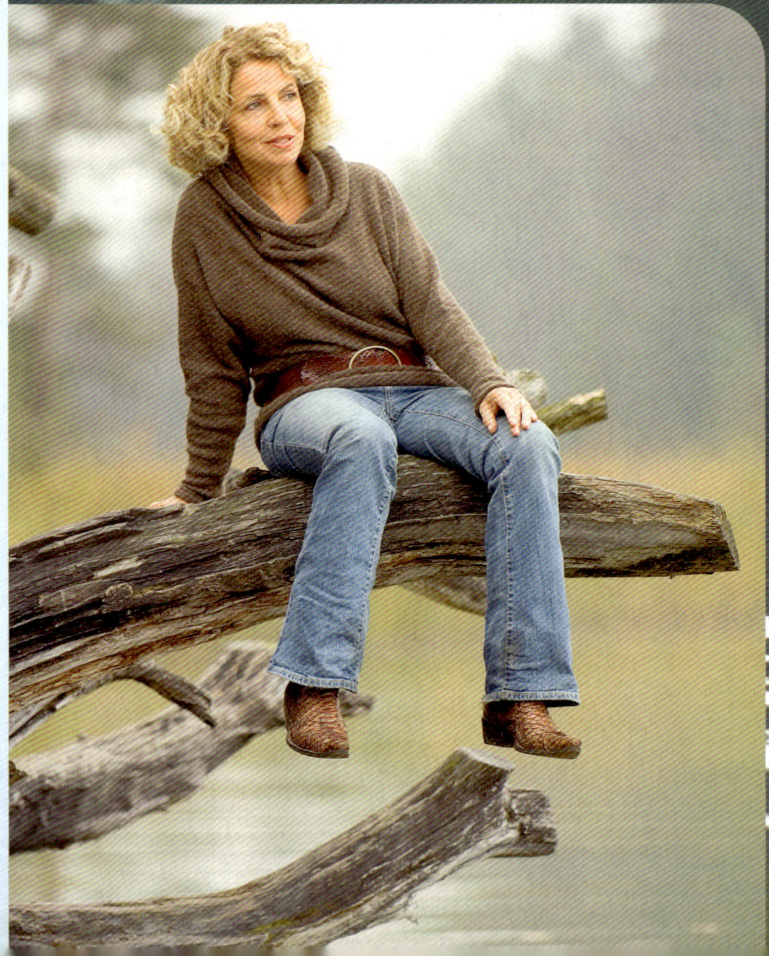

Eins werden
mit der Natur
bringt mich zur Ruhe

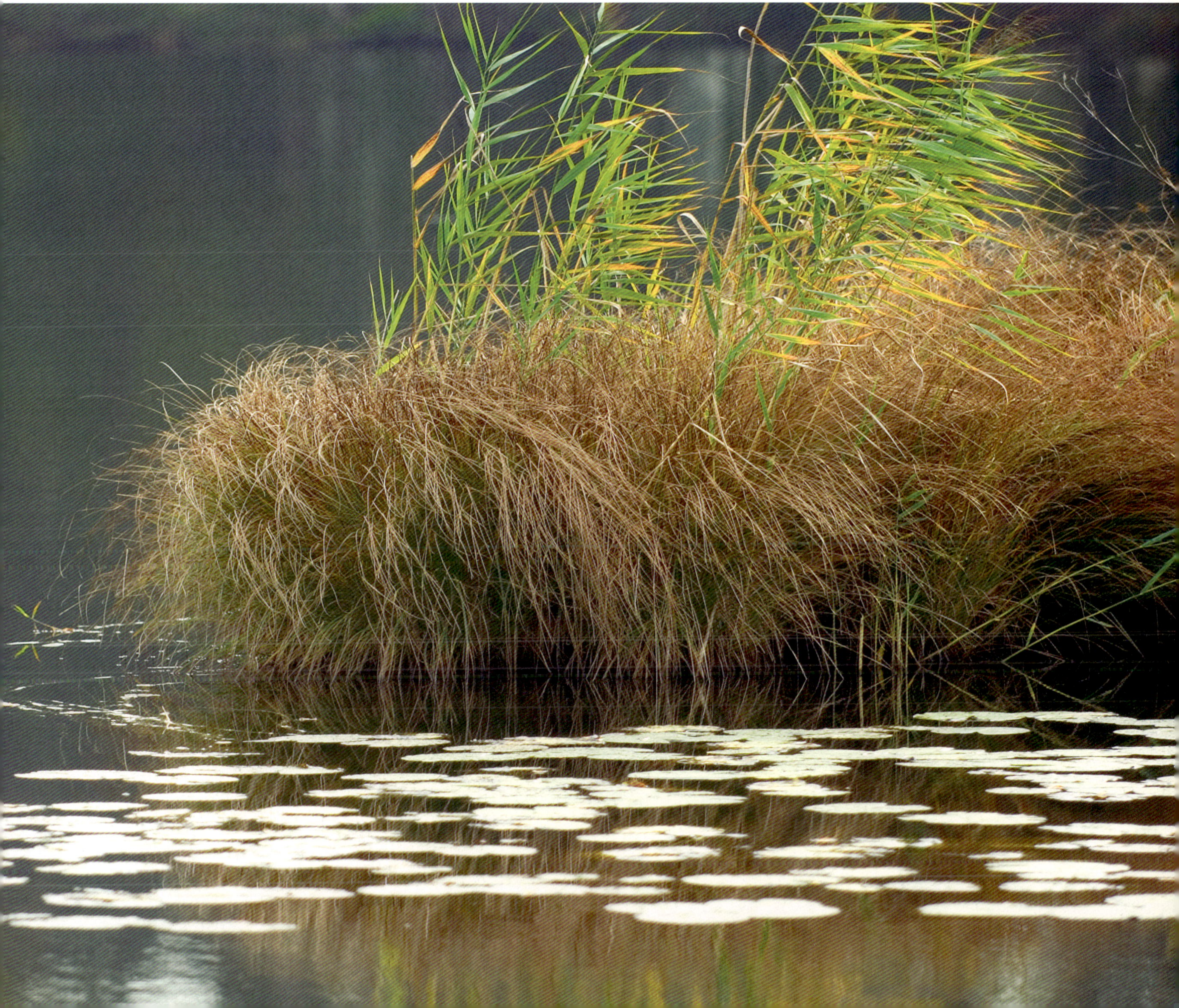

Als Schauspielerin steht man oft im Rampenlicht und braucht sehr viel innere Ruhe und Gelassenheit, um diesen Druck auszuhalten. Yoga hilft mir, zu dieser Ruhe zu kommen, es verbessert meine Atemtechnik und stärkt mein Selbstvertrauen.

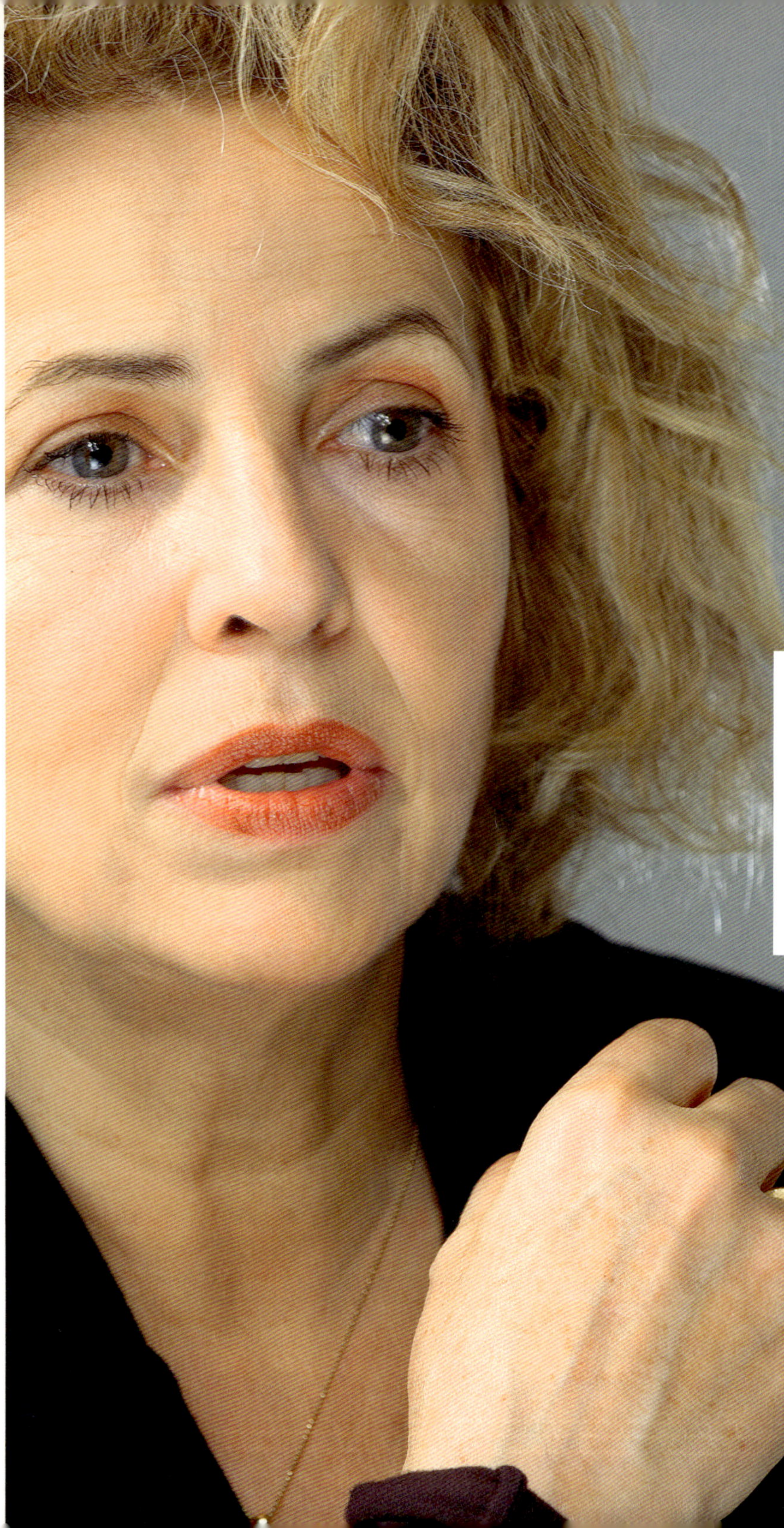

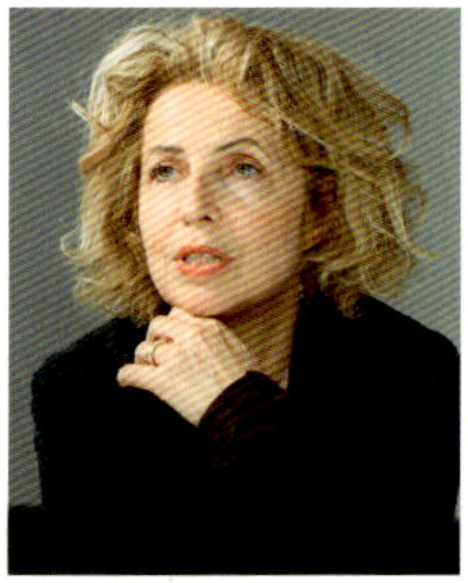

Warum Yoga gut für mich ist

Ich bin wie ich bin …

Mich selbst so anzunehmen wie ich bin, musste ich erst lernen. Jeder weiß, wie befremdend oder komisch es oft ist, sich selbst auf Fotos oder Videos zu sehen oder seine eigene Stimme auf Band zu hören. Auch mir ging es da nicht anders. Als ich mich zum ersten Mal auf der Leinwand sah, mochte ich zum Beispiel meine Nase nicht.

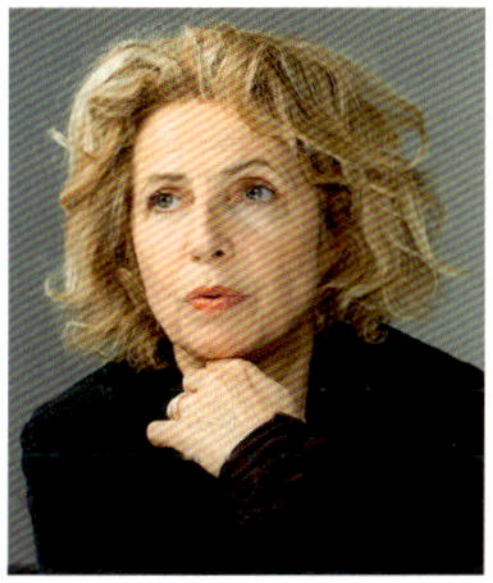

Ein paar Jahre später bestärkte mich meine damalige Agentin darin. »Das ist keine Filmnase«, sagte sie, denn durch den kleinen Bogen kann man im Halbprofil das zweite Auge nicht sehen. Kleine Stupsnasen waren damals angesagt, und sie zeigte mir jede Menge Fotos von erfolgreich operierten Schauspielerkolleginnen. So bin ich also mit 17 Jahren tatsächlich zu einem Spezialisten nach Essen gefahren und habe mir angeguckt, wie das gemacht wird. Die Nase sollte aufgeschnitten, hochgeklappt und abgeschliffen werden. Das wollte ich nun doch nicht auf mich nehmen, zudem mir Regisseure, mit denen ich damals drehte, dringend davon abrieten. »Du verlierst deine Persönlichkeit …!«, »Das bist doch du …!«, »Du bist doch kein Model …!«. Heute bin ich froh, dass ich mich so entschieden habe, und inzwischen stehe ich auch dazu. Es ist eben unverkennbar meine Nase.

Genauso ist es mit der Figur. Als Schauspielerin steht man ja immer im Fokus und wird permanent beobachtet. Der Druck, immer gut auszusehen, rank und schlank zu sein, ist ständig da, und man macht ihn sich auch selbst.

Männer haben es diesbezüglich, wie mir scheint, ein bisschen einfacher. Krumme Nasen wirken bei ihnen charakterstark und interessant, eine gewisse Leibesfülle macht sie gemütlich und sympathisch.

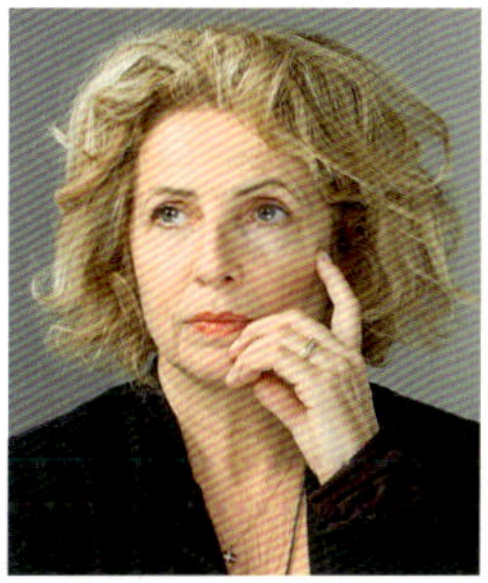

Die erste Schlankheitswelle begann ja schon Ende der 60er-Jahre, in der Blüte meiner Teenagerzeit also. Twiggy war damals die Modeikone schlechthin, ein völlig neuer, androgyner Frauentyp ohne Busen. In sämtlichen Boutiquen gab es nur Kleider und Blusen, die ich nicht zuknöpfen konnte. Ich habe mich damals fast geschämt für meinen Busen, wollte ihn sogar verstecken und habe mir so eine schlechte Haltung angewöhnt. Das alles ist heute glücklicherweise vorbei. Frau darf heute Frau sein, trotz des immer wiederkehrenden Schlankheitswahns mit den vielen Bulimiekranken, der von der Mode und vor allem von den Medien noch gefördert und unterstützt wird.

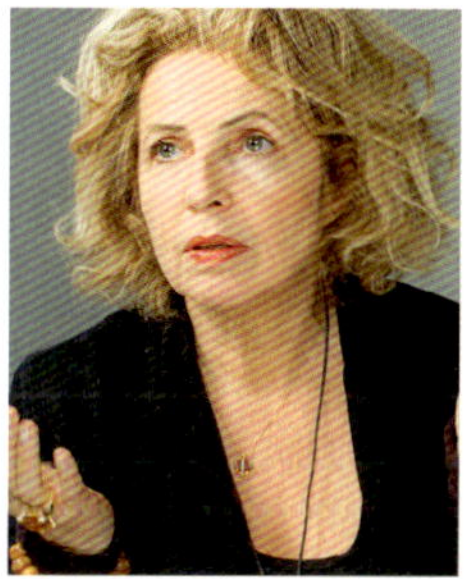

Sicher, auch ich sehe die Mädchen mit den schlanken Taillen gerne, selbst wenn ich diesbezüglich nicht ganz mithalten kann. Aber die Hauptsache ist doch eigentlich, dass man mit seinem Körper zufrieden ist, dass man sich mag und nicht ständig irgendwelchen Schönheitsidealen hinterherläuft. Und zum »Sich mögen«

gehört vor allem auch, dass man seinen Charakter, seine Wurzeln und seine ganz persönliche Art nicht verbiegt. Yoga hilft, sich so zu akzeptieren, wie man nun mal ist, mit allen Ecken und Kanten, oder eben Rundungen. Für mich gilt jedenfalls: Yoga stärkt mich auch in dieser Hinsicht. Es gibt mir die Ruhe und das Selbstbewusstsein, dass ich auf mich, auf meine Fähigkeiten und Eigenschaften vertraue und gelassen bleibe, wenn Mode und Medien ein anderes Frauenbild verkaufen.

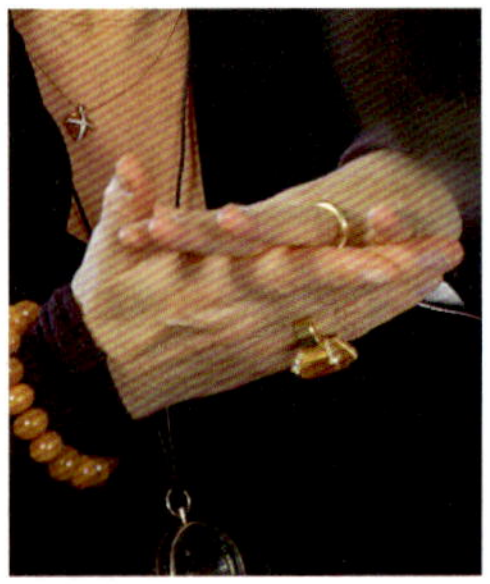

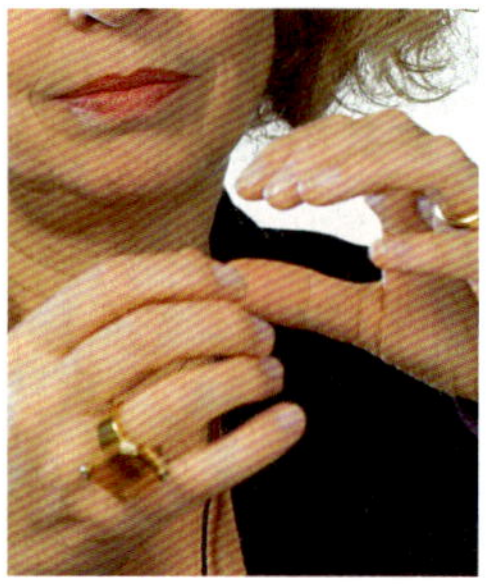

Der Atem ist der Grundstock aller Kraft

Der Atem ist der Anfang von allem. Atem bedeutet Leben – was nicht atmet lebt nicht. Also ist er die Antriebskraft für Körper, Geist und Seele. Diesen wichtigen Motor bemerken wir meist gar nicht. Wir atmen unbewusst ein und aus, und erst wenn unsere Atemwege erkrankt sind, spüren wir, wie wichtig der Atem für uns ist.

Auch als Schauspielerin ist der Atem ein Grundwerkzeug. Das erste, was ich in der Schauspielschule gelernt habe, war die Bauchatmung. Sie kommt aus dem Bauch und nicht aus dem Brustkorb. So bekommen die Stimmbänder eine ganz andere Schwingung, und das Volumen der Stimme wird größer, was gerade für die Arbeit am Theater von immenser Bedeutung ist. So war ich bei meinem Debüt 1971 an der Komödie in Berlin, noch vor meiner Schauspielschulzeit, bereits nach wenigen Probentagen so heiser, dass ich keinen Ton mehr herausbrachte. Ich wusste nichts von richtiger Atemtechnik. Nur durch die geduldige Hilfe meines Kollegen Günther Pfitzmann kriegte ich die Stimme langsam wieder in den Griff.

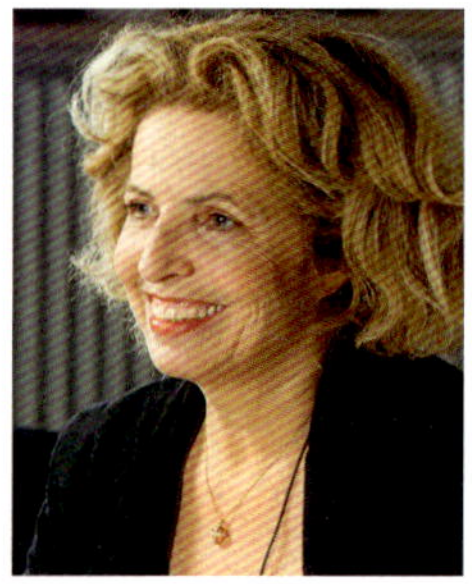

Beim Yoga ist jede Übung auf Ein- und Ausatmen aufgebaut. In der Imagination atmet man gute, neue Luft ein und schlechte, verbrauchte wieder aus. Praktisch heißt das: Man atmet immer dann ein, wenn man in eine Stellung hineingeht, und versucht dann beim Ausatmen immer weiter in die Dehnung zu gehen. Die Ausatmung ist also immer die Phase, die einem hilft, bei einer Übung weiterzukommen.

Das Bewusstmachen der Atmung ist ausgesprochen wichtig für den ganzen Organismus. Gleichmäßiges Atmen hat auch einen gleichmäßigen Herzschlag zufolge. Doch richtige Atemtechnik muss man pflegen, z. B. beim Yoga durch die Vollatmung. Dadurch wird auch im Alltag

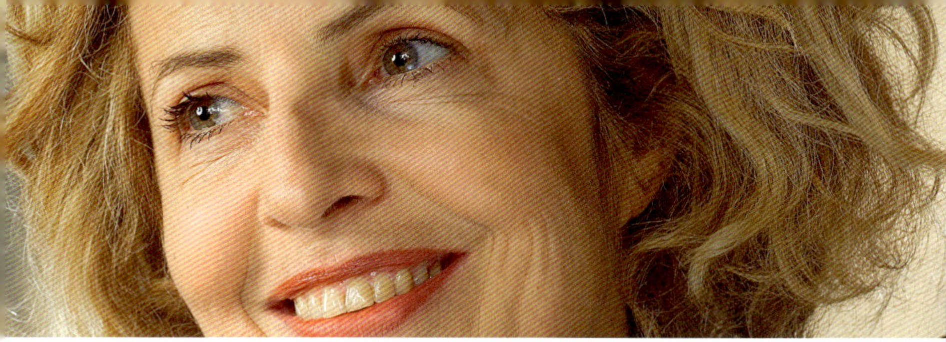

vieles leichter, speziell in Stresssituationen, bei Angst oder Schmerzen. Frauen lernen das z. B. in der Geburtsvorbereitung. Eine bewusste Atmung kann Ruhe, Linderung und auch Heilung ausstrahlen. Auch aus einem

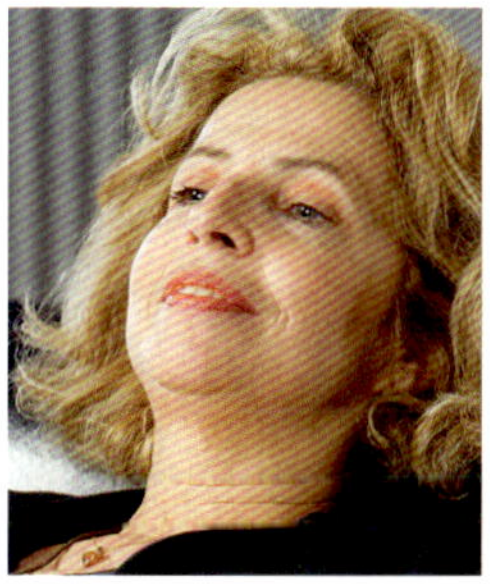

anderen Grund hat die Atmung für mich besondere Bedeutung: Seit vielen Jahren engagiere ich mich im Kampf gegen Mukoviszidose – eine genetische Stoffwechselerkrankung, bei der die Lungenfunktion stark eingeschränkt ist. Mukoviszidosekranke kämpfen ihr Leben lang mit dem Atem. Ich sage mir dann immer wieder, wie dankbar ich für eine intakte Atmung sein muss.

Geduld ist eine Tugend, die man üben muss …

Man sagt ja immer, dass man mit dem Alter ruhiger wird und mehr Geduld hat. Ich bin mir da nicht so sicher. Ist es nicht vielmehr so, dass unsere Erwartungshaltung gegenüber uns selbst und anderen immer mehr zunimmt, weil man die im Laufe der Jahre gewonnenen Erfahrungen und Fähigkeiten als selbstverständlich voraussetzt? Und wenn es dann mal nicht so läuft wie geplant, wird man nicht schnell ungeduldig?

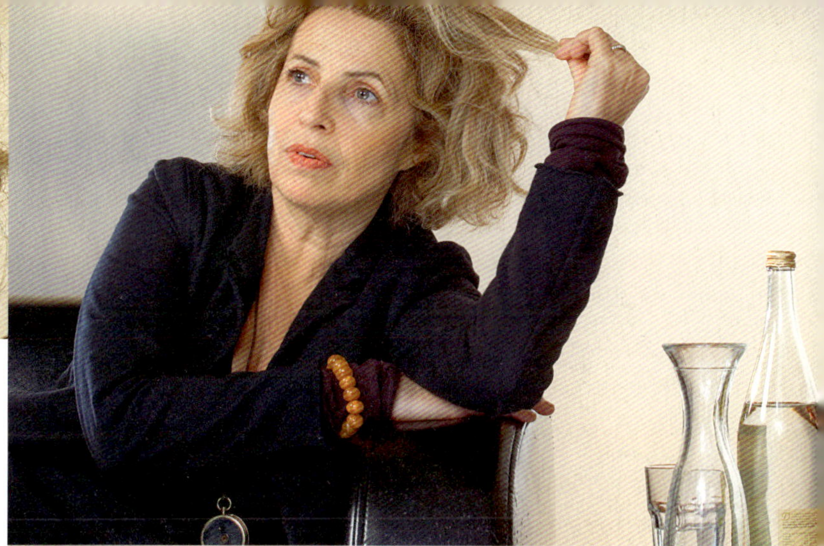

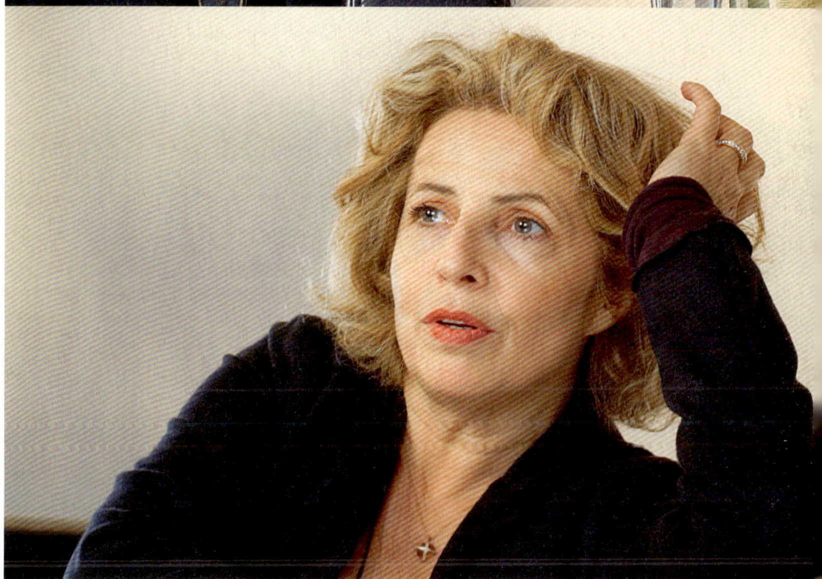

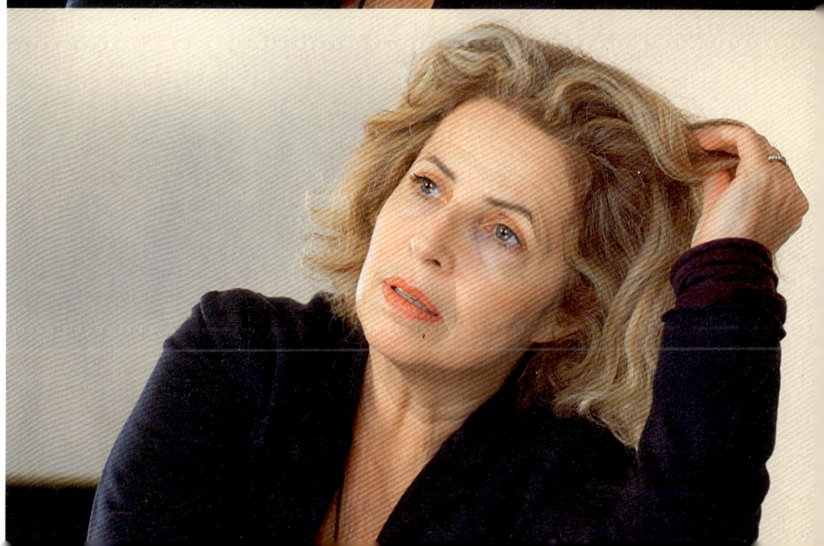

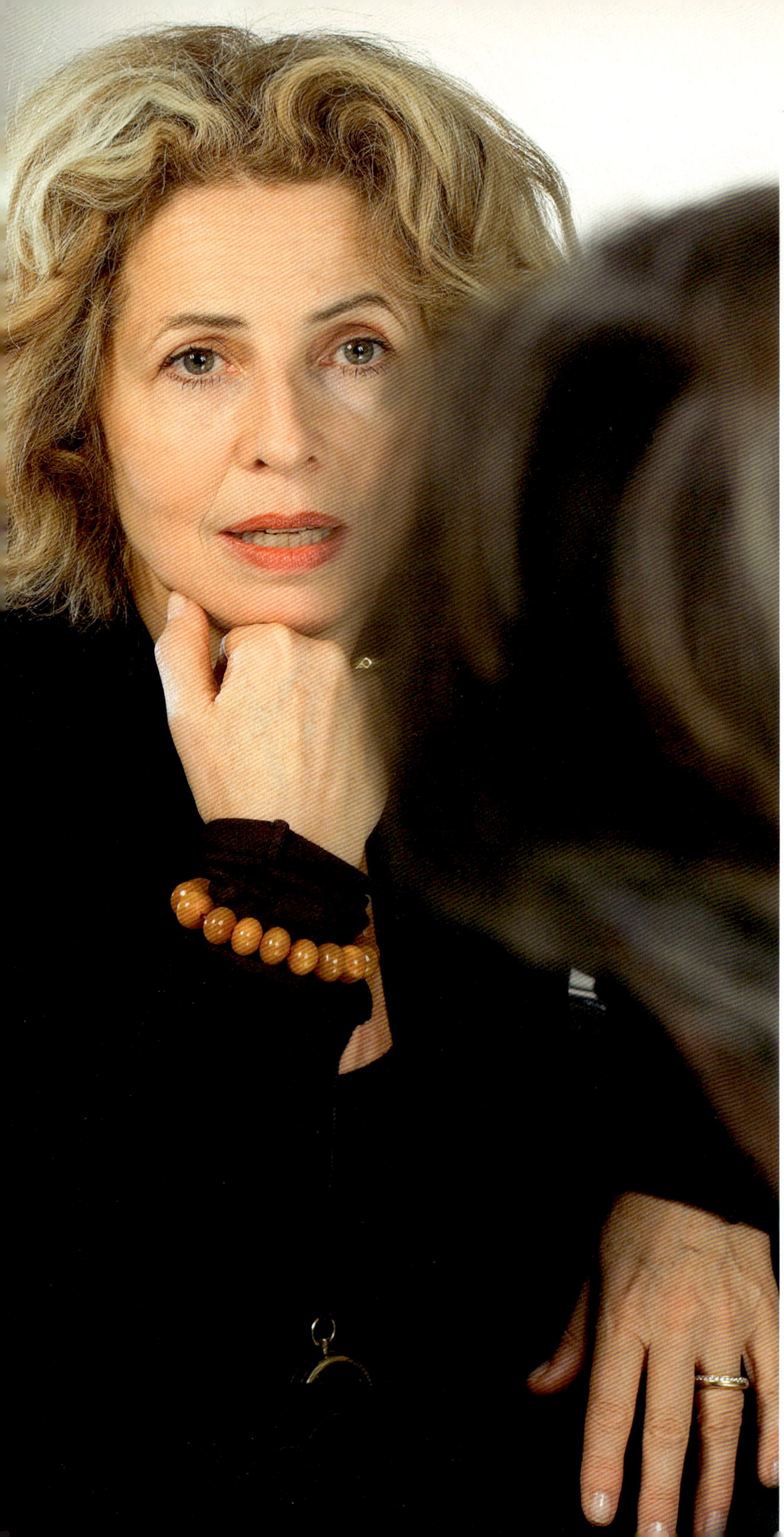

Geduld ist eine große Fähigkeit, die entlasten kann, wenn man sie hat bzw. erlangt. Yoga liefert dafür ein sehr gutes Fundament. Nicht zuletzt deshalb, weil man ja für die Übungen selbst jede Menge Geduld und Ausdauer aufbringen muss – Geduld in der Lernphase, bis eine Übung gelingt, und Ausdauer in der Wiederholung oder im längeren Anhalten in einer Stellung.

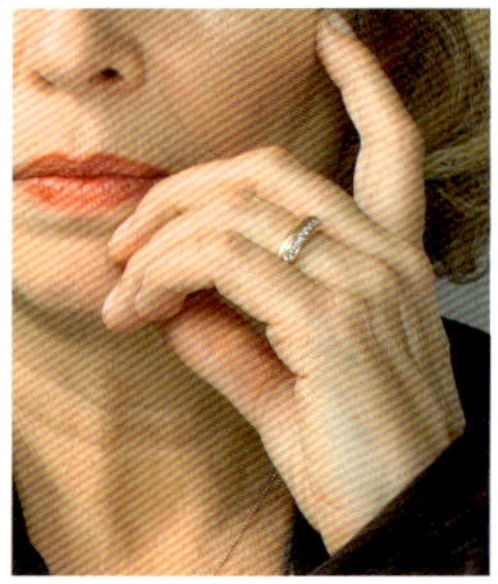

Geduld vermindert Stressfaktoren für sich und andere. Wenn man sich bewusst macht, dass jeder Mensch ein anderes Tempo hat, eine andere Denke oder Ordnung als man selbst, erspart man sich – und natürlich auch anderen – vieles.

Beim Drehen verspüre ich häufig eine große Ungeduld. Die Hälfte der Zeit sitzt man herum und wartet, bis die Kamera eingerichtet ist oder die Scheinwerfer aufgebaut sind. Man ist bereits in Kostüm und Maske, hat probiert und will die Spannung möglichst schnell loswerden. Aber oft dauert es noch ewig lange bis zur Klappe, man wird nervös und ungeduldig, und die Konzentration lässt nach.

In solchen Situationen helfen mir die speziellen Atem- oder Entspannungsübungen aus dem Yoga. Ich ziehe mich dann in meinen Wohnwagen oder woandershin in eine stille Ecke zurück und durchwandere gedanklich meinen Körper.

Auch vor Bühnenauftritten oder Live-Sendungen, wie beispielsweise Talk-Shows, vermindert Yoga meine teilweise immer noch vorhandene Nervosität. Live kann eben nicht wiederholt werden, und der spontane Augenblick der eigenen Verfassung zählt. Was einmal raus ist, ist raus, da gibt es kein Zurück. Anders als bei einem Film, wo alles im Drehbuch festgelegt und wiederholbar ist, wenn etwas nicht gelingt.

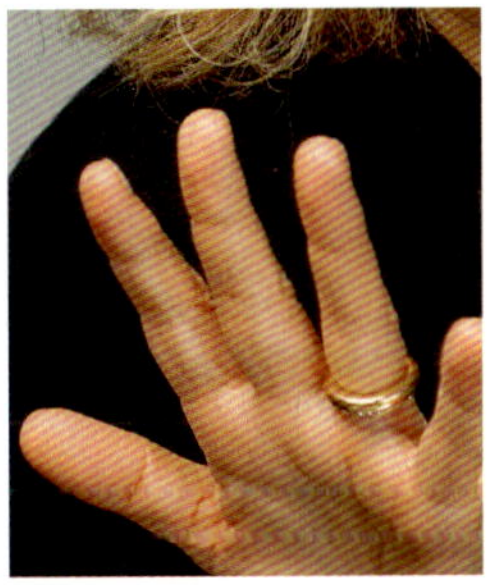

Im Beruf wie auch in den unzähligen alltäglichen Situationen der Ungeduld und des Stresses sollte man also lieber erst einmal tief durchatmen und zu sich kommen, bevor man seiner Ungeduld freien Lauf lässt. Nicht umsonst heißt es: »In der Ruhe liegt die Kraft.«

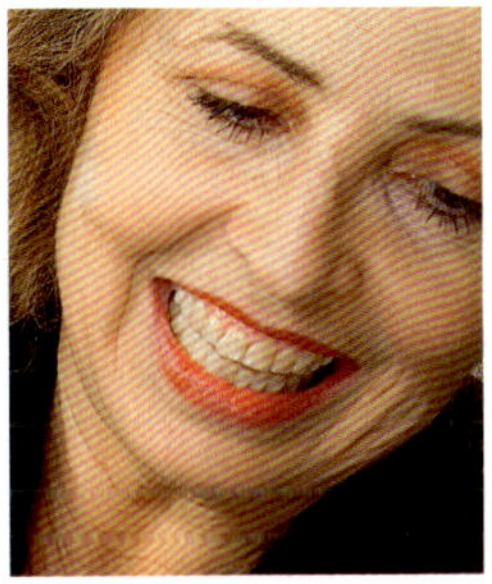

Konzentration und Stärke

Das Schwierigste beim Yoga ist, sich von allen Gedanken, die einen beschäftigen, freizumachen und nur in seinen Körper hineinzuhören und ihn zu spüren. Dabei führt man in der Entspannung eine Art Bestandsaufnahme des mentalen und emotionalen Zustands durch: »Was muss ich noch erledigen? Wie kann ich dieses oder jenes Problem lösen? Bin ich glücklich oder traurig, ruhig oder aufgebracht?« All diese Gedanken, die im Kopf herumschwirren, gilt es abzulegen, um so die ganze Aufmerksamkeit auf die einzelnen Körperregionen zu richten.

Genauso ist es in der Schauspielerei. Beim Drehen muss ich mich in jeder Szene frei machen von Empfindlichkeiten oder Problemen. Meine ganze Konzentration gilt ausschließlich der Situation, die die jeweilige Szene verlangt. Alle privaten Gefühle und Gedanken müssen dann beiseite gelegt werden, und die Emotionalität der Rolle muss meine ganze Aufmerksamkeit bekommen. Nur so kann ich mich in einer Szene richtig fallen lassen.

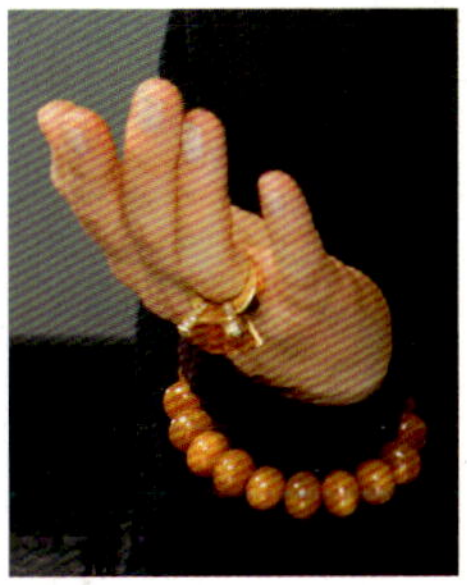

Auch erreicht man durch Yoga eine größere Festigkeit, einen anderen Stand. Man wird zentriert und ruhig und kann nicht mehr so schnell »aus der Bahn geworfen werden«. Dafür sind vor allem die Balance- oder Standhaltungen im Yoga geeignet, wie etwa der Baum, der Tänzer, der Held oder alle Dreieckshaltungen sowie die Affirmationen.

Durch Yoga habe ich gelernt, auf mich zu vertrauen, auf mein inneres Gefühl zu hören: »Ich kann das!«, »Ich schaffe das!«, oder eben auch: »Was sind meine Schwächen?«, »Was sollte ich nicht tun oder nicht an mich ranlassen?«. Man lernt eine eindeutige Position zu beziehen, eine gefestigte Haltung einzunehmen, ein »Ja« oder »Nein« wird klarer; man gewinnt viel an Kraft und Selbstvertrauen, was letztendlich auch hilft, mit Verlusten und Enttäuschungen besser umzugehen.

Auf die Haltung kommt es an

Ich glaube, dass die Haltung eines Menschen viel über ihn verrät – privat wie auch beruflich. Steht oder geht jemand gebückt, den Blick auf den Boden gerichtet, wirkt dies meist unsicher und unzugänglich; ein aufrechter Gang dagegen, ein gerader Blick, wirkt selbstsicher und offen.

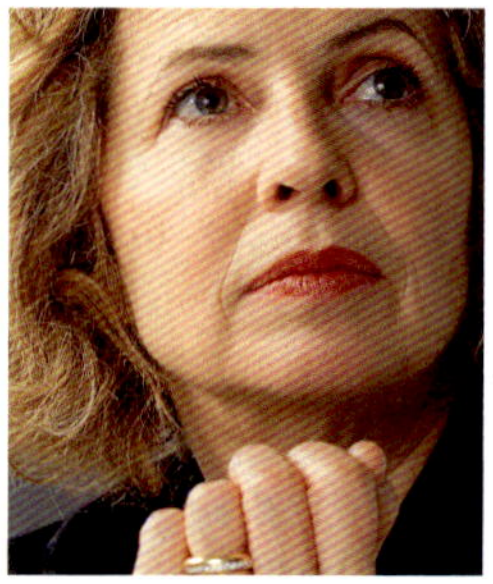

Ich selbst hatte schon früh mit meiner Haltung zu kämpfen. In der Pubertät habe ich immer eine Art Schutzhaltung eingenommen, als ich langsam meinen Busen bekam, so mit den Schultern nach vorne. Ich wollte nicht, dass mir die Leute auf die Brust starren, es war mir peinlich. Das hat sich noch verstärkt durch eine angeborene Rückgratverkrümmung (Skoliose und Kyphose). Ständig wurde ich ermahnt, gerade zu stehen und musste mir sogar einen Stab quer über den Rücken klemmen, um mich aufzurichten. Meine Eltern haben mich schließlich zum Physiotherapeuten geschickt. Nichts hat jedoch so gut geholfen, meine Haltung zu korrigieren, wie später das Yoga. Die Rückenübungen stärken die Rückenmuskulatur . Das richtet den Körper wieder auf.

Mein großes Vorbild an Haltung und Charakter war Therese Giehse – und ist es bis heute geblieben. Bei den gemeinsamen Dreharbeiten zu »Münchner Geschichten« 1973 stand sie, trotz ihres hohen Alters, immer kerzengerade, stolz und fest, wie ein Fels in der Brandung. Das hat mich damals sehr beeindruckt, weil dadurch von ihr eine ganz besondere Kraft und Stärke ausging. Diese enorme Präsenz habe ich immer noch vor Augen, und so kämpfe ich auch heute noch um meinen »aufrechten Gang«.

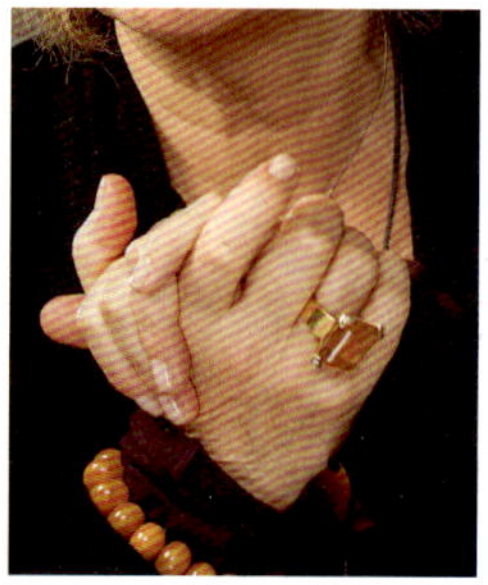

Den Akku laden

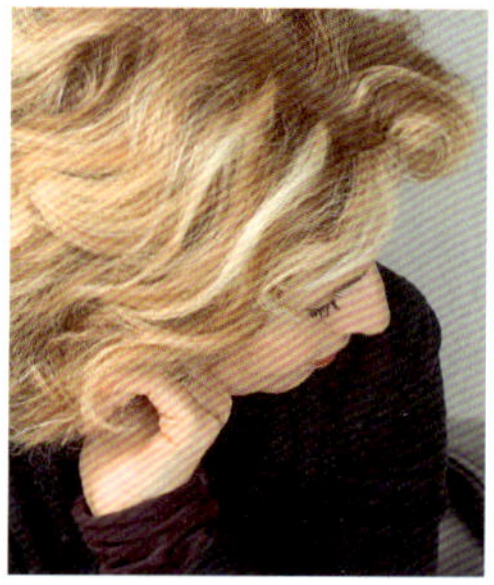

Mein Ausgangspunkt dafür, mit Yoga zu beginnen, war die körperliche Fitness. Inzwischen bedeutet es für mich auch das Wiederaufladen von Geist und Seele. So werden in der Entspannung, durch das Erlangen der vollkommenen Leere, Fantasie, Inspiration und Energie aufs Neue angeregt und seelisches Wohlbefinden erreicht. Im Trubel des Alltags, durch den Termindruck und die unterschiedlichsten Probleme bleibt immer weniger Zeit, in sich zu gehen, in sich hineinzuhorchen. Yoga schärft meine Sinneswahrnehmung und bringt mein seelisches Gleichgewicht zurück.

Yoga ist für mich eine Quelle der Energie. Oft komme ich nach einem langen Arbeitstag müde und kaputt in die Yogastunde und muss mich überwinden mitzumachen. Dann fallen mir die Übungen besonders schwer, aber spätestens nach der Entspannung habe ich das Gefühl, wieder wach und fit zu sein, und das hält noch lange an.

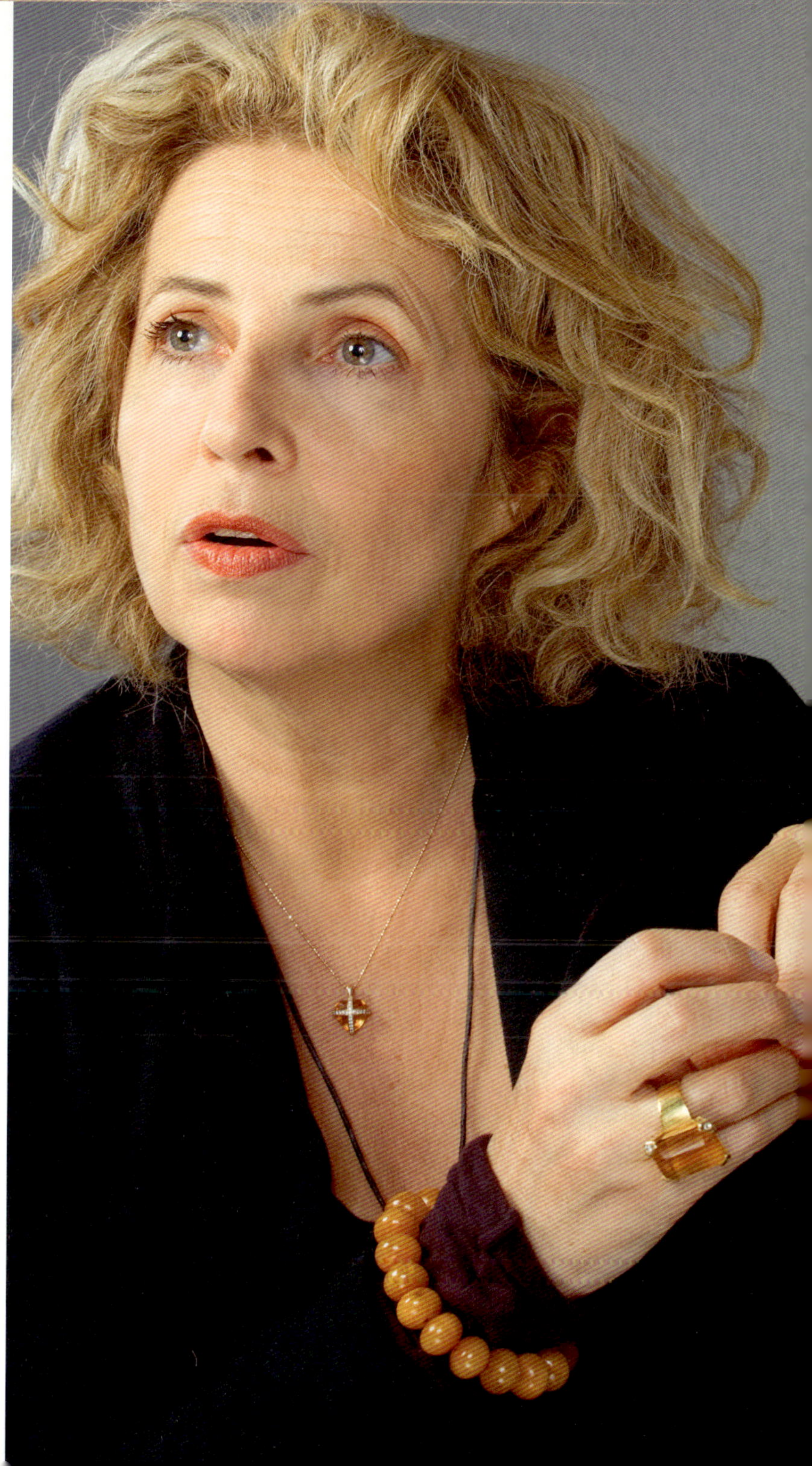

Yoga für mein Seelenleben

Yoga ist für mich etwas sehr Elementares, etwas, worauf ich mich zurückziehen, zurückbesinnen kann, wenn alles andere um mich herum im Chaos versinkt und ich Ruhe und Orientierung brauche.

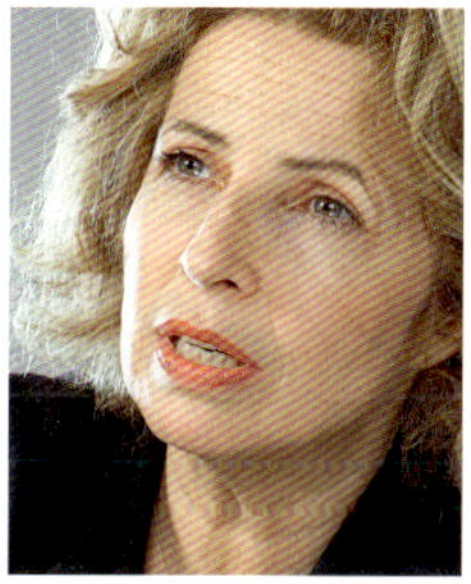

Vor einigen Jahren zum Beispiel hatte ich eine sehr schwierige Phase. Bei den Dreharbeiten zum »Polizeiruf 110« hatte ich meinen jetzigen Mann Bernd kennen und lieben gelernt. Ich war emotional hin und her gerissen, wusste nicht, was ich machen sollte, war völlig ratlos. Auf der einen Seite eine langjährige Ehe und zwei geliebte Kinder, auf der anderen Seite eine so starke Liebe, wie ich sie bisher noch nie erlebt habe. Auf der einen Seite fühlte ich mich schuldig, wollte niemandem wehtun, auf der anderen Seite wollte ich dieses Glück unbedingt festhalten und leben.

Yoga war für mich besonders in dieser Zeit eine starke Stütze. Es hat mir Kraft und Ausdauer gegeben und die Sensibilität, den richtigen Zeitpunkt zu spüren, um diese große Liebe zu leben und diese entscheidende Veränderung in meinem Leben einzugehen.

Nicht, dass Yoga für alle Konflikte und Probleme ein Patenrezept ist oder eine Lösung bietet, aber es gibt einem die Gelassenheit und Ruhe, wieder zu sich selbst zu finden und nur auf das eigene Gefühl zu vertrauen.

Vorübungen für die einzelnen Körperpartien

Dieses Kapitel umfasst vorbereitende Übungen, die den Körper dort dehnen und kräftigen, wo er es braucht. Diese Übungen führen dann zu den klassischen Asanas (Körperhaltungen).

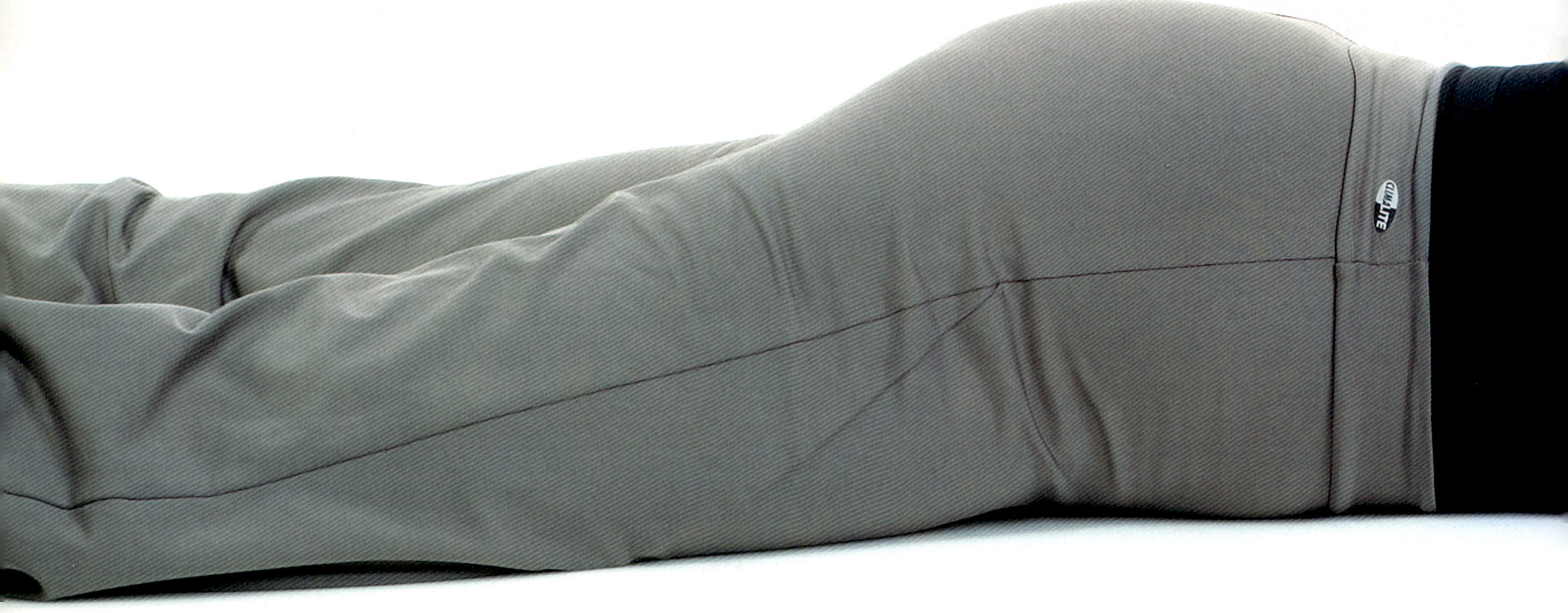

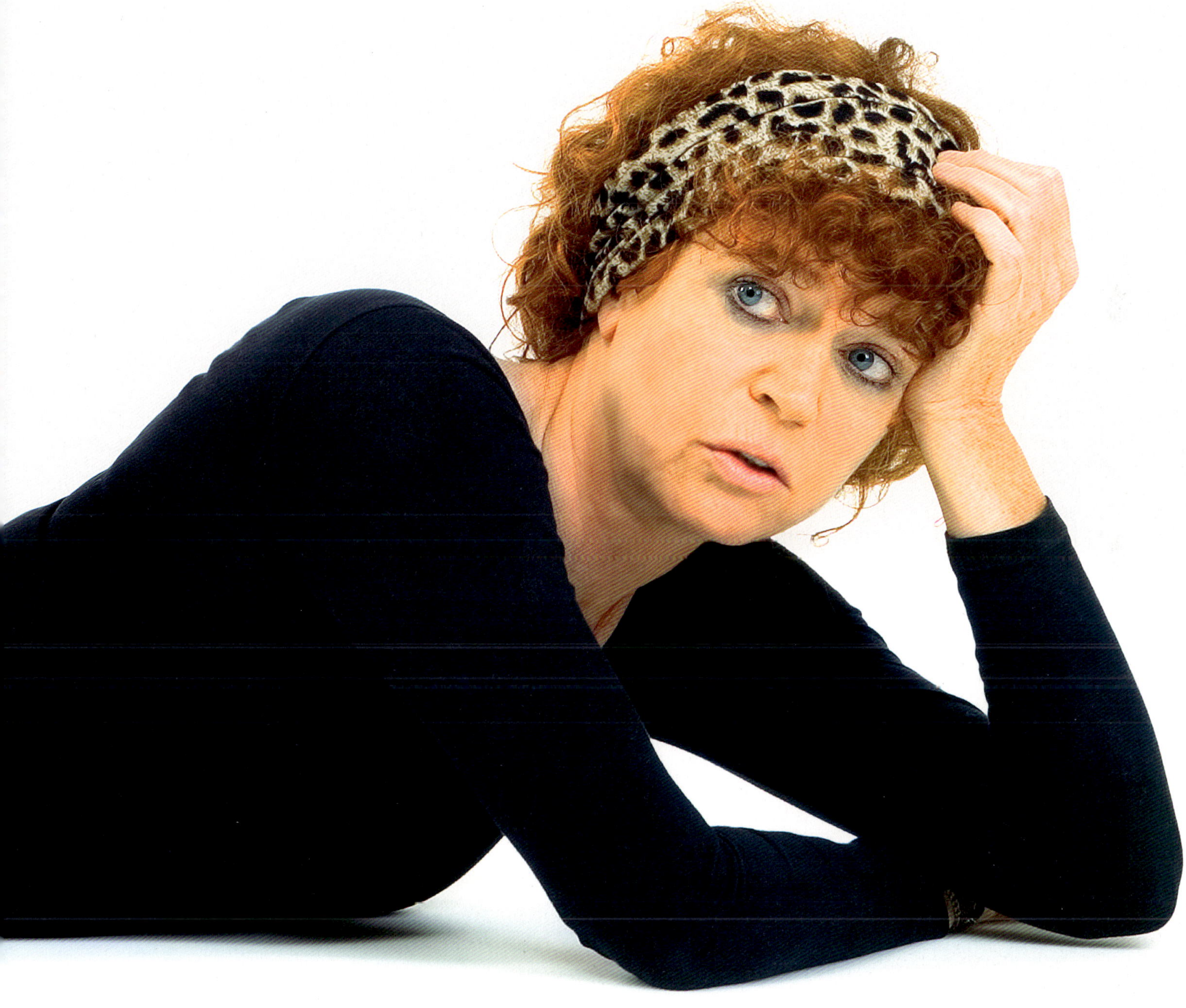

Hüften, Beine, Becken

Diese Übungen dienen als Vorbereitung für die Standhaltungen: Baum, Held I, II und III, Tänzer.

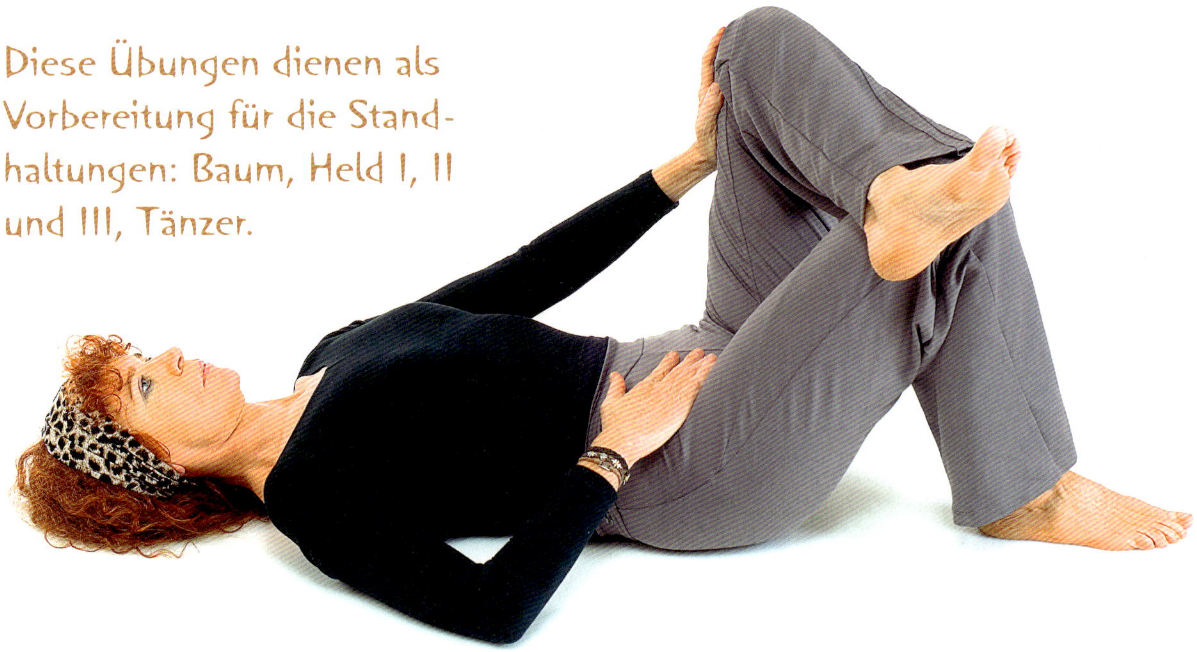

In der Rückenlage, Füße aufgestellt

Schmiege den rechten Fuß bewusst in den Boden. Das aktiviert und stabilisiert die rechte Beckenseite. Lege den linken Fuß auf den rechten Oberschenkel. Nun ziehe den linken Sitzhöcker zum Damm: Das dreht den linken Oberschenkel heraus. Unterstütze mit der linken Hand die Drehung, und halte diese Position etwas. Die rechte Hand kontrolliert die rechte Beckenseite.

Wirkung verbessert die Beweglichkeit des Hüftgelenks und dehnt die Bänder in den Hüftgelenken
Vorbereitung für Baum, Dreieck, Held I und II

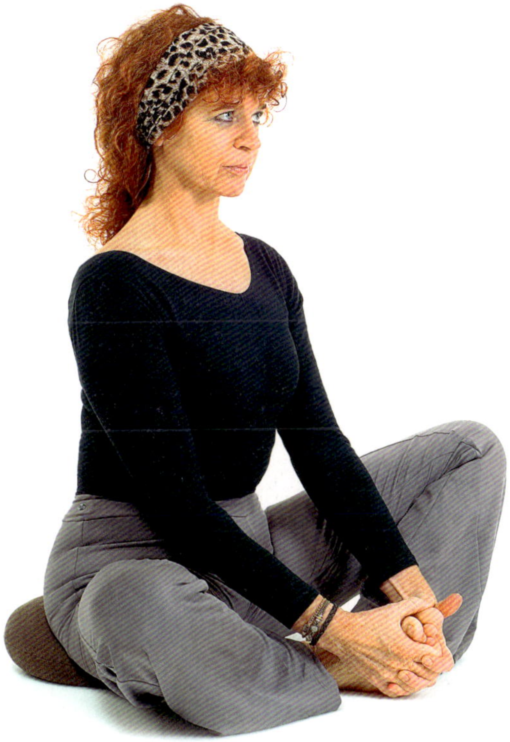

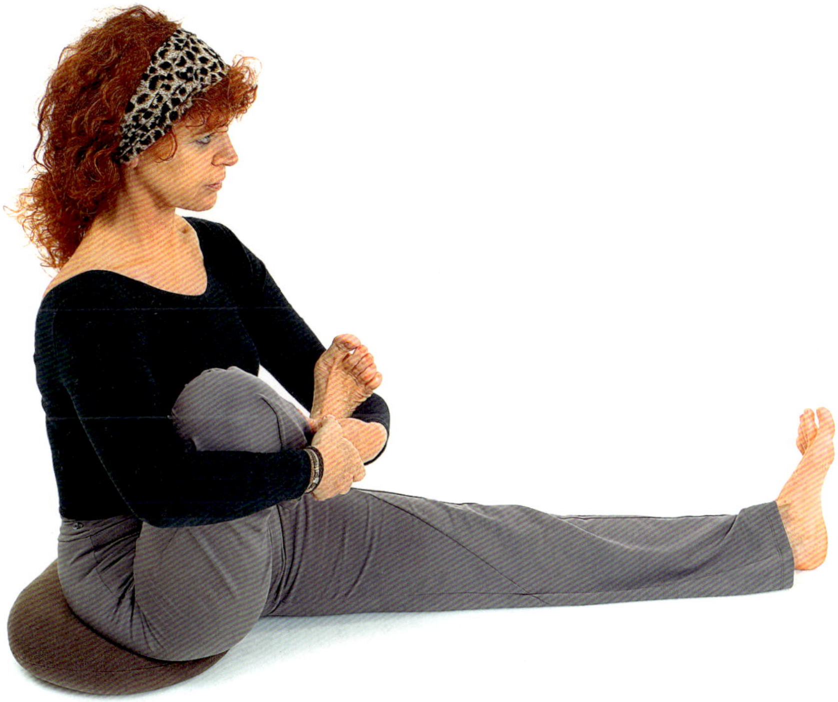

Schmetterlingssitz

Ziehe die Sitzhöcker zusammen, und schiebe sie dann senkrecht in den Boden. Richte die Wirbelsäule nach oben über den Kronenpunkt auf, und lege die Fußsohlen aneinander. Einatmend die Wirbelsäule aufrichten. Beim Ausatmen in den Leisten loslassen, sodass die Knie mehr nach außen sinken können.

Wirkung öffnet die Hüftgelenke
Vorbereitung für Baum, Dreieck, Held I und II

Im Sitzen – Kind wiegen

Den rechten Unterschenkel auf den rechten Unterarm in die Ellbeuge legen; der linke Arm trägt mit. Den Unterschenkel wiegen.

Wirkung löst Spannungen im Hüftgelenk
Vorbereitung für Baum, Tänzer, Dreieck, Held I und II

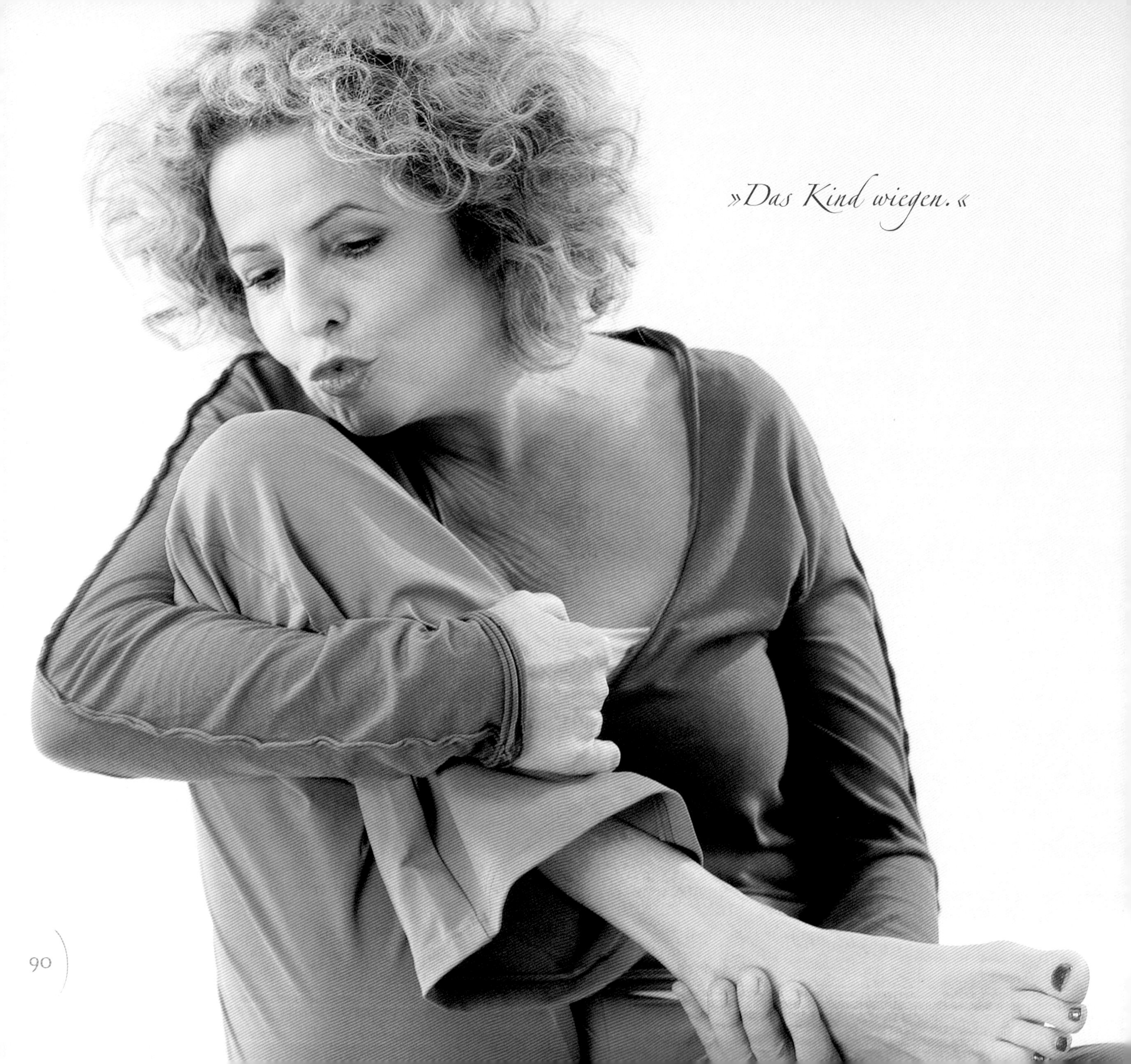

»Das Kind wiegen.«

Unterer Rücken

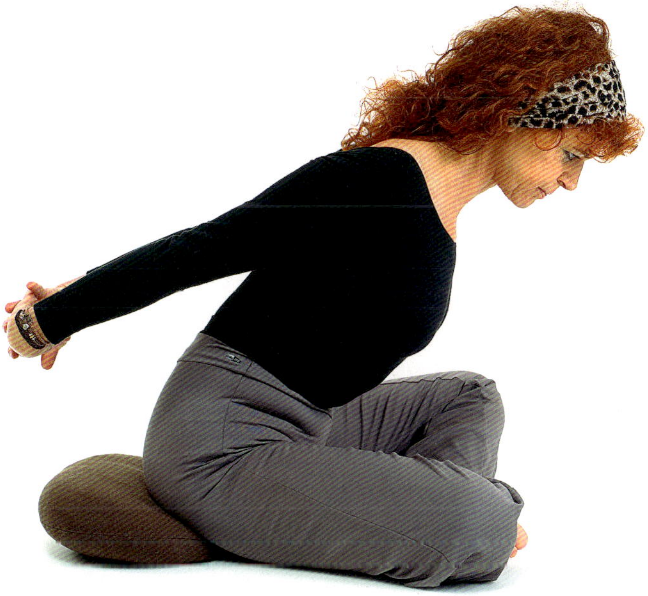

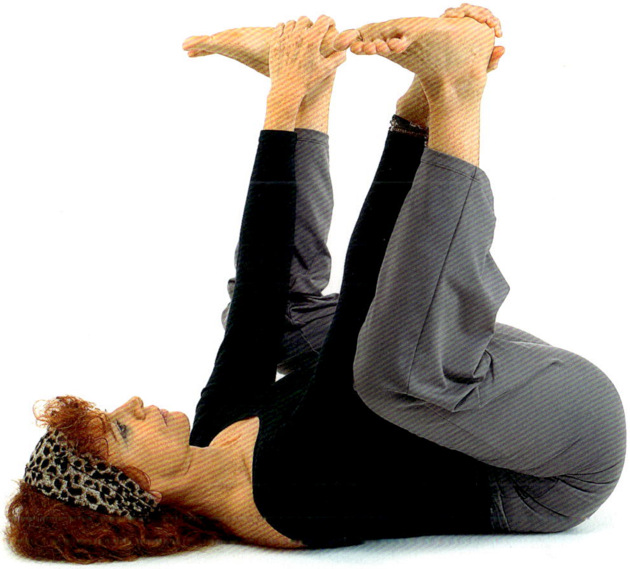

Brustkorbdehnung im Sitzen

Falte aus der aufgerichteten Sitzhaltung die Hände hinter dem Rücken, und beuge dich mit geradem Rücken nach vorne. Die Dehnung kommt aus den Hüften und dem unteren Rücken.

Wirkung dehnt den unteren Rücken
Vorbereitung für Vorbeuge, Hund, Held I, Held II, Fisch

Dehnen in der Rücklage

Ziehe die Knie zum Bauch, und halte die Unterschenkel senkrecht. Fasse den Fußspann von innen, das Becken bleibt flach am Boden. Ziehe nun die Füße und Unterschenkel herunter. Das Steißbein aktiv zum Boden ziehen.

Wirkung dehnt die hintere Oberschenkelmuskulatur, den Übergang zum Gesäß und den unteren Rücken
Vorbereitung für Vorbeuge, Hund, Held III, Held I, Kobra

Unterer Rücken

Vorbereitende Übungen für Kobra, Heuschrecke, Schwalbe, Bogen und Boot.

Gehe in Rückenlage. Nimm den Rückenschmeichler als optimale Ausgangsposition (siehe Seite 75). Lege die Arme in die Verlängerung der Schultern. Stelle den linken Fuß auf das rechte Knie. Atme ein, und drehe ausatmend den Kopf nach links, das linke Bein und die linke Hüfte nach rechts. Komme einatmend zurück in die Rückenlage, drehe den Kopf zur Mitte und strecke das linke Bein aus. Wiederhole das Ganze nun mit dem rechten Bein und der Kopfdrehung nach links.

Wiederhole diese Übung drei Mal zu jeder Seite. Anschließend ziehe beide Beine zum Bauch, und lasse ausatmend beide Beine schwungvoll nach vorne ausgleiten, um die Wirbelsäule wieder in ihre Achse zu ziehen. Nochmals wiederholen. Nachspüren. Liegt der untere Rücken flacher auf?

Wirkung dehnt die Muskulatur des unteren Rückens
Vorbereitung für Drehsitz

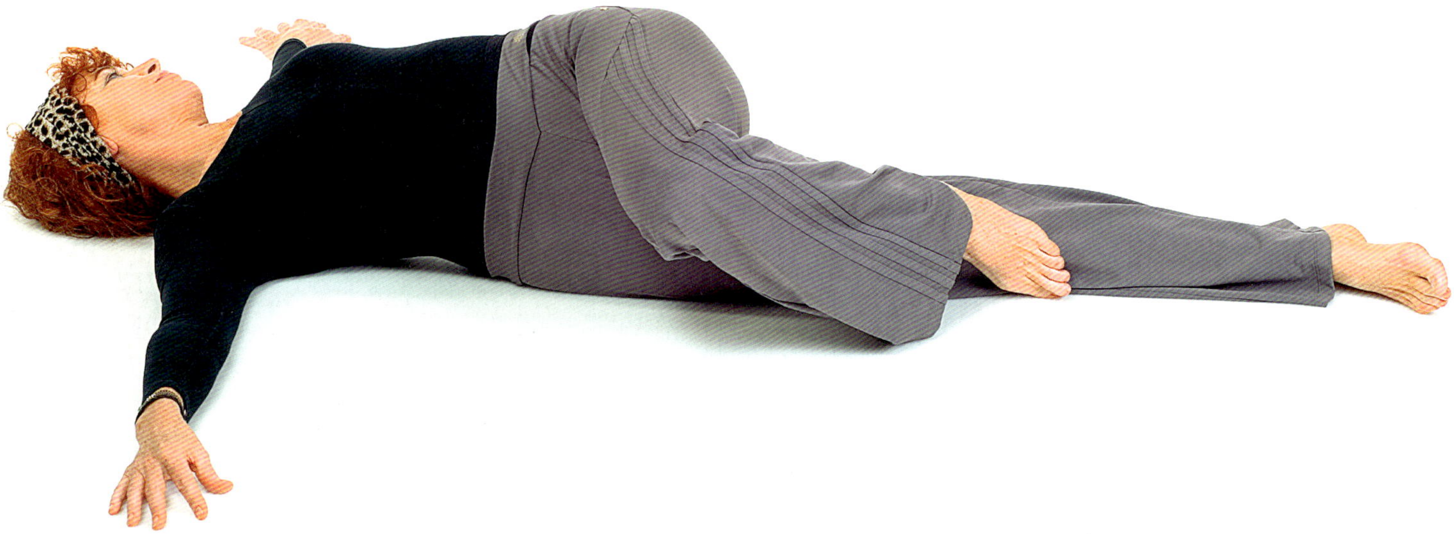

In der Bauchlage

Lege die Stirn auf die Hände, winkle den rechten Unterschenkel und Fuß an. Aktiviere den rechten Oberschenkel, und hebe ihn vom Boden. Versuche die linke Gesäßhälfte und das linke Bein entspannt zu lassen. Wiederholung mit dem linken Bein. Dann wiederhole mit beiden Beinen gleichzeitig. Den Kopf zur Entlastung der Halswirbelsäule etwas mit anheben.
Achte bei dieser Übung wieder darauf, dass das Schambein am Boden liegen bleibt.

Wirkung gleicht Unausgewogenheit tief im Becken aus, stärkt den unteren Rücken, die Oberschenkelrückseite und das Gesäß

Vorbereitung für
Kobra, Heuschrecke, Pflug, Boot

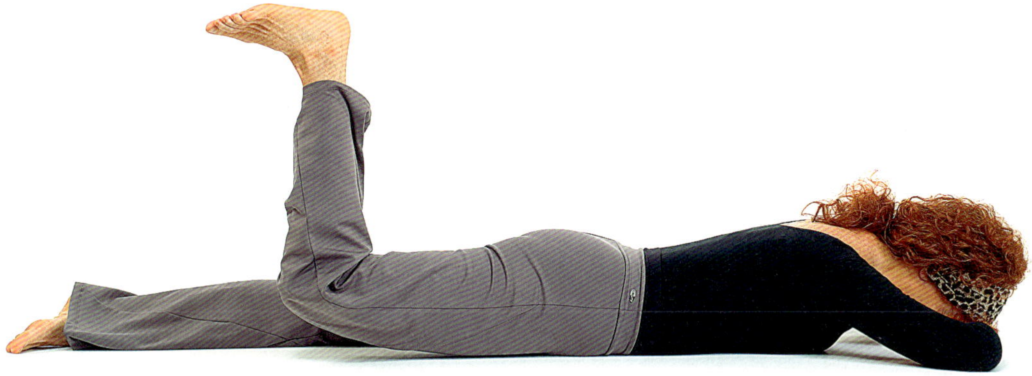

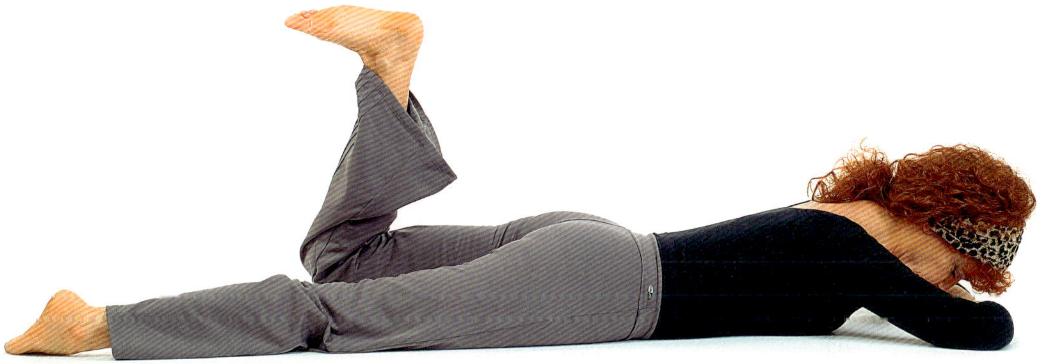

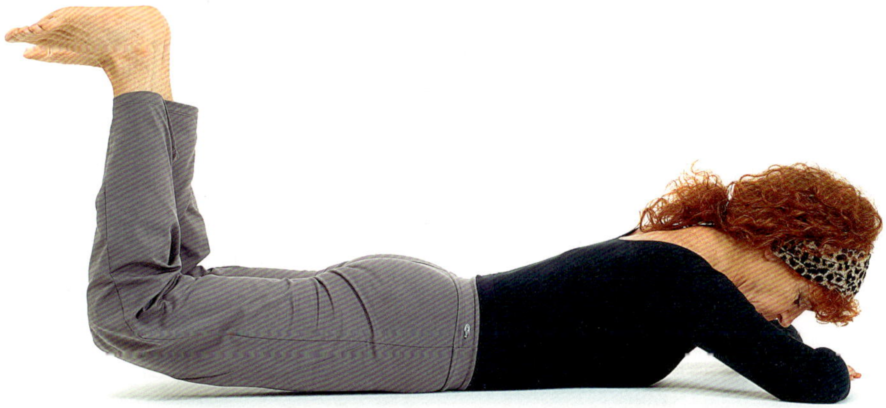

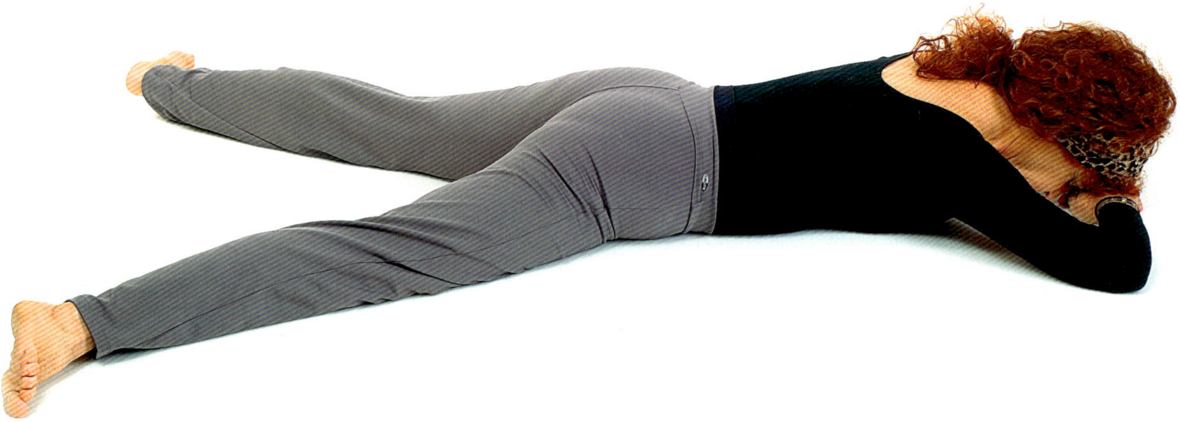

In der Delfin-Haltung nachspüren

Gehe in die Bauchlage mit den Händen unter der Stirn. Grätsche die Beine mit den Zehen nach außen. So öffnen sich die Leisten, und der untere Rücken kann loslassen. Wir unterstützen das Loslassen im unteren Rücken mit der Atmung. Wir atmen über den Kronenpunkt die Wirbelsäule entlang ein und im unteren Rücken aus. Gib jede Anspannung ausatmend an den Boden ab. Mehrere Atemzüge lang wiederholen.

Wirkung Entlastung des unteren Rückens und Entspannungslage nach Übungen aus der Bauchlage
Vorbereitung für Kobra, Heuschrecke, Schwalbe, Bogen, Kamel

Hocke

Diese Übung dient der Entlastung des Rückens und der Dehnung der Fersen. Gehe beim Ausatmen in die Hocke. Die Füße sind hüftbreit. Die Sohlen sollten möglichst am Boden bleiben (Hilfsmittel: gefaltetes Tuch). Richte den Oberkörper auf. Lass das Steißbein nach unten sinken. Bleibe fünf Atemzüge lang in dieser Position, und richte dich wieder auf.

Wirkung dehnt den unteren Rücken und die Achillessehne
Vorbereitung für Vorbeuge, Pflug, Hund und als Entlastung nach dem Dreieck

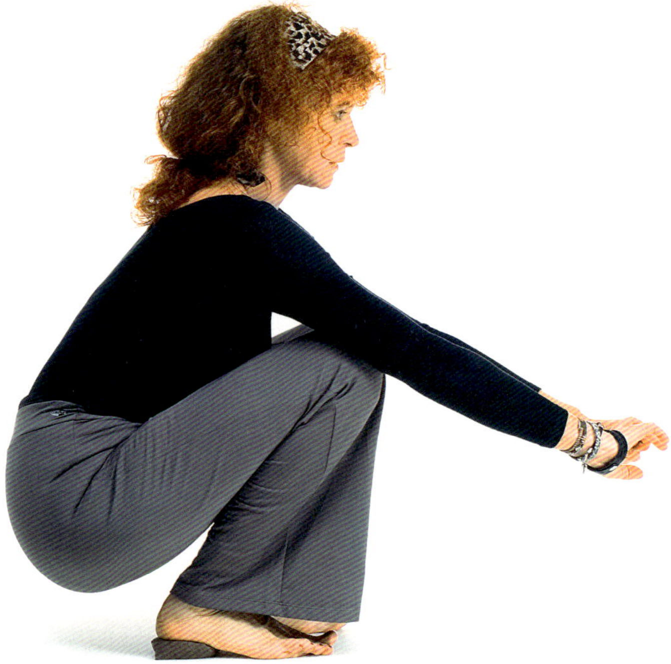

Vierfüßlerstand

Ausgangsposition für die folgenden Übungen ist der Vierfüßlerstand. Die Hände sind unter den Schultern, die Knie bilden mit der Hüfte eine Linie.

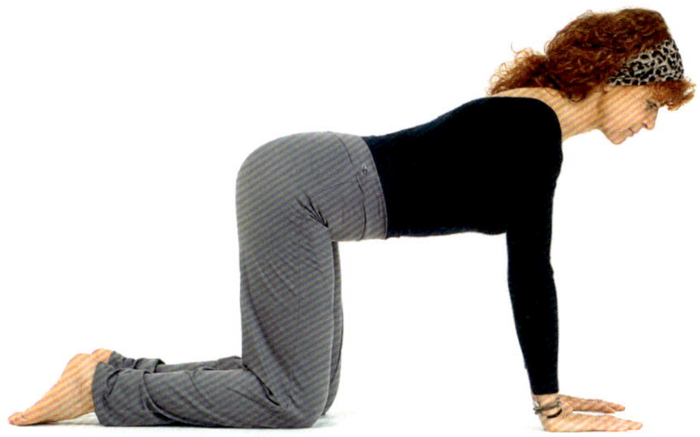

Katze

Ziehe Ausatmend den Bauch zur Wirbelsäule. Lass Kopf und Steißbein nach unten sinken. Lass den Kopf los, das genießen die Halswirbel! Einatmend den Rücken sinken lassen und den Kopf heben. Die Bauchdecke bleibt aktiv, damit kein Hohlkreuz entsteht, das Spannungen verursachen könnte. Führe das mehrere Male durch, und richte den Fokus auf die Wirbelsäule.
Nimm bewusst wahr, wie mit Hilfe der Bauchpresse der Atem vollständig hinausgeschoben wird. Wenn der Einatem-Sog den Atem hereinzieht, kann er umso tiefer einströmen. Je vollständiger wir ausatmen, desto tiefer wird das Einatmen.

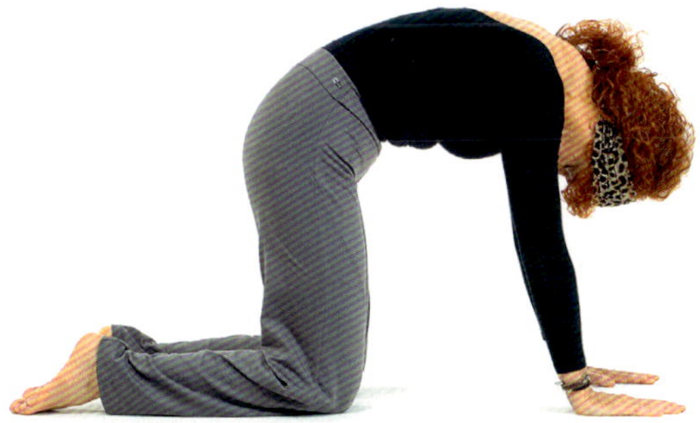

Katze streckt sich

Strecke Einatmend das rechte Bein nach hinten. Fuß flex und den linken Arm nach vorne. Dehne den Kopf mit langem Nacken. Der geflexte Fuß verhindert ein Aufdrehen des Beckens und spricht im Gegenzug zum Kronenpunkt immer den Beckenboden mit an. Gehe ausatmend wieder in den Vierfüßler zurück. Einatmend das linke Bein und den rechten Arm strecken; fünf Mal wiederholen und in die Demutshaltung gehen. Nachspüren.

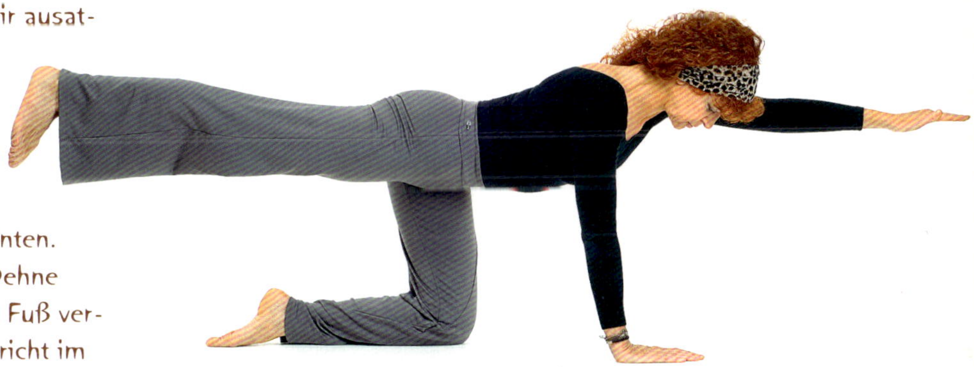

Wirkung dehnt und kräftigt die Körperrückseite, stärkt den Tonus (die Körperspannung)
Vorbereitung für Brett, Boot, Seitstütz

Bauch

Die Bauchmuskeln müssen immer als Gegenspieler zum unteren Rücken mittrainiert werden.

Rückenlage

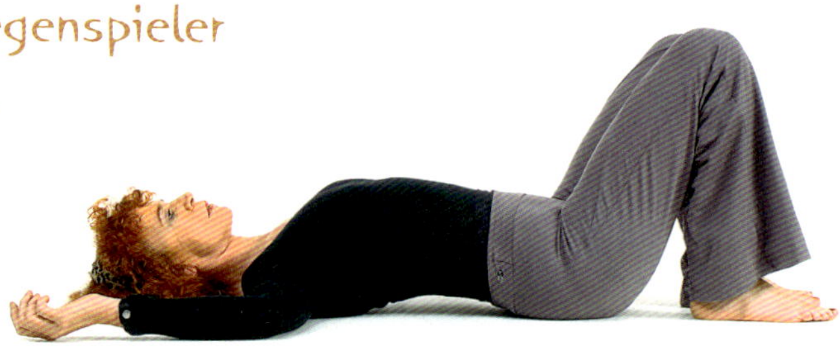

Ausgangsposition für die folgenden Übungen ist der Rückenschmeichler (siehe Seite 75).

Uhr

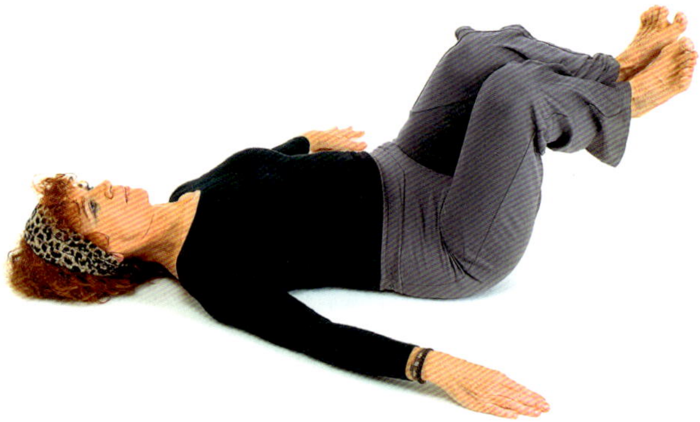

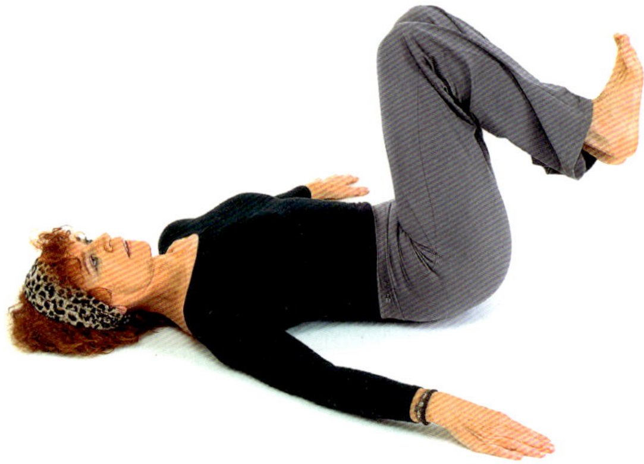

Ziehe die Beine mit geflexten Füßen zum Bauch; stelle dir die Rückseite des Beckens wie ein Ziffernblatt vor: am Steiß die 12 am Nabel die 6, rechts die 3 und links die 9.
Halte das Becken flach am Boden. Nun führe deine geschlossenen Knie nach rechts auf die 3, aktiviere alle Beckenmuskeln innen und ziehe sie auf dem Punkt der Ziffer 3 zusammen nach unten. Halte die Anspannung eine Weile, am besten mit der Ausatmung und Atempause.
Beim Einatmen wechsle zur 9; dort das Gleiche. Dann gehe zur 12 am Steiß, ohne ins Hohlkreuz zu kommen, und dann zur 6 hinter den Nabel, ohne den unteren Rücken einzurunden. Mach diese Übung so lange, bis die Muskeln ermüden.
Stelle dann die Beine auf. Entspanne, spüre nach und lege die Hände auf den Bauchraum. Sammle dort deine Konzentration. Spüre, wie der Atem in den Bauchraum fließt. Der Atem transportiert Sauerstoff zu den Muskeln und verhindert so eine Übersäuerung, die Muskelkater verursachen würde.

Wirkung kräftigt die am tiefsten liegenden Bauchmuskeln und den Beckenboden
Vorbereitung für Brett, Seitstütz, Seitlage, Boot, Kamel, Pflug

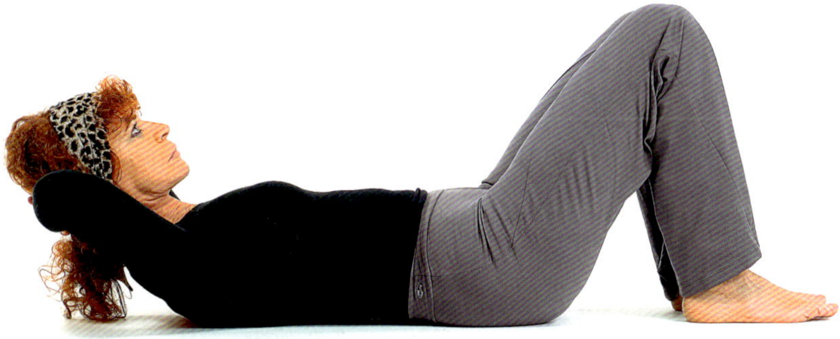

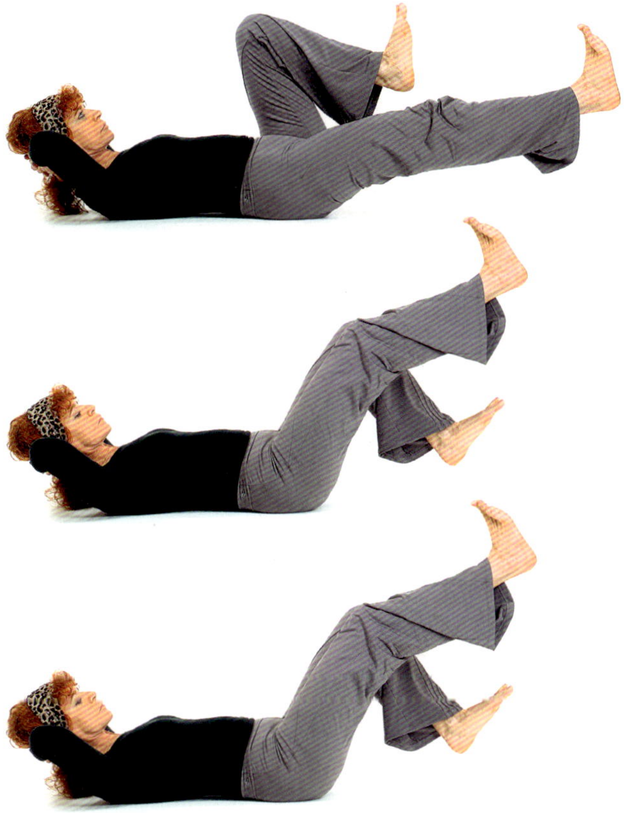

Sit-up

Falte die Hände unter dem Kopf mit geöffneten Ellbogen. Aktiviere mit den aufgestellten Füßen wieder deine Sitzhöcker, damit das Becken stabil und flach am Boden bleibt – erinnere dich: Zug und Gegenzug (siehe Beckenboden Seite 75). Einatmen. Hebe atmend den Kopf in einem schönen Bogen, die Schulterblätter bleiben am Boden. Der Bauch bleibt flach vom Schambein bis zum Brustbein. Einatmend wieder entweder ganz zurücklegen oder nur kurz öffnen.

Wirkung Kräftigung für die geraden Bauchmuskeln
Vorbereitung für Brett, Seitstütz, Seitlage, Boot, Kamel, Pflug

Radfahren

Verschränke die Hände hinter dem Kopf, hebe diesen leicht an, und trete radfahrend nach vorne. Je flacher die Beine über dem Boden sind, desto schwieriger ist die Übung.

Wirkung Kräftigung für die geraden Bauchmuskeln
Vorbereitung für Brett, Seitstutz, Seitlage, Boot, Kamel, Pflug

Arme, Schultern, oberer Rücken

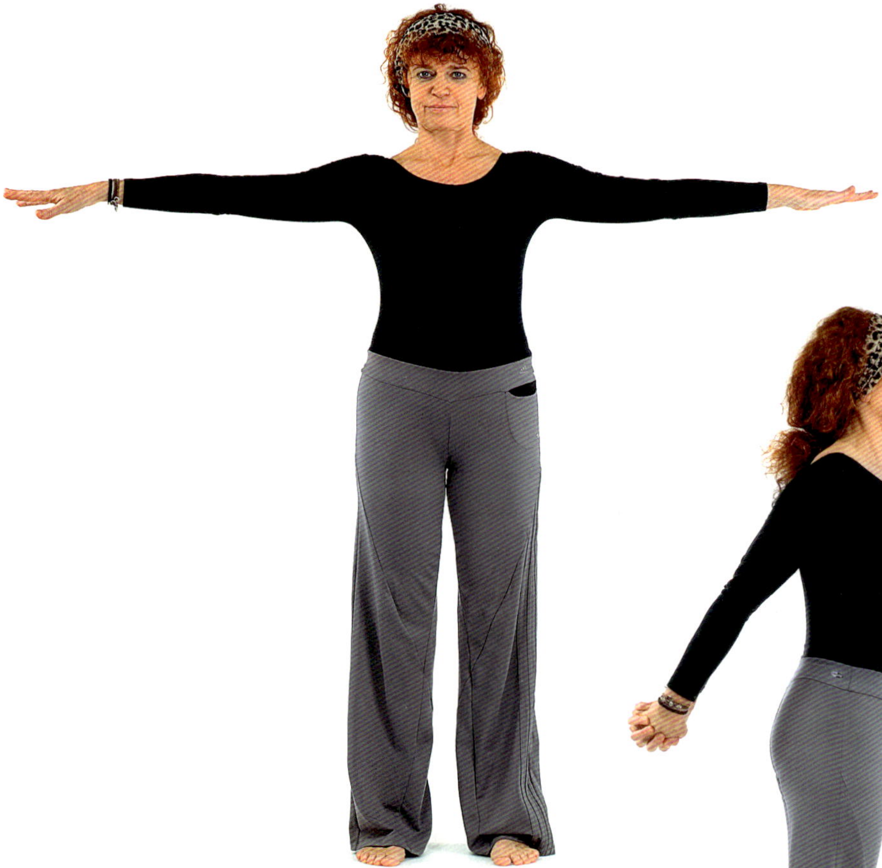

Schulterdehnung im Stand

Die Arme in die Horizontale und einatmend über den Mittelfinger auseinanderdehnen und ausatmend lösen.

Wirkung dehnt den Schulterbereich und entspannt ihn. Mehrere Atemzüge
Vorbereitung für Baum, Dreieck, Helden

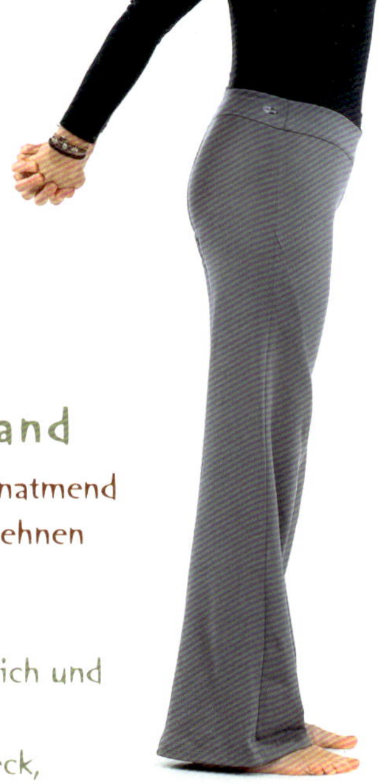

Brustkorbdehnung im Stand

Die Wirbelsäule gut aufrichten, Sitzhöcker aktivieren, um das Becken zu stabilisieren und nicht ins Hohlkreuz zu fallen. Rippen unten lassen. Die Hände hinter dem Rücken falten, die Arme gestreckt vom Rumpf nach hinten oben ziehen und fünf Atemzüge lang halten. Dann langsam lösen und nachspüren.

Wirkung dehnt die Schultern und den Brustkorb
Vorbereitung für Brustexpander, Fisch, Kobra, Bogen

Demutshaltung

Gehe auf die Knie und Unterschenkel, lege die Stirn auf den Boden und die Arme nach hinten. Variante: Lege die Stirn auf die Hände, entspanne Rücken, Schultern und Arme.

Wirkung Entspannung der Körperrückseite, Zentrierung

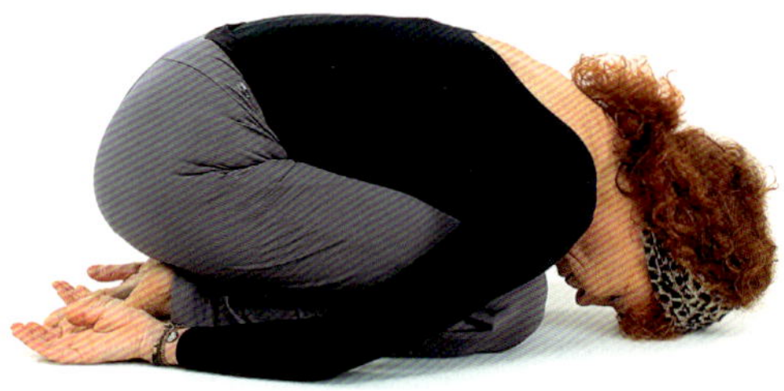

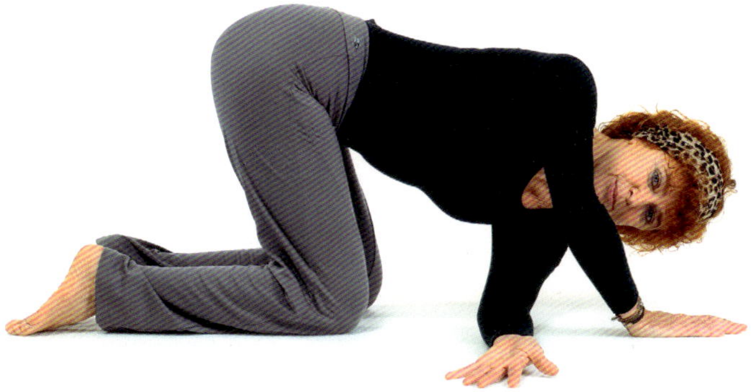

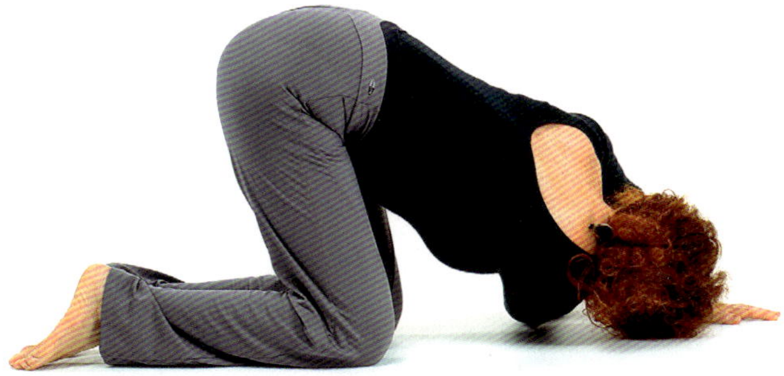

Drehung aus dem Vierfüßlerstand

Bringe die Knie unter die Hüften, die Hände unter die Schultergelenke. Der Abstand von den Händen zu den Knien ist so lang wie der Oberkörper. Lege die rechte Hand in die Mitte, hinter das Gesicht. Beim Einatmen nun mit dem linken gestreckten Arm unter dem rechten durchfahren. Das Becken bleibt stabil.
Bevor du zur anderen Seite wechselst, entspanne dich in der Demutshaltung, und spüre den Unterschied im Brustkorb. Fühlt sich die rechte Seite belebter an?

Wirkung verbessert die Beweglichkeit im oberen Rücken und in den Schultern und mobilisiert die Brustwirbelsäule
Vorbereitung für Drehsitz

Sphinx

Komme in die Bauchlage, mit der Stirn am Boden. Die Unterarme liegen neben dem Rumpf. Einatmend hebe den Kopf mit langem Nacken und schiebe die Unterarme nach vorne, bis die Ellbogen unter den Schultern sind. Achte darauf, dass das Schambein den Boden berührt, sodass du dich nicht aus dem Hohlkreuz heraus aufrichtest. Mit jeden Einatmen strebt das Brustbein zwischen den Armen nach vorne.

Wirkung kräftigt den oberen Rücken und »öffnet« den Brustkorb
Vorbereitung für Kobra, Schwalbe, Bogen

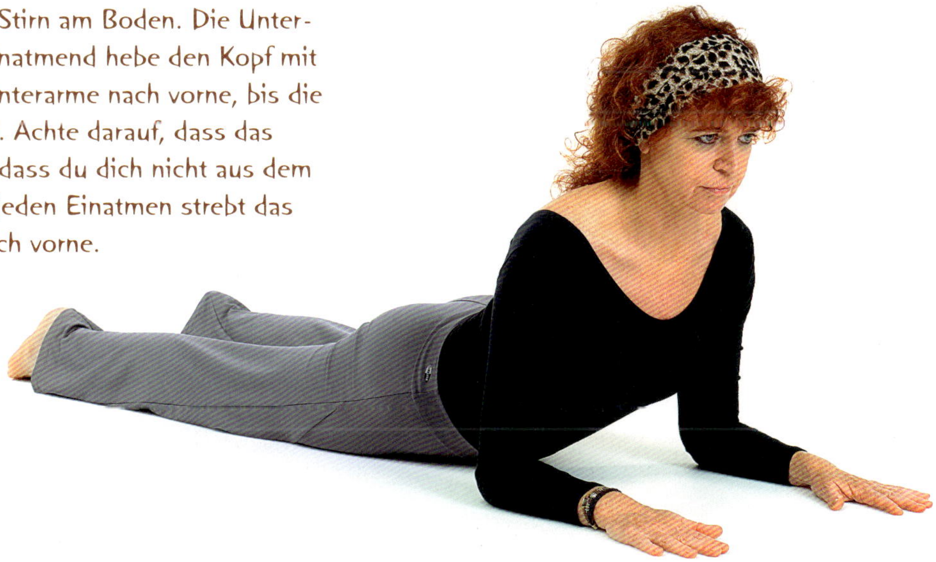

Asanas als statische oder dynamische Übungsfolgen

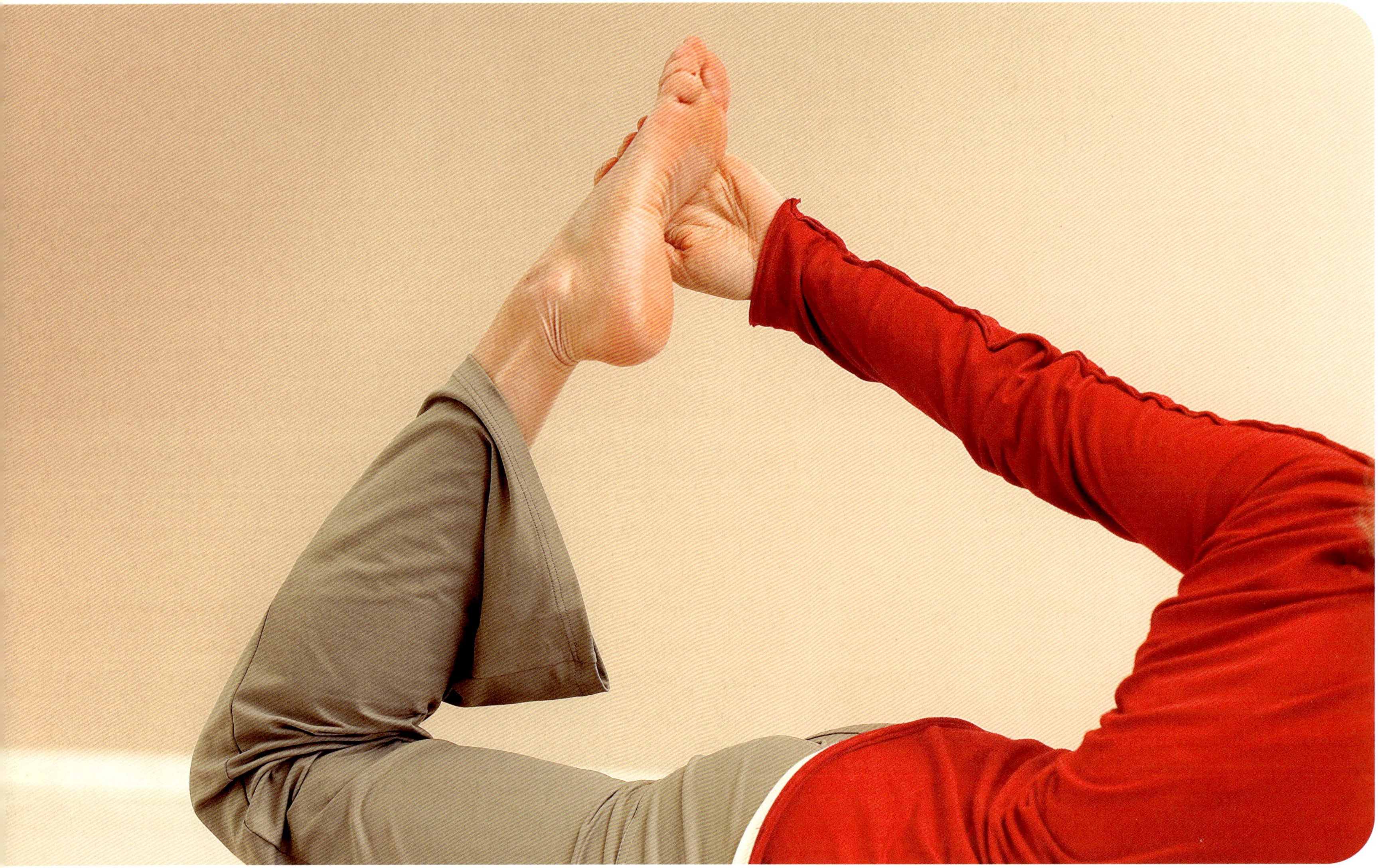

Bleibe statisch drei bis fünf Atemzüge in jeder Haltung oder wechsle dynamisch ein- und ausatmend in die nächste Position.

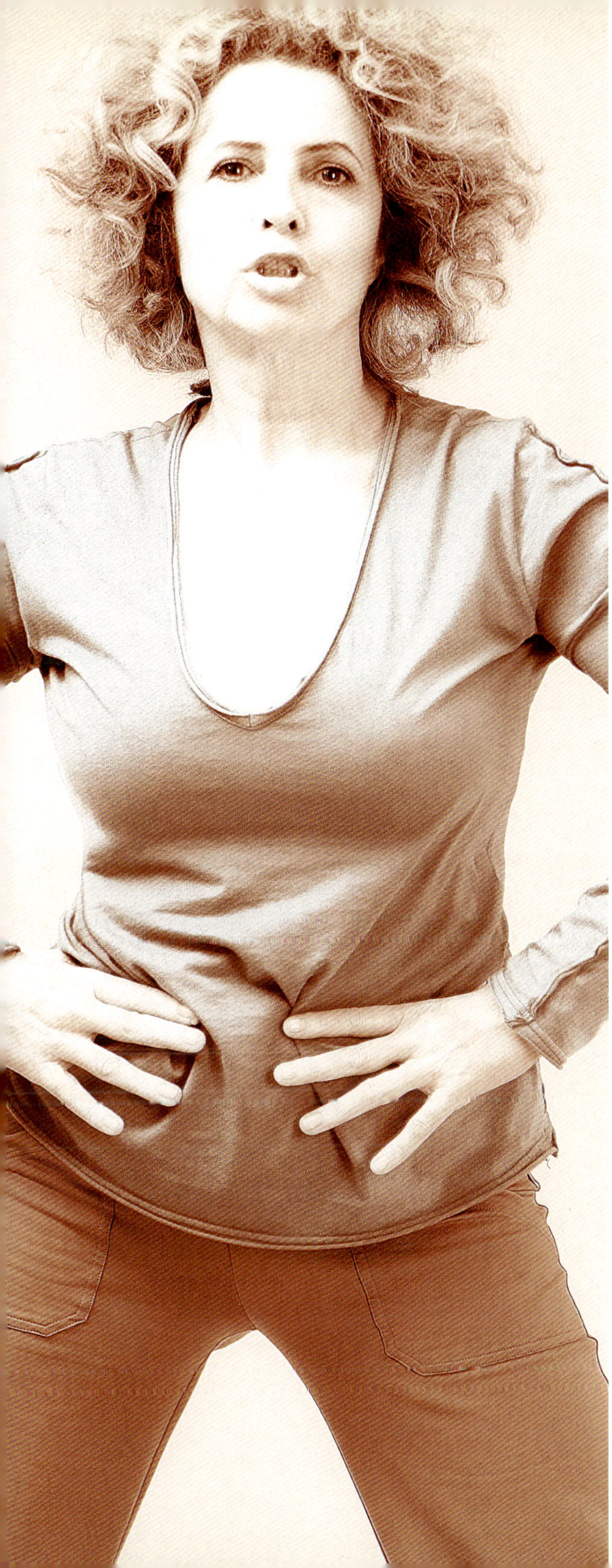
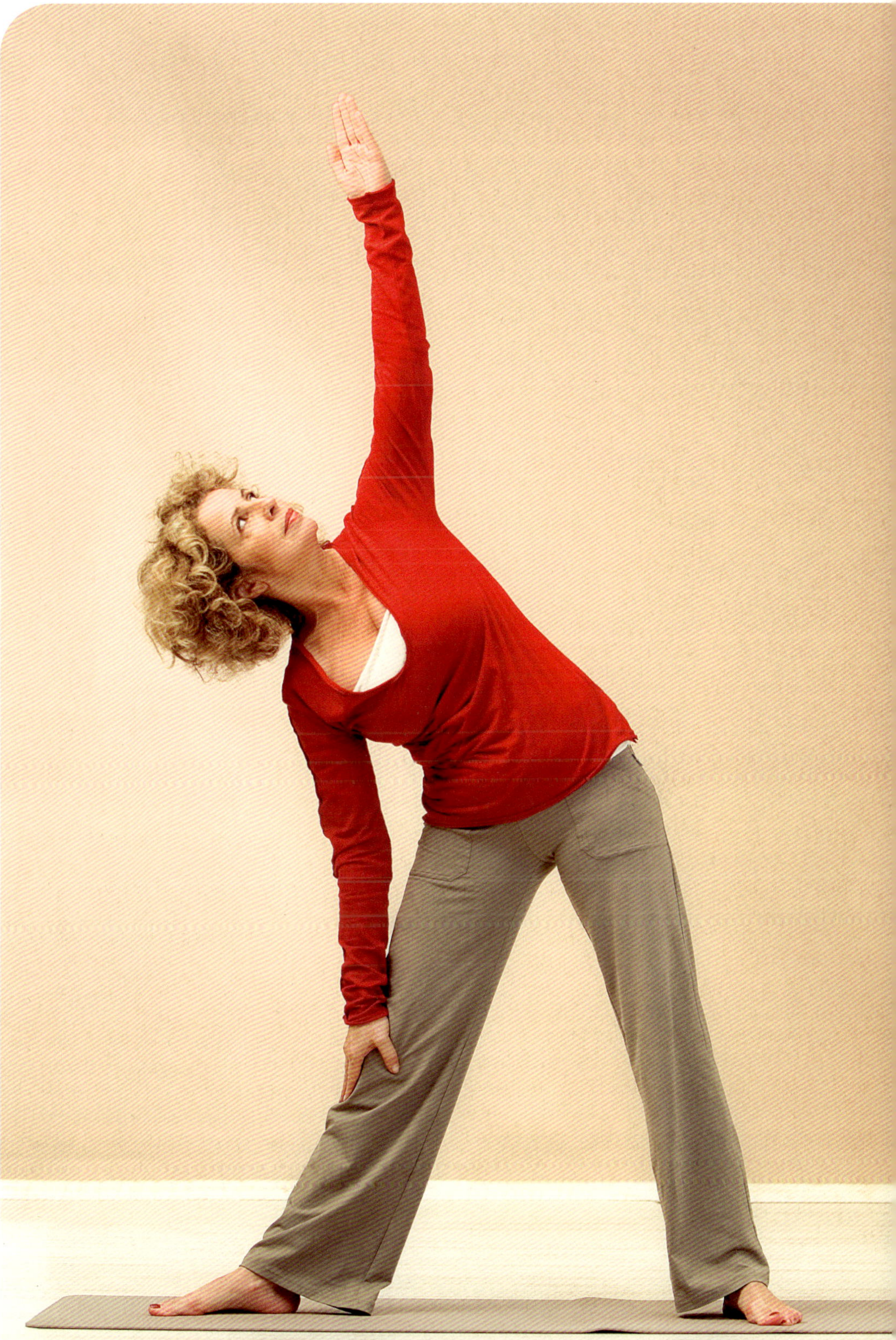

1. Standhaltungen (Beine)

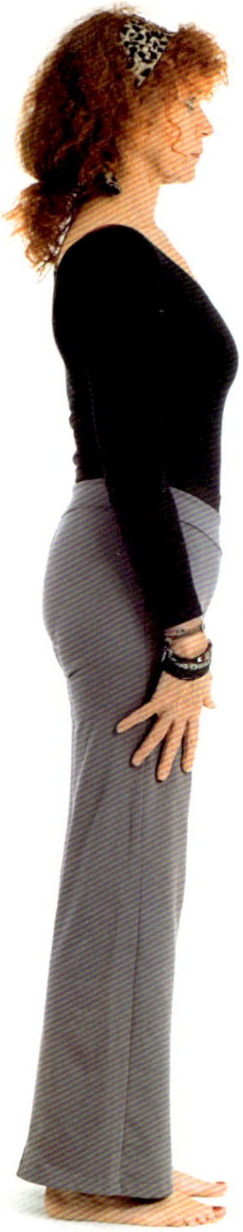

Berg (Ausgangsposition)

Stehe aufrecht, richte die Körperachse aus, Gelenke übereinander und durchlässig; die Schultern mit einem Halbkreis lockern; Nacken sanft dehnen, Rippen entspannen. Beim Einatmen nach oben wachsen, beim Ausatmen erden.

Wirkung lässt die Energien am besten fließen; Zentrierung und Erdung

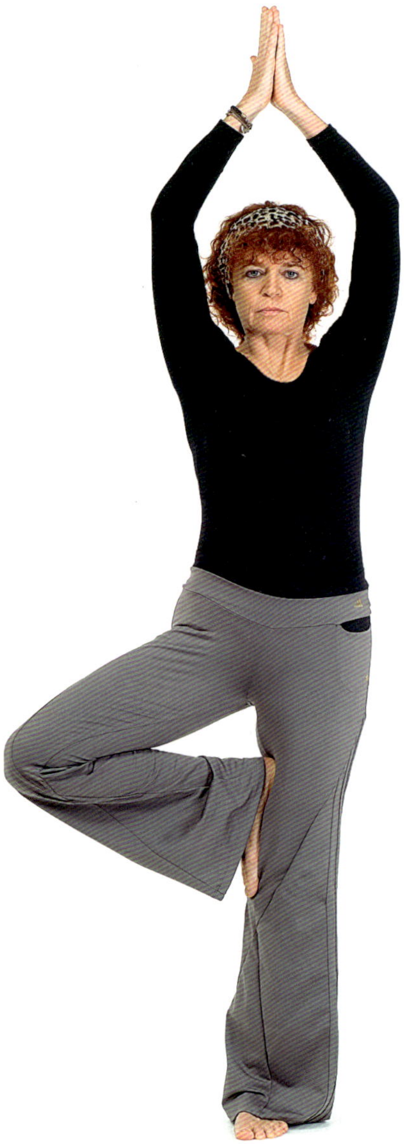

Baum

Verlagere dein Gewicht auf das linke Bein, lege die Hände vor der Brust zusammen (Geste der Sammlung und Grußgeste).
Richte dich über dein Standbein zum Kronenpunkt auf. Konzentriere den Blick auf einen Punkt in Augenhöhe.
Hebe einatmend die Arme über den Kopf, und stabilisiere ausatmend die Körpermitte (Hochziehen des Bauchnabels zum Brustbein).

Wirkung
Zentrierung

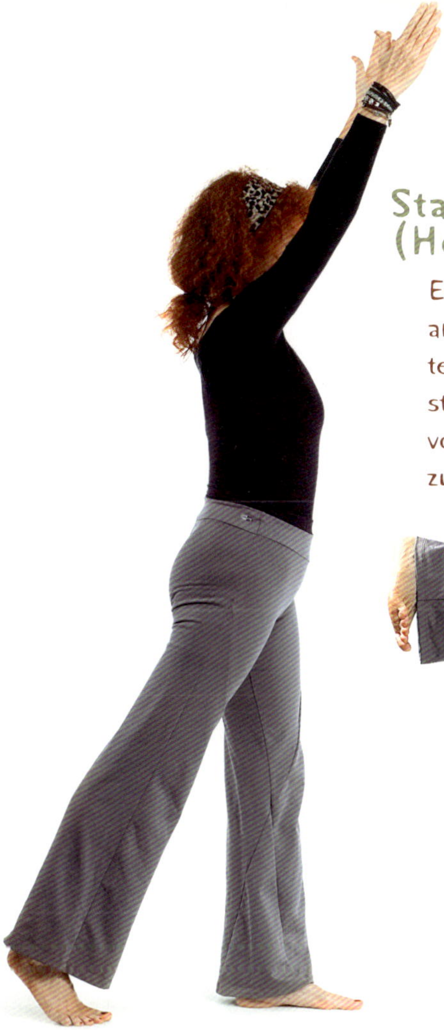

Standwaage (Held III)

Einatmend beide Arme anheben und das rechte Bein nach hinten strecken. Dehne dich von der rechten Ferse zum Kronenpunkt, …

… und komme ausatmend mit dem rechten Bein, dem Rumpf und den Armen in eine horizontale Stellung – die Hüfte bleibt gesenkt, die Leiste wird gedehnt, das rechte Bein ist gestreckt. Die Schultern von den Ohren wegziehen.

Wirkung fördert die Konzentration und das Gleichgewicht

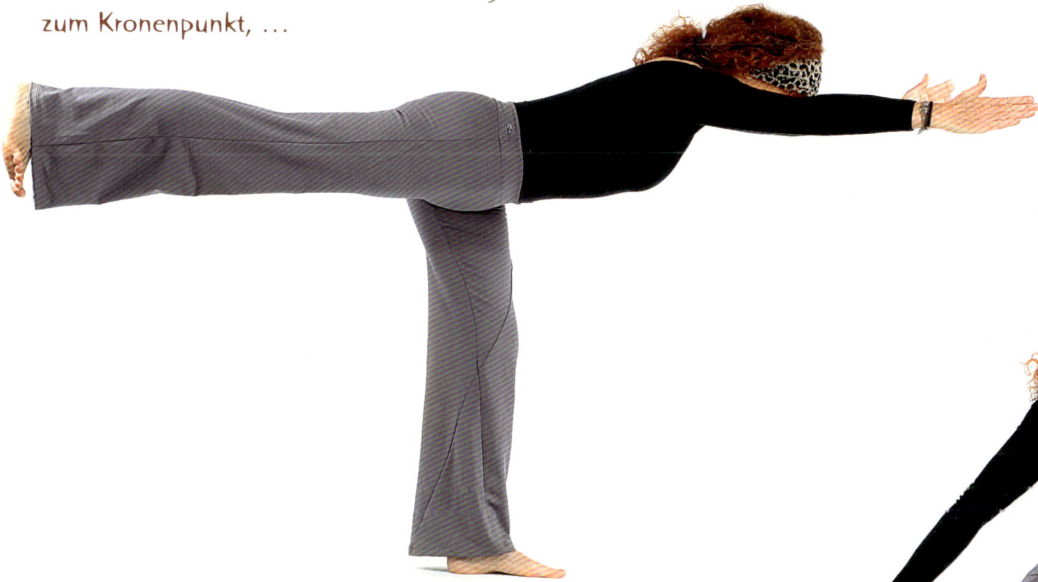

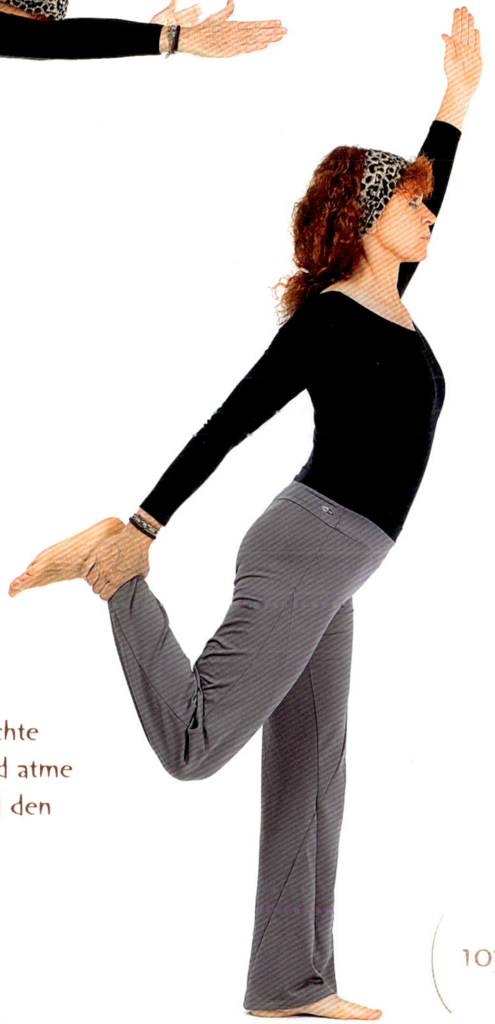

Tänzer

Hebe einatmend den linken Arm, fasse mit der rechten Hand die rechte Fessel, lasse das rechte Knie neben das linke nach unten sinken und atme aus. Einatmend die rechte Ferse vom Gesäß nach hinten ziehen und den Rumpf in eine leichte Rückbeuge mit langem Nacken führen.

Wirkung stärkt die Beinmuskulatur, das Gleichgewicht und die Konzentration; Ausdruck für Lebendigkeit

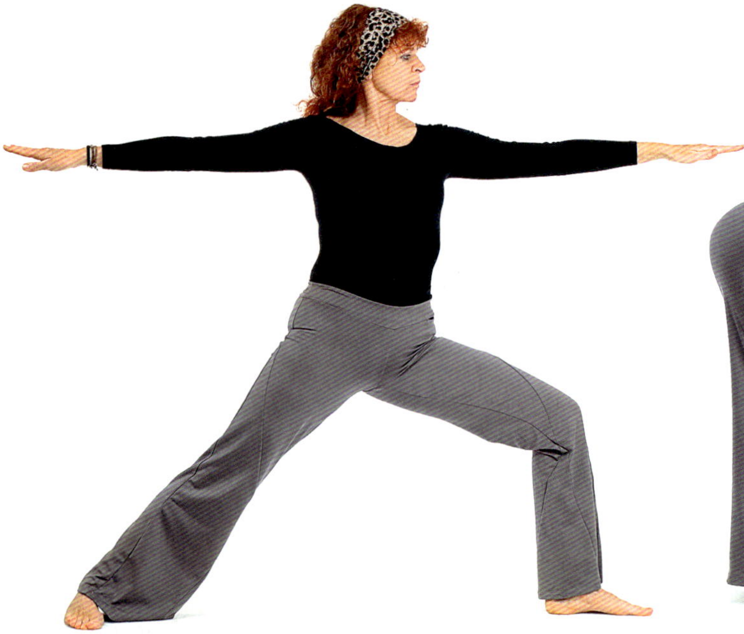

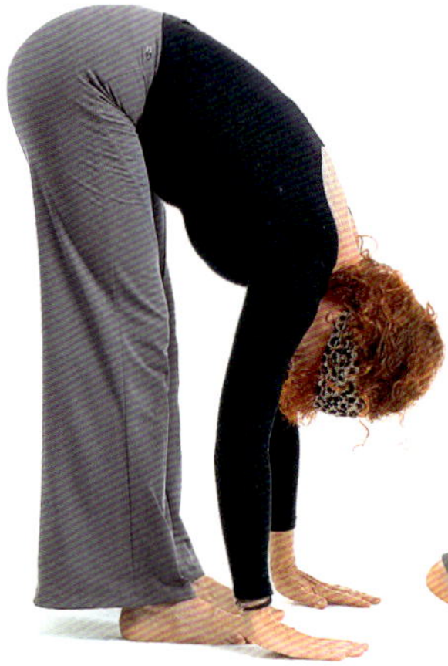

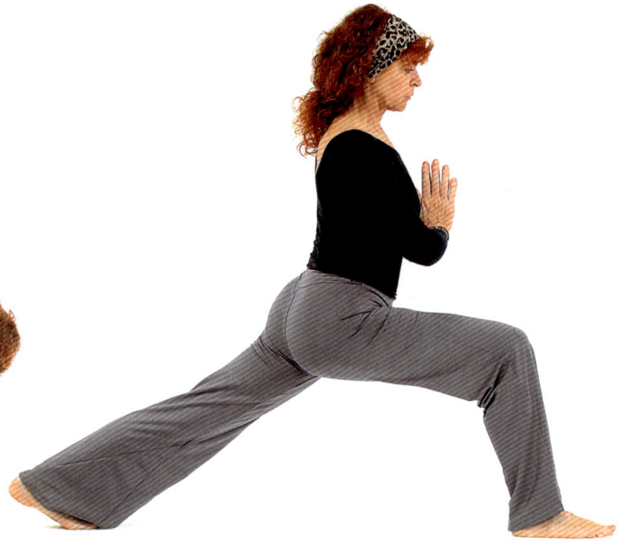

Held II

Bringe einatmend das rechte Bein mit großem Schritt nach hinten, den Fuß in einem Winkel von 45 bis 60 Grad zum linken Fuß. Beuge ausatmend das linke Knie, richte die Wirbelsäule auf, hebe beide Arme in Schulterhöhe, und richte den Blick nach vorne.

Wirkung Ausdruck für Stabilität, Offenheit, Zielstrebigkeit

Vorbeuge

Hebe einatmend beide Arme nach oben. Den Kopf leicht mitnehmen und ausatmend mit aktivierten Bauchmuskeln in die Vorbeuge kommen (eventuell Knie anbeugen).

Wirkung wirkt beruhigend und führt zur Mitte zurück

Held I

Stelle einatmend das linke Bein mit großem Schritt nach hinten. Richte den Oberkörper auf, und lege die Hände in Namasté (Grußhaltung).

Wirkung stabilisierend und herzzentrierend

Standhaltungen wirken anregend, stabilisierend und kräftigend. Sie fördern die Haltung, das Gleichgewicht und die Konzentration. Sie helfen, sich zu zentrieren, in die Mitte zu kommen und vermitteln ein Gefühl des Geerdetseins.

Affirmation »Ich stehe mit beiden Beinen fest im Leben.«

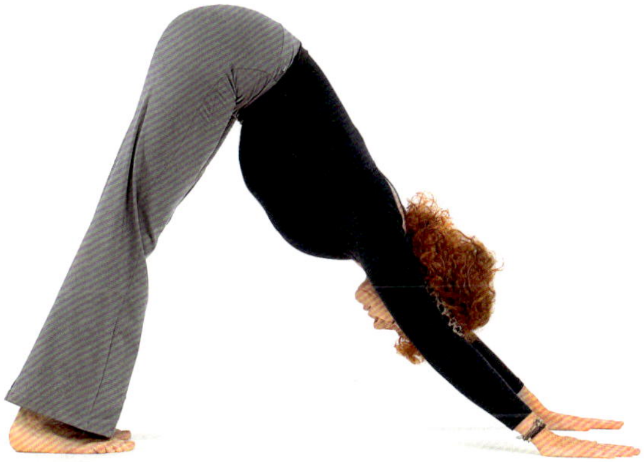

Hund

Bringe ausatmend beide Hände zum Boden, und stelle den rechten Fuß neben den linken zurück. Beuge die Knie und schiebe den Rumpf so weit es geht nach hinten, strecke die Arme, senke die Fersen zum Boden (eventuell die Knie etwas gebeugt lassen). Dehne die ganze Wirbelsäule.

Wirkung Zurückziehen der Sinne nach innen, beruhigt das Herz

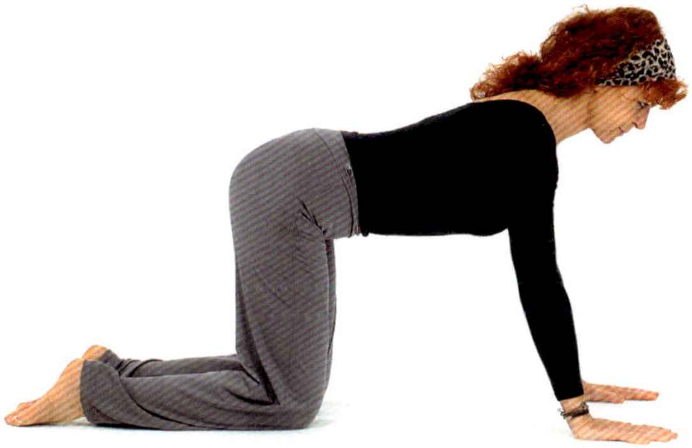

Vierfüßler

Hebe einatmend den Hinterkopf an, bis die Halswirbelsäule und die Brustwirbelsäule eine Linie bilden. Senke ausatmend die Knie zum Boden.

Wirkung Zentrierung und Ausrichtung

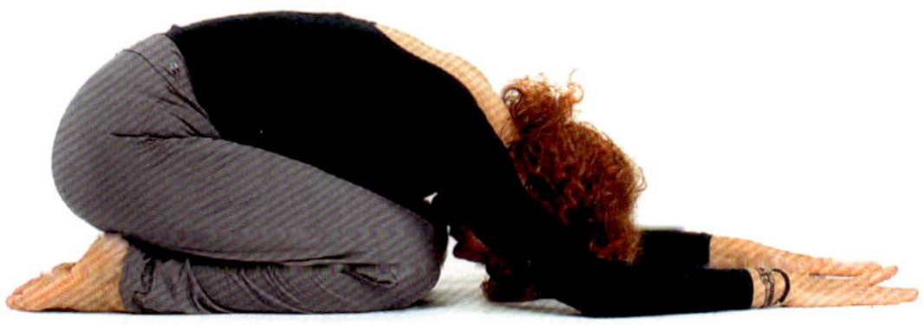

Demut

Atme ein, und schiebe ausatmend das Gesäß nach hinten, senke den Bauch auf die Oberschenkel, dann den Brustkorb; zum Schluss lege die Stirn auf den Boden.

Wirkung entspannend, zentrierend, ausgleichend

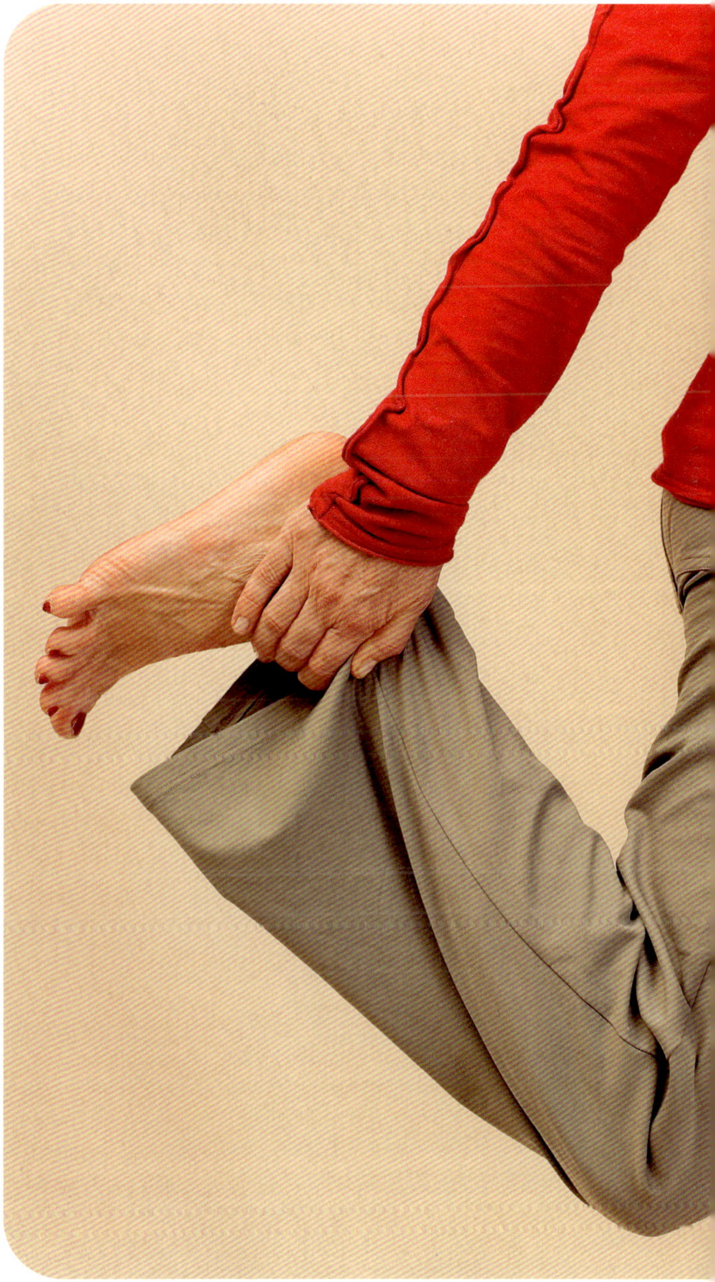

2. Rücken

In der Bauchlage

Arme in U-Haltung bringen. Das Becken stabilisieren, Schambein in den Boden fließen lassen, den Impuls an die Wirbelsäule weitergeben, diese streckt sich, der Hinterkopf hebt sich, dann der Rumpf. Dies gilt für alle Übungen aus der Bauchlage. Das Schambein bleibt in den Boden geschmiegt.
Einatmend die Wirbelsäule langziehen, ausatmend die Brust Wirbel für Wirbel fließend ablegen, zum Schluss die Stirn. Den Rumpf mit den Armen in U-Haltung einatmend anheben, die Schulterblätter zusammenziehen und ausatmend wieder ablegen.

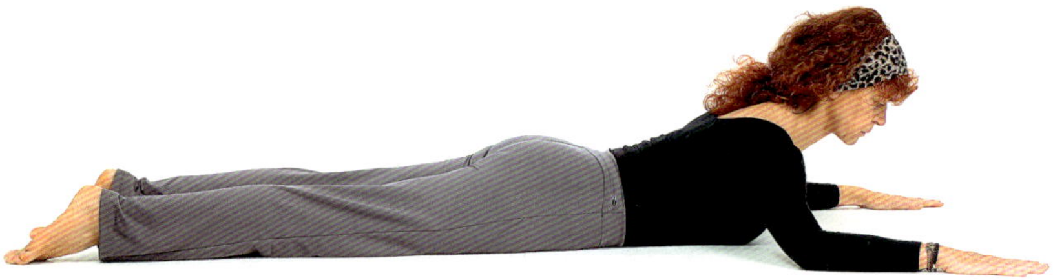

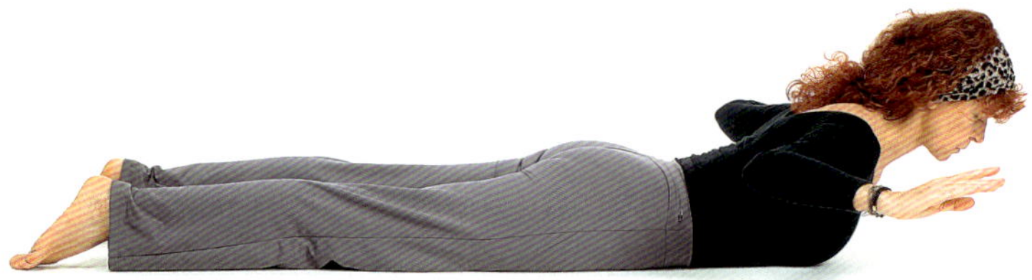

Kobra

Beide Hände neben die Brust unter die Schultern legen, die Ellbogen wie Flügel halten.
Einatmend den Rumpf heben (wie oben); erst wenn der Rücken allein mit Rückenkraft gehalten wird, die Hände sanft in den Boden drücken und die Rumpfaufrichtung unterstützen; der Nacken bleibt lang. Ausatmend den Rumpf von unten beginnend wieder ablegen: Brust, Schultern, zuletzt die Stirn.

Wirkung fördert Offenheit, innere Haltung

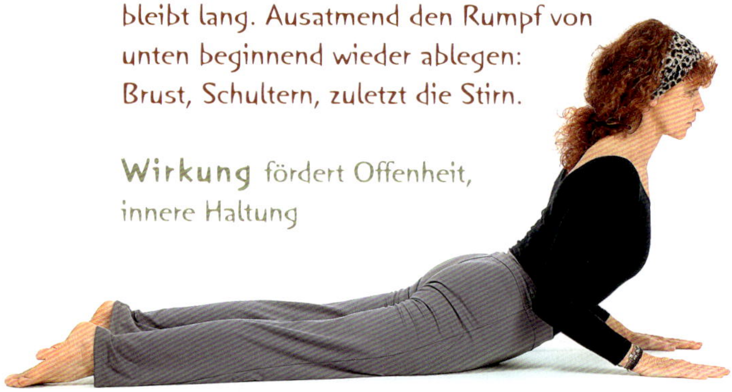

Heuschrecke

Beide Hände mit den Handflächen nach unten neben den Körper legen. Einatmend den Kopf, Rumpf und die Beine gleichzeitig anheben; alles ausatmend wieder zurücklegen.

Wirkung stärkt die Rückseite des Körpers und das Selbstvertrauen

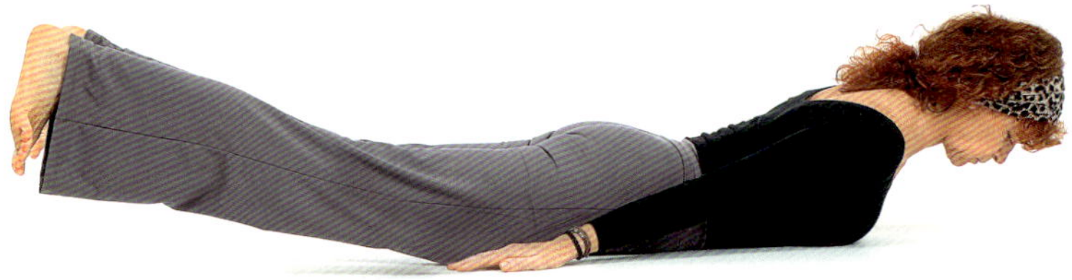

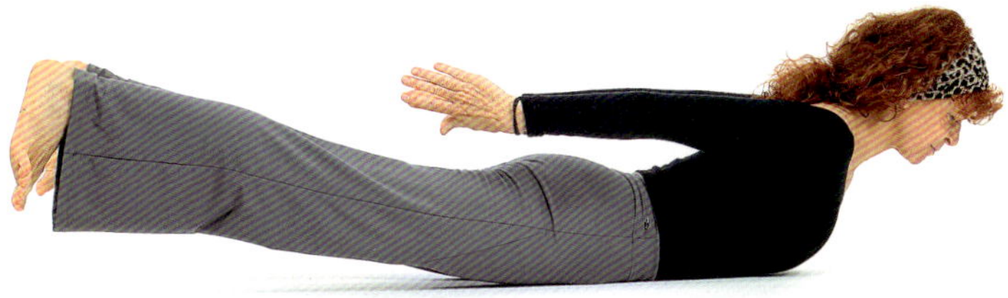

Schwalbe

Gehe in Bauchlage mit der Stirn auf dem Boden, die Hände liegen neben dem Körper. Die Handflächen zeigen zur Hosennaht. Nun das Schambein in den Boden schmiegen. Einatmend die Arme nach hinten ziehen, sodass sich der Oberkörper aufrichtet. Die gestreckten Beine heben. Die Füße sind geflext und der Nacken ist lang. Ausatmend in die Bauchlage zurückgehen.

Wirkung stärkt den Rücken

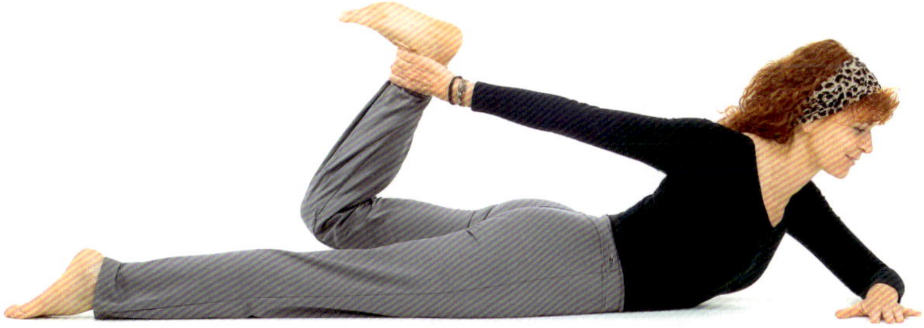

Diagonale Bogenhaltung

Den linken Arm anwinkeln, Rumpf aufrichten mit der rechten Hand die linke Fessel fassen; das Schambein bleibt am Boden. Einatmend den Oberschenkel vom Boden ziehen, den Oberkörper aufrichten.

Wirkung Dehnung der Körpervorderseite, diagonale Kräftigung der Rückenmuskulatur

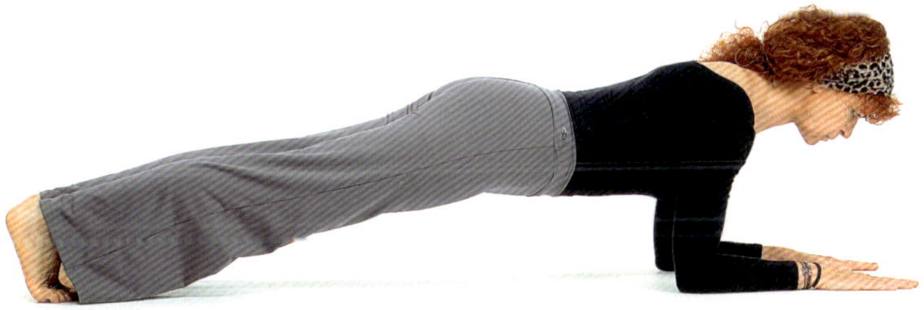

Brett

Die Unterarme im rechten Winkel unter die Schultern nehmen, Zehen aufstellen, Bauch und Gesäß anspannen. Den Rumpf heben und fließend atmen.

Wirkung kräftigt und stabilisiert den ganzen Körper

Übungen für den Rücken stärken die innere und äußere Haltung. Sie verhelfen zu mehr Stabilität auch in Krisenzeiten.

Katze

Komme in den Vierfüßlerstand, lasse den unteren Rücken sinken, und hebe den Hinterkopf; atme ein. Lasse ausatmend Steißbein und Kronenpunkt nach unten sinken, ziehe den Bauchnabel zur Wirbelsäule.

Wirkung dehnt die Rückseite, besonders den unteren Rücken, als Ausgleich nach den Rückenübungen

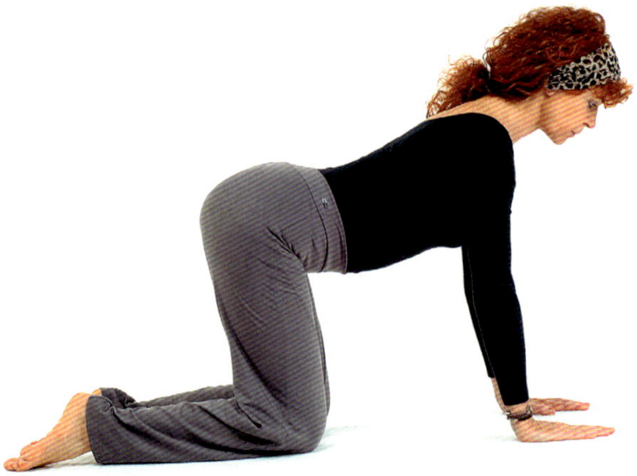

Affirmation
»Ein starker Rücken gibt mir Kraft, alle Herausforderungen des Lebens mutig zu meistern.«

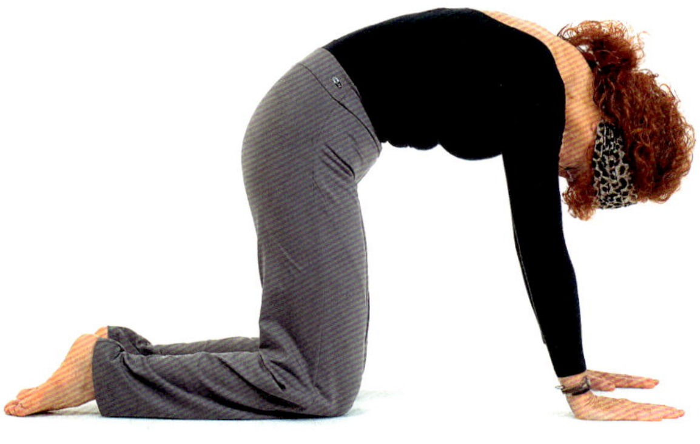

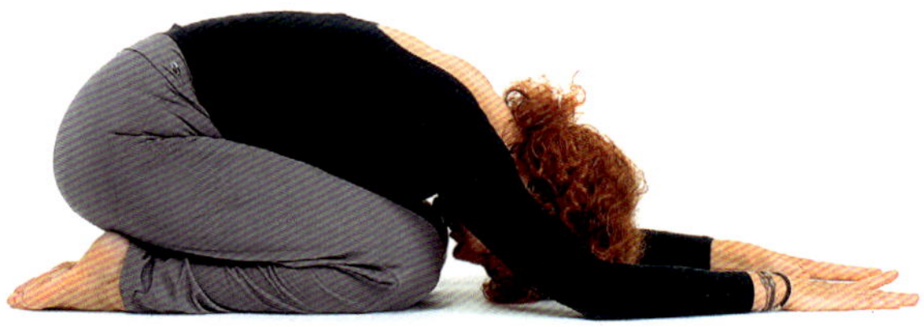

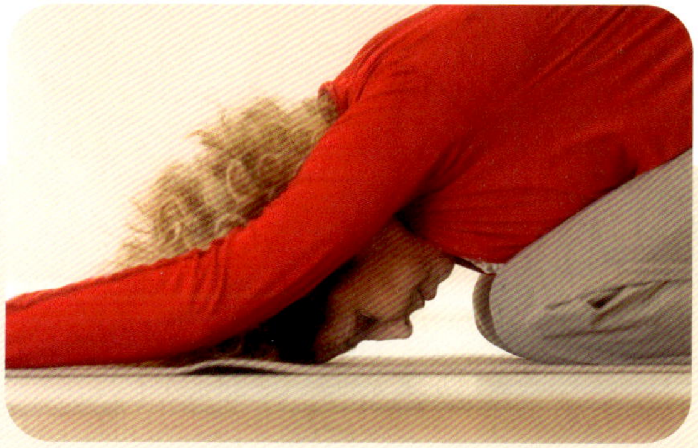

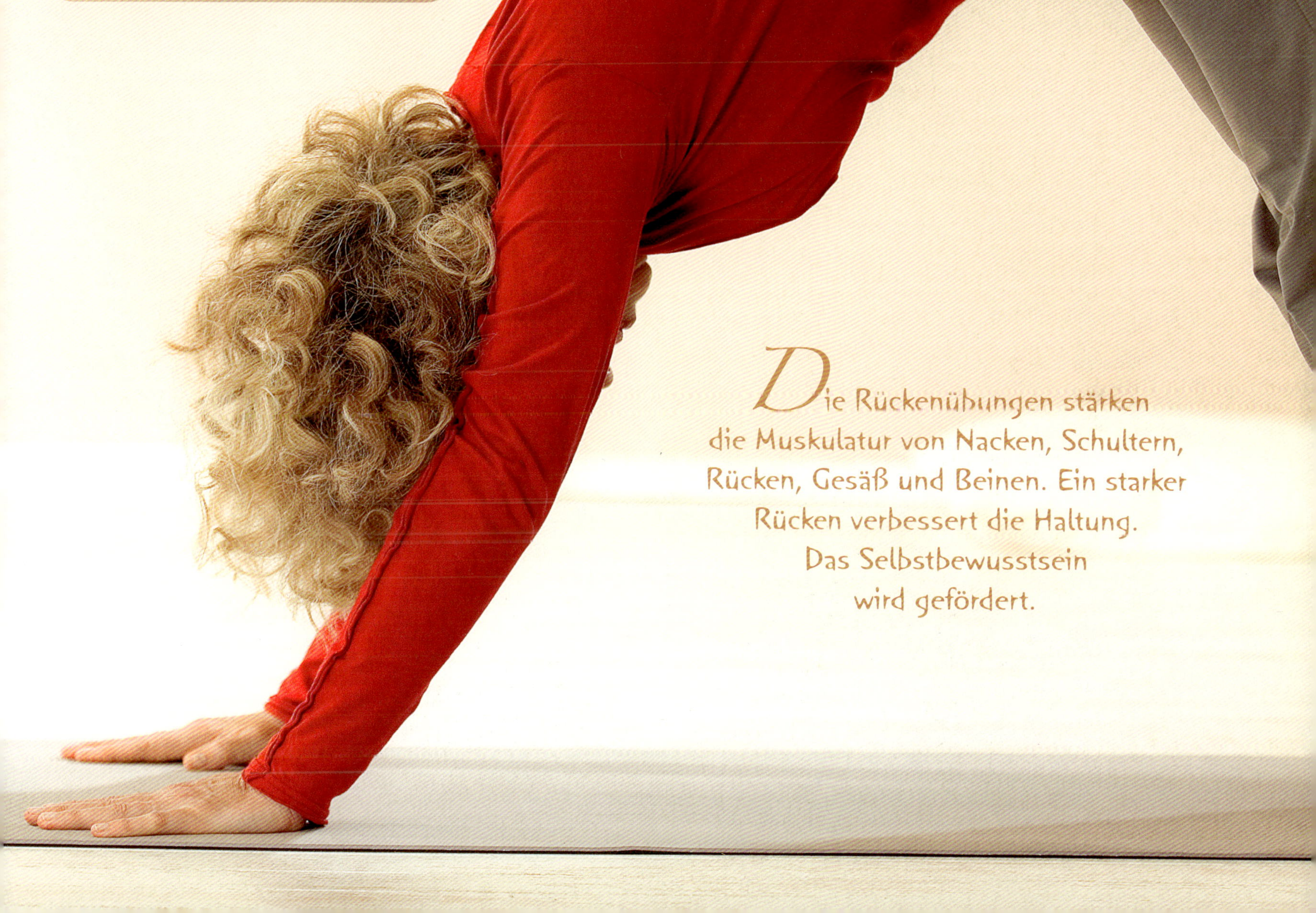

Die Rückenübungen stärken die Muskulatur von Nacken, Schultern, Rücken, Gesäß und Beinen. Ein starker Rücken verbessert die Haltung. Das Selbstbewusstsein wird gefördert.

3. Bauch

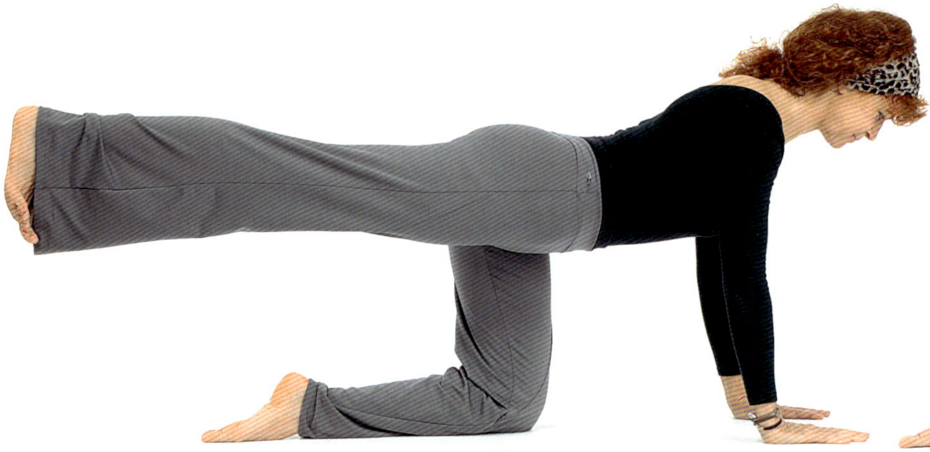

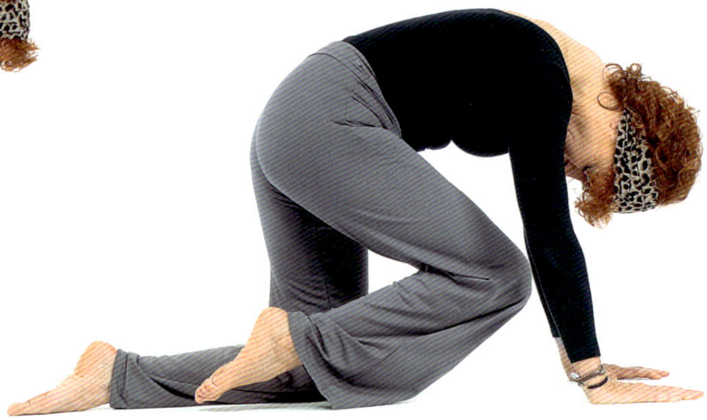

Gestreckte Katze

Gehe in den Vierfüßlerstand, einatmend das rechte Bein strecken und sich über den Kronenpunkt und die Ferse dehnen. Ausatmend Kopf und Knie zusammenführen, Rücken einrunden, den Bauch nach innen ziehen.

Wirkung stärkt die Bauch- und Rückenmuskeln

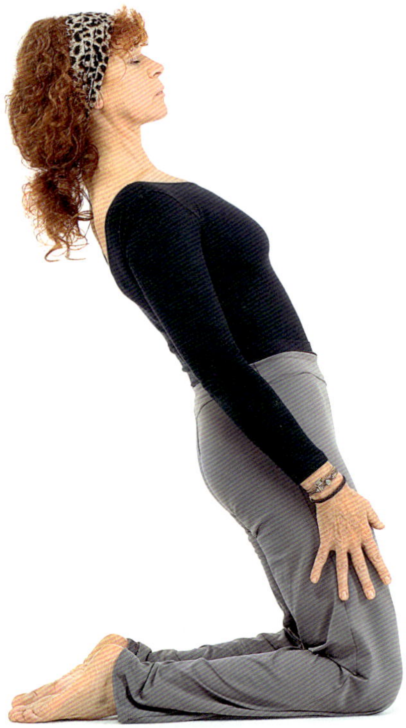

Kamel

Gehe in den Kniestand, stabilisiere den Rumpf (Gesäß- und Bauchmuskeln anspannen), einatmend gerade zurücklehnen; ausatmend nach vorne kommen.

Wirkung stärkt die Körpermitte und Oberschenkelmuskulatur

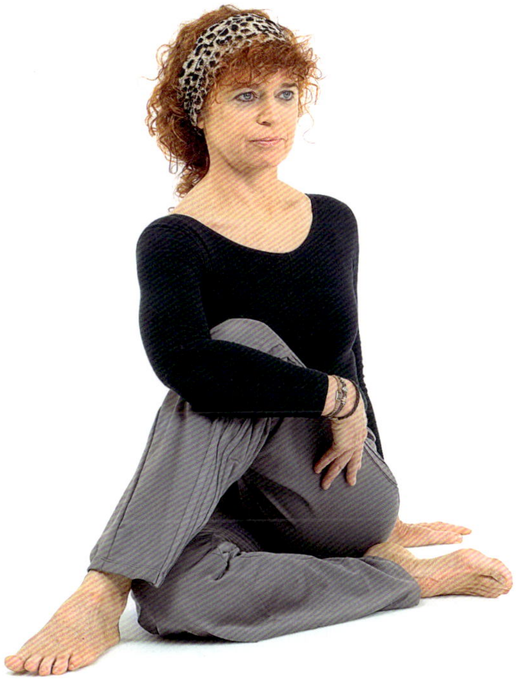

Drehsitz

Aus dem Kniestand das Gesäß nach rechts auf den Boden setzen, das linke Bein über das rechte stellen, einatmend die Wirbelsäule strecken. Ausatmend den rechten Arm um das aufgestellte linke Bein schlingend den Rumpf nach links drehen. Die linke Hand hinter dem Gesäß aufstützen. Mehrere Atemzüge verweilen und auflösen durch Zurückdrehen des Kopfes und dann des Rumpfes. Wiederholung auf die andere Seite.

Wirkung dehnt den Oberkörper und die Beine, dehnt und dreht die Wirbelsäule, verbessert den Energiefluss in der Wirbelsäule und im Rücken, regt die Verdauung an durch die Massage der Bauchorgane

Seitstütz

Lege den rechten Ellenbogen unter die rechte Schulter. Unterarm und Hand in den Boden drücken, den Körper anheben (Sitzhöcker aktivieren, Kronenpunkt und Fersen langziehen, Bauchnabel in Richtung Brustbein ziehen), dann den linken Arm senkrecht nach oben strecken, die Schultern stehen übereinander, der Nacken ist lang.

Wirkung kräftigt den gesamten Tonus des Körpers, besonders die quere Bauchmuskulatur

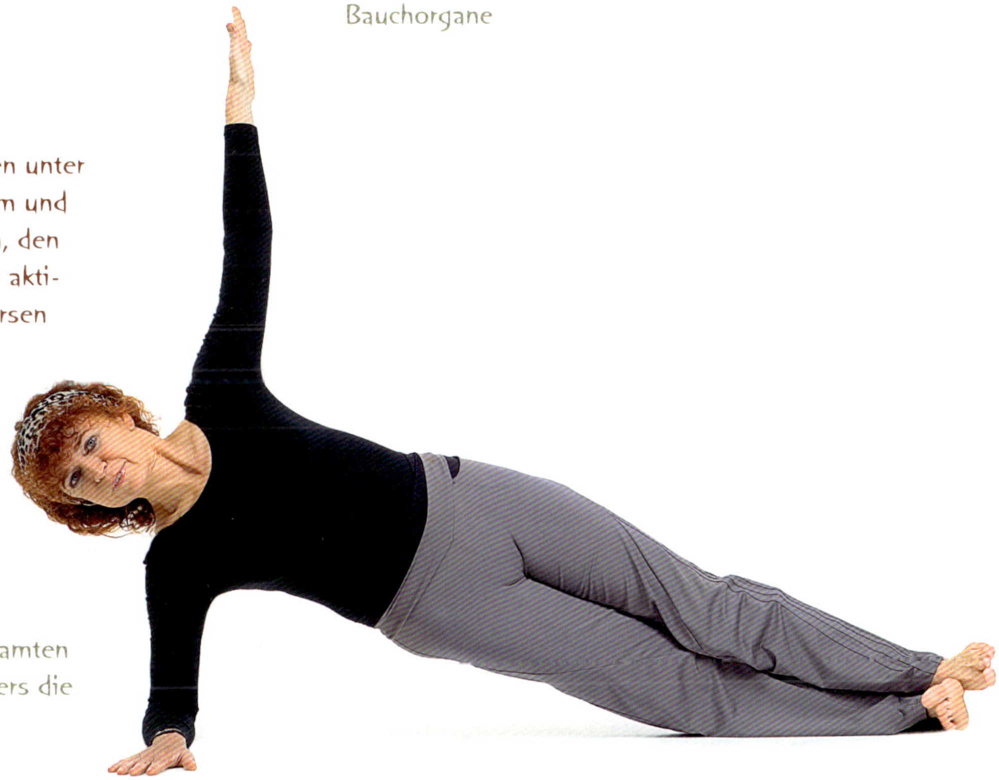

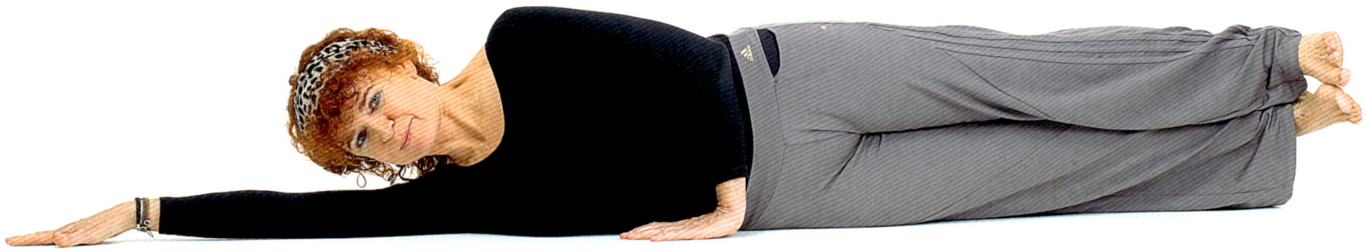

Seitlage

Rechten Arm am Boden ausstrecken, der linke Arm stützt den Rumpf. Einatmend beide Beine vom Boden heben, den Kopf leicht mit anheben. Dehnen vom Kronenpunkt bis zu den Fersen.

Wirkung kräftigt die Körperseiten

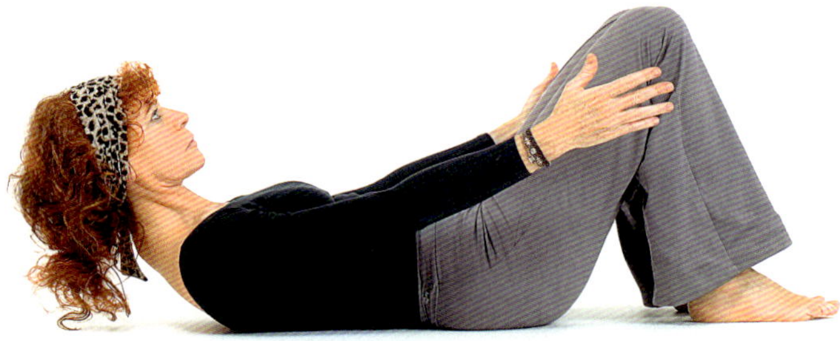

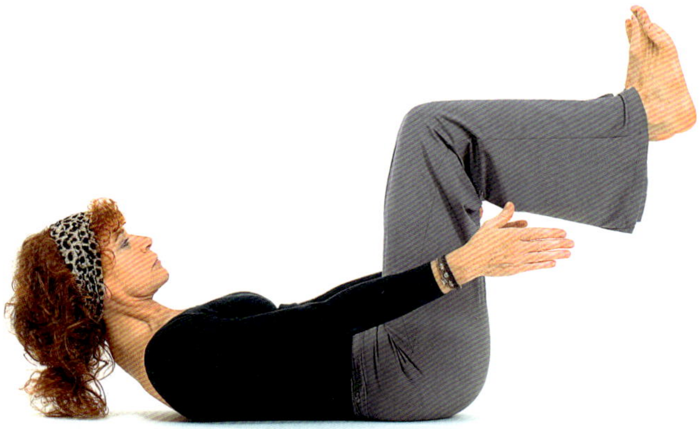

Sit-ups

Beide Füße ans Becken stellen und ausatmend Kopf und Schultern heben, Arme nach vorne ziehen. Der Bereich zwischen Schambein und Brustbein bleibt flach. Das Gleiche mit gehobenen Beinen.

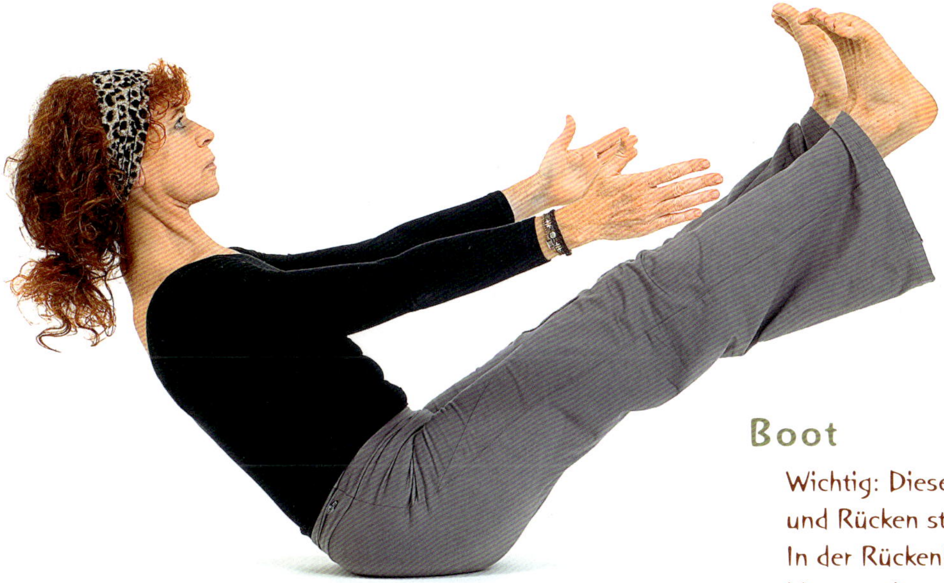

Boot

Wichtig: Diese Übung erst machen, wenn Bauch und Rücken stark genug sind.
In der Rückenlage einatmend die Arme nach hinten nehmen. Ausatmend den Oberkörper, Arme und gestreckte Beine ohne Schwung in die V-Haltung heben.

Wirkung stärkt Rücken und Bauch gleichmäßig

Die Bauchmuskulatur bewirkt eine positive Ausrichtung auf die Bauchorgane und trägt den Rumpf von unten. Miteinbezogen ist der Beckenboden, der die Basis bildet für die Lage der Bauchorgane und die Haltung stabilisiert. Körperlich und energetisch bewirkt dies ein gutes Verdauungsfeuer. Hier bekommt man Kraft für die Ausscheidung. Willens- und Entscheidungskraft werden positiv beeinflusst.

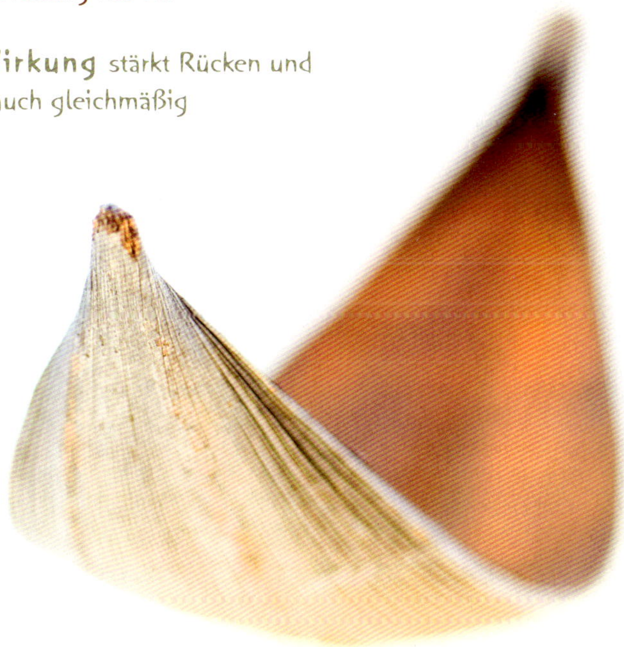

Affirmation »Ich habe die Kraft und den Willen, alle meine Entscheidungen zu verantworten.«

4. Oberer Rücken

Hund

Aus dem Vierfüßler einatmend die Zehen aufstellen, die Knie heben, die Arme und den Rücken langmachen und nach hinten Richtung Oberschenkel schieben. Ausatmend die Fersen Richtung Boden drücken, die Knie strecken (oder leicht gebeugt lassen).

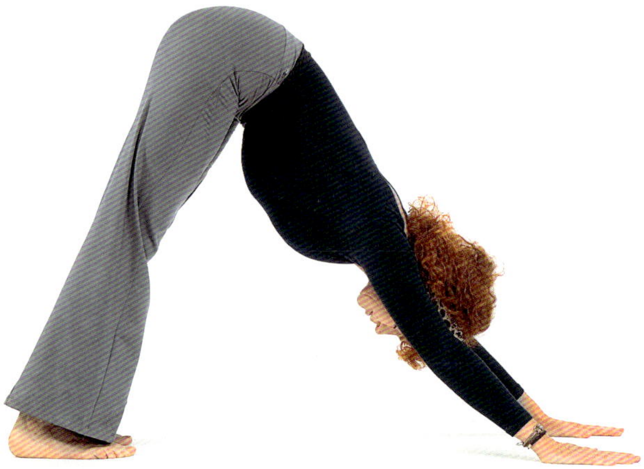

Dreieck

Aus dem Hund den linken Fuß an die Innenseite der linken Hand setzen. Richte dann den Oberkörper auf und drehe den rechten Fuß nach innen (etwa 45 Grad).
Breite einatmend die Arme in Schulterhöhe aus, ausatmend in die Seitbeuge gehen. Einatmend die Wirbelsäule dehnen. Ausatmend den Kopf drehen und in die rechte Handfläche blicken.
Einatmend aufrichten.

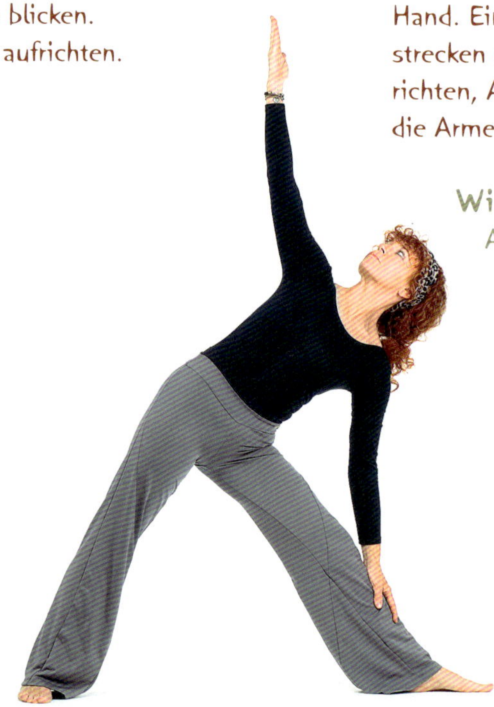

Erweiterte Dreieckshaltung

In der Grätschstellung einatmend, die Arme ausbreiten. Ausatmend das linke Knie beugen, linken Ellbogen und Unterarm auf linken Oberschenkel legen. Rechten Arm gestreckt über den Kopf führen, in die Verlängerung der rechten Körperseite. Spüre die Dehnung vom linken Außenknöchel bis in die Fingerspitzen der rechten Hand. Einatmend das rechte Bein strecken und den Rumpf wieder aufrichten, Arme waagerecht, ausatmend die Arme sinken lassen.

Wirkung verbessert die Ausrichtung des Körpers, dehnt die Rumpfseiten und schult den Richtungssinn, stärkt Schultern und Arme

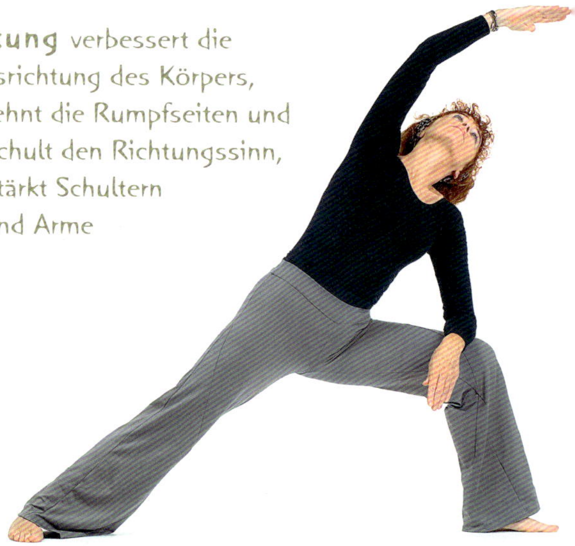

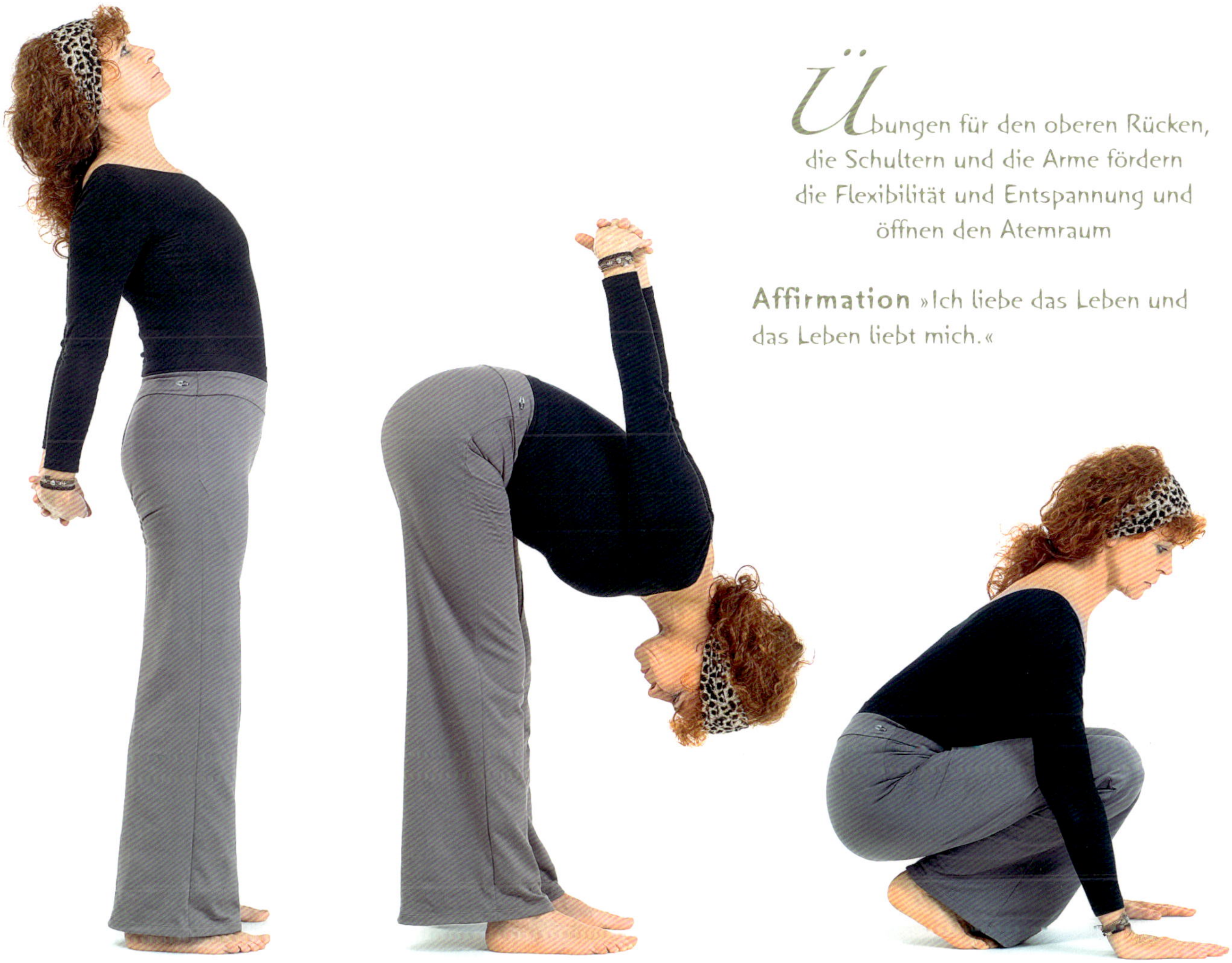

Übungen für den oberen Rücken, die Schultern und die Arme fördern die Flexibilität und Entspannung und öffnen den Atemraum

Affirmation »Ich liebe das Leben und das Leben liebt mich.«

Brustexpander und Hocke

Aus der Berghaltung die Hände hinter dem Gesäß falten. Einatmend den ganzen Körper strecken und in eine leichte Rückbeuge, ausgehend von der Leiste, kommen. Der Nacken ist lang. Hände vom Gesäß wegziehen, ausatmend in die Vorbeuge gehen. Dann die Arme nach schräg hinten oben ziehen.

Hände lösen und die Knie beugen, in die Hocke kommen. Aus der Hocke langsam absetzen und zurückrollen in die Rückenlage.

Abschluss

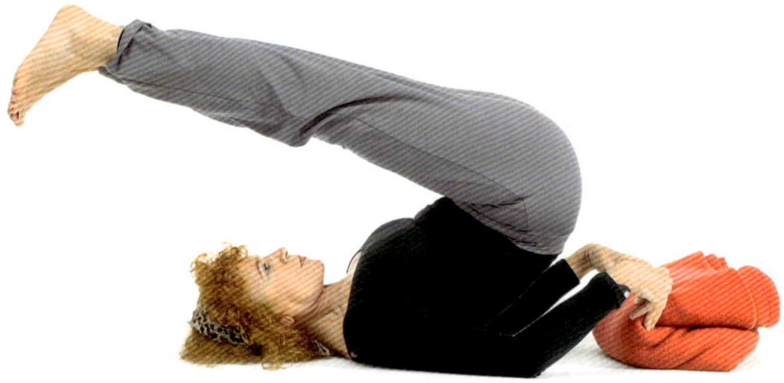

Aktiver Schulterstand

Beine und Gesäß einrunden, den Rücken stützen, Ellbogen zum Schutz des Nackens eng zusammenziehen, Beine strecken. Fünf Atemzüge in dieser Haltung bleiben. Auflösen: Knie anwinkeln, Arme zu Boden legen, Hände fest in den Boden drücken und Wirbel für Wirbel abrollen, bis das Becken wieder aufliegt. Eventuell den Kopf mit anheben. Nun die Füße aufstellen und nacheinender ausstrecken.

Wirkung beruhigt und nährt den gesamten Körper

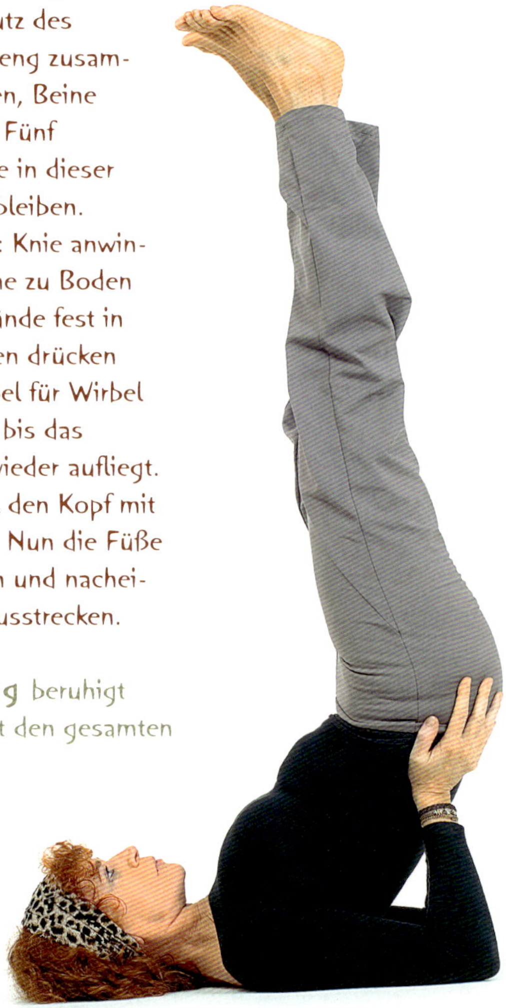

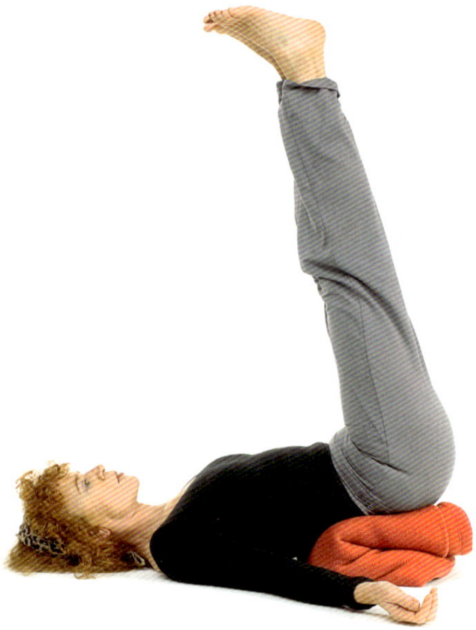

Passiver Schulterstand

Achtung! Bei Schulter-Nacken-Problemen die Übungsfolge mit dem passiven Schulterstand beenden: Die Knie zum Bauch ziehen und unter das Gesäß ein doppeltes Kissen legen. Beine zur Decke strecken. Die Arme heben den Körper. Das Kinn in Richtung Kehle nehmen und die Spannung wieder lösen.

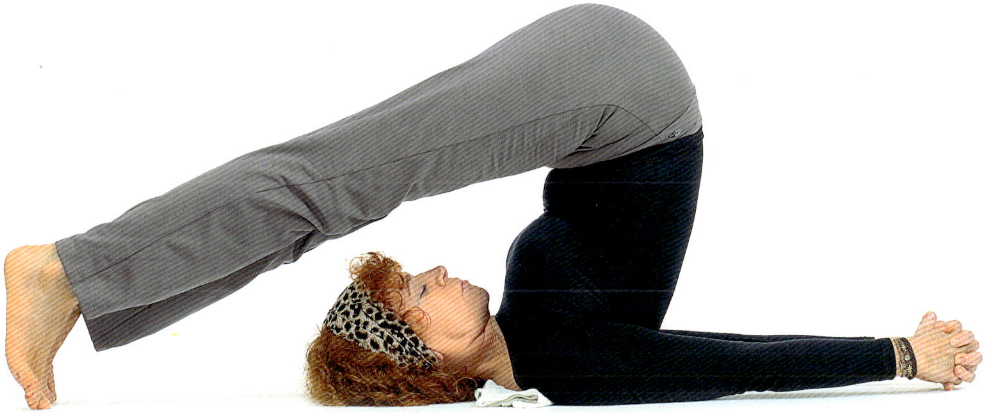

Pflug

Von der Rücklage ausgehend Beine und Gesäß einrollen, den Rücken stützen. Der Steiß zeigt in Richtung Decke, das Brustbein in Richtung Kinn. Die Beine langsam mit Hilfe der Schwerkraft sinken lassen. Ruhig atmen.
Auflösen: Hände fest in den Boden drücken. Den Rücken langsam zurückrollen. Füße aufstellen und ausstrecken.

Wirkung beruhigend, dehnend für unteren Rücken, verdauungsanregend

Fisch

Füße zum Gesäß stellen, Rumpf anheben, beide Arme gestreckt unter den Rumpf legen. Beine strecken und die Füße flexen. Einatmend den Rumpf wölben und auf die Ellbogen kommen. Den Nacken entspannt nach hinten sinken lassen. Sitzhöcker aktivieren zum Schutz des unteren Rückens. Spüre die Zwerchfellatmung.
Auflösen: Kopf am Boden entlang nach hinten schieben, Füße wieder aufstellen, den Rumpf anheben, Arme entlassen, den Rumpf ablegen und in die Entspannungslage kommen.

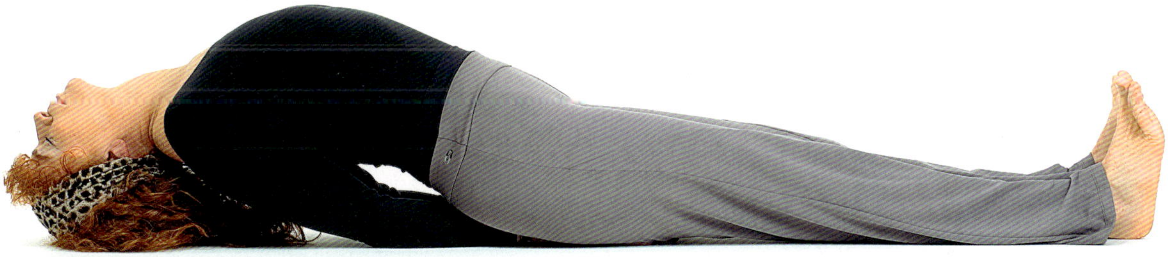

Diese Übungen beruhigen und bringen dich von außen nach innen. Sie sind kühlend und besänftigend.

Affirmation »Ich bin ganz bei mir und genieße das Loslassen und Entspannen.«

Yoga mit Hilfsmitteln

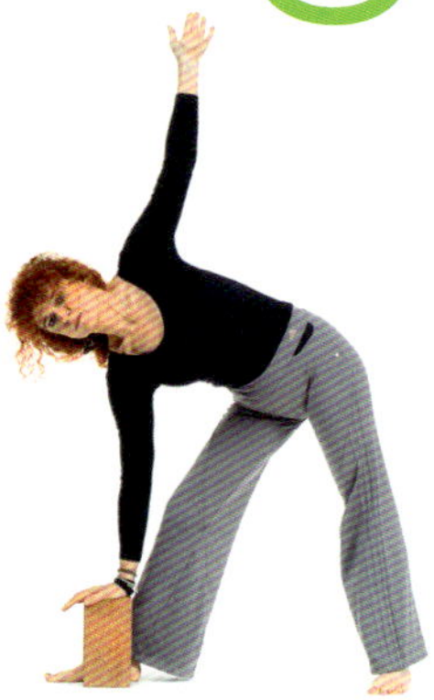
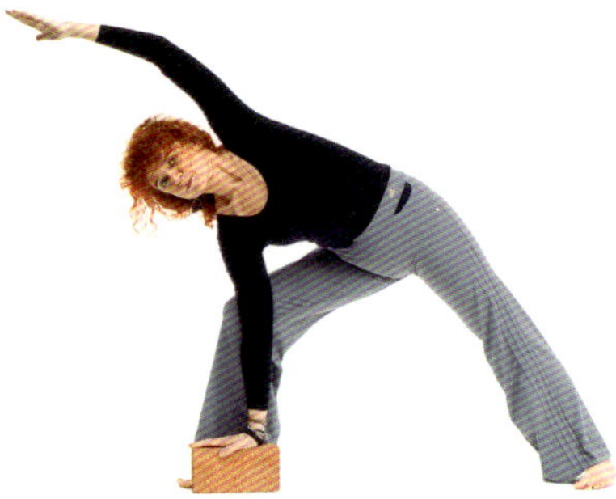

Dreieck an der Wand und erweitertes Dreieck mit Klotz

Bei der Dreieckshaltung ist wichtig, dass die Rückseite – vom Hinterkopf über Schultern, Gesäß zum hinteren gestreckten Bein – eine Linie bildet. Eine Möglichkeit, das selbst zu kontrollieren: Mit dem Rücken zur Wand, den rechten Fuß parallel 90 Grad zur Wand stellen, den hinteren 45 bis 60 Grad eindrehen. Die Wirbelsäule langdehnen, die Arme ausbreiten und in einer Seitbeuge nach rechts gehen. Die Rückseite des Körpers sollte an der Wand entlanggleiten.
Falls die Dehnung noch nicht vorhanden ist oder die Kraft fehlt, ist es hilfreich, unter die rechte Hand den Klotz in erforderlicher Höhe aufzustellen, um die Hand darauf abzulegen. Der andere Arm zeigt senkrecht nach oben mit der Handfläche zur Körpervorderseite. In dieser Stellung nun ein paar Atemzüge verharren und mit jeder Einatmung die Wirbelsäule länger werden lassen und mit jeder Ausatmung ein wenig tiefer in die Seitbeuge kommen. Die Beine tragen das Gewicht des Körpers.
Mit der Einatmung wieder aufrichten. Dann den Klotz an die Innenseite des Fußes legen. Ausatmend das rechte Bein beugen und in die Seitbeuge kommend die rechte Hand auf den Klotz legen. Den linken Arm über den Kopf in die Verlängerung der linken Körperseite ziehen, mit der Handfläche nach unten. Die linke Körperseite von der Außenseite des linken Fußes bis zu den Fingerspitzen dehnen, die Schultern von den Ohren wegziehen.

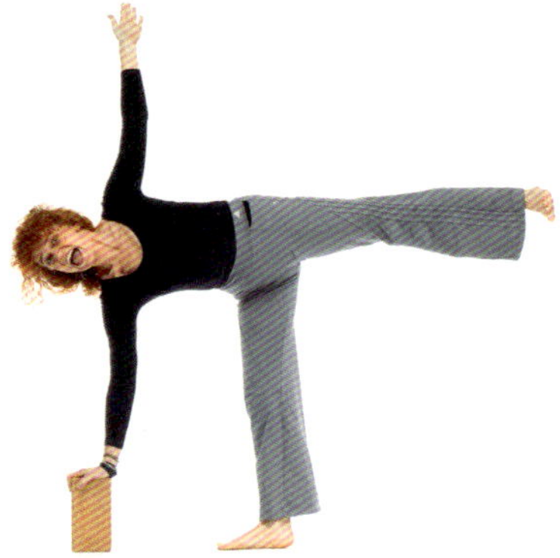
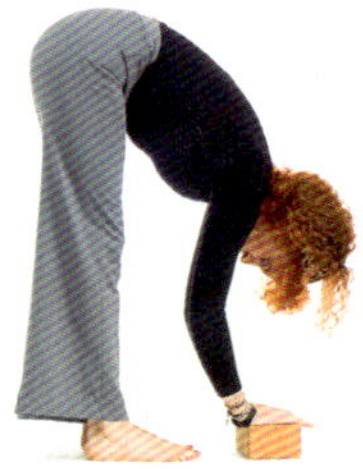

Halbmond mit Klotz

In der Grätschstellung den rechten Fuß um 90 Grad ausdrehen. Beim Einatmen die Arme waagrecht heben. Mit dem Klotz in der rechten Hand ausatmend das rechte Knie beugen. Blick zum rechten Fuß richten. Das Gewicht mehr auf das vordere Bein verlagern, die hintere Ferse anheben.
Beim Einatmen das rechte Standbein langsam strecken und das hintere mit geflextem Fuß (»flex« vgl. S. 156) in die Verlängerung der rechten Hüfte heben. Mit Hilfe der Sitzhöcker (zusammenziehen) die Leisten öffnen, den linken Arm senkrecht nach oben führen. Die Wirbelsäule langdehnen und gleichmäßig atmend die Balance wahren.
Für Fortgeschrittene: Die Hand auf den Boden legen und den Kopf oder Blick zur oberen Hand richten.
Ausgleich: Vorbeuge mit Händen auf dem Klotz.

Schulterstand mit Gurt

Achtung: Der Schulterstand birgt Gefahr für die Halswirbelsäule, wenn die Kraft zwischen den Schulterblättern noch fehlt.
Im Schulterstand stützen die Hände das Becken. Die Ellbogen sollten in gerader Linie von den Schultern stehen – die Oberarme also parallel zueinander – und nicht auseinanderrutschen.
Zum Stabilisieren dieses Bereichs können wir die Ellbogen mit dem Gurt fixieren, sodass sie nicht auseinanderrutschen können.
Die Arme nach vorne durch den Gurt strecken und die Öffnung anpassen. Dann im Sitzen die Arme hinter dem Rücken durch die Gurtöffnung führen. Rücken ablegen. Beine anstellen, dann Richtung Kopf führen und die Hüfte ebenfalls, die Hände stützen das Becken. Die Ellbogen sind so parallel zueinander. Jetzt den Rumpf in die Senkrechte strecken, kerzengerade in die Höhe streben.
Zum Zurückkommen die Beine Richtung Kopf anwinkeln, Hände gegen den Boden drücken, den Rücken langsam abrollen, eventuell den Kopf leicht anheben. Wenn das Becken aufliegt, die Füße aufstellen, das Becken anheben und den Gurt lösen. In der Entspannungsstellung (Savasana, Seite 48 f.) nachspüren.

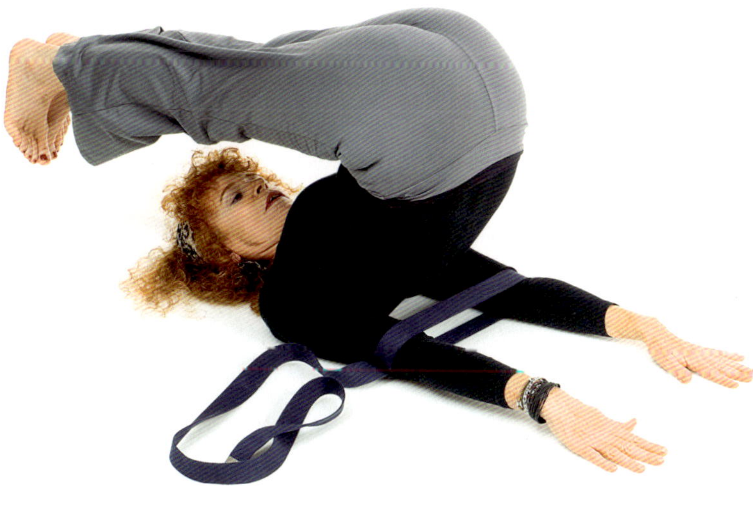

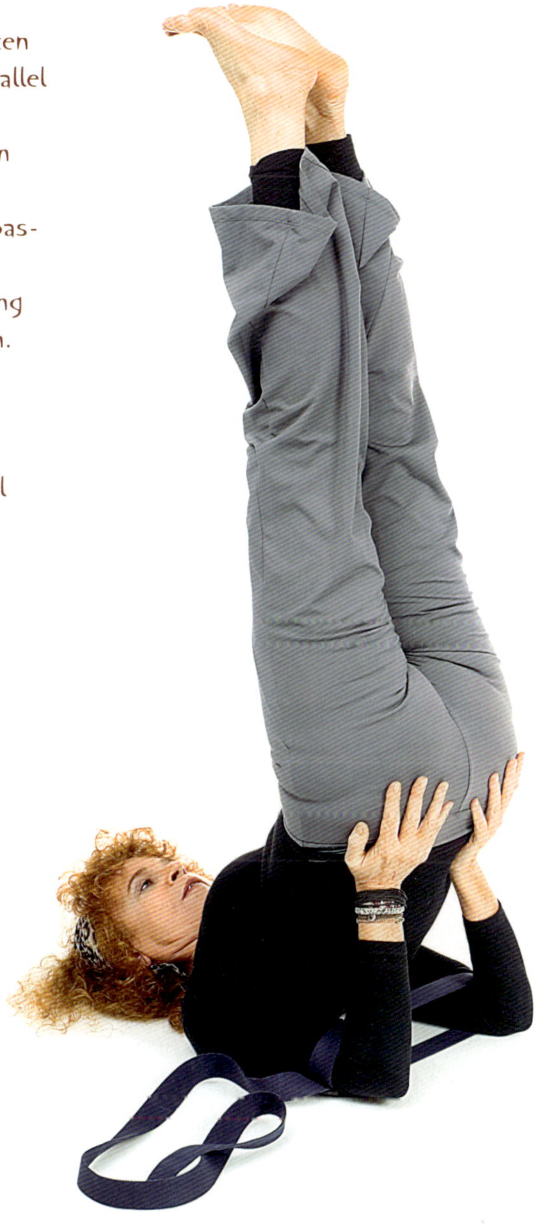

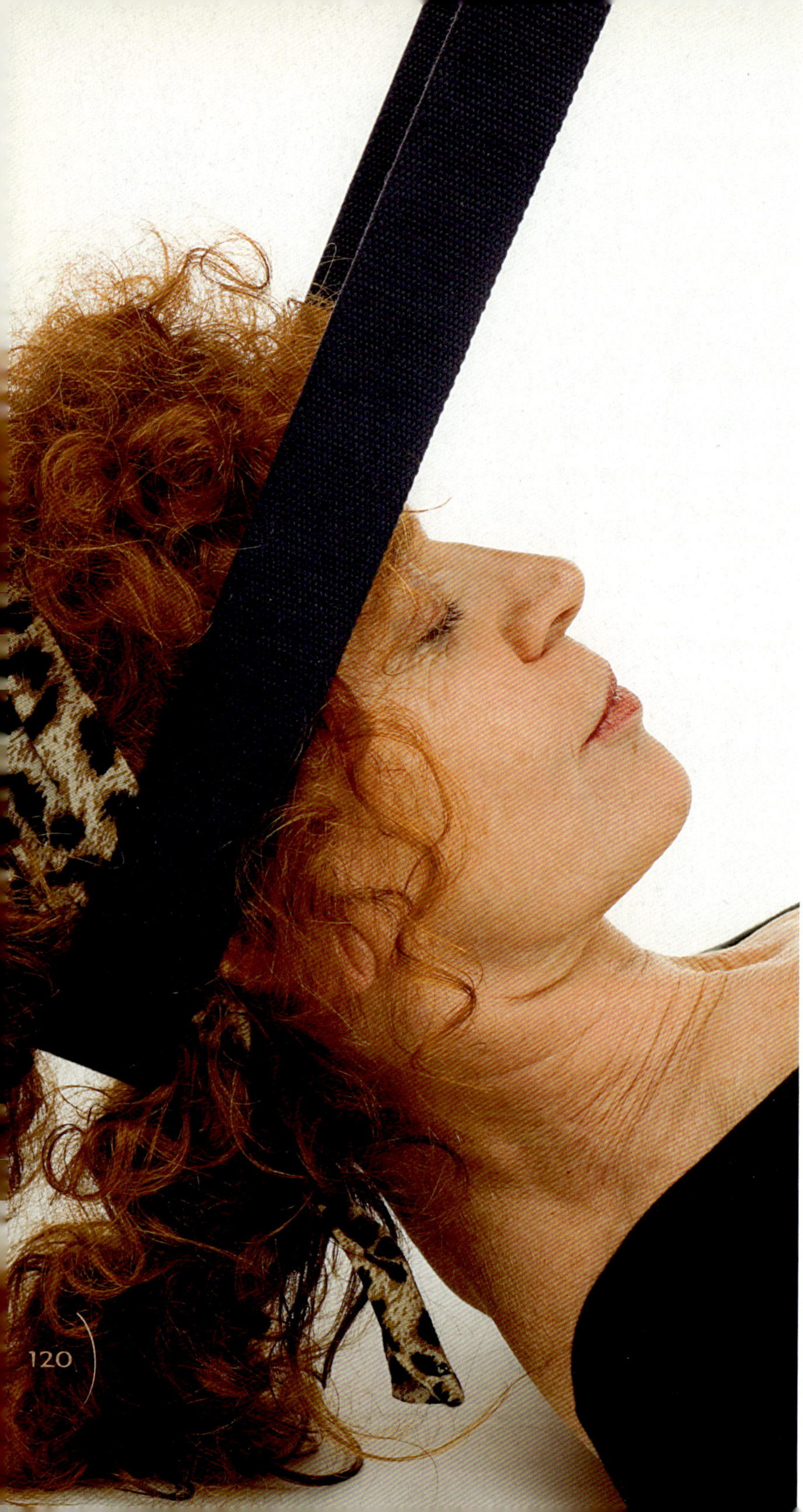

Entspannungshaltung mit dem Gurt

Sie eignet sich zum Ende der Stunde, um den Nacken und den unteren Rücken zu entspannen. Ein Gurt von mindestens 1,90 Meter Länge (der mit der Schnalle so geschlossen sein muss, dass er hält) um die prominenteste Stelle am Hinterkopf und über die Ohren legen. Beide Füße in den Gurt stellen und beide Beine strecken. So wird der Nacken gedehnt, die Beine und der untere Rücken werden entlastet.
Diese Entspannungshaltung mit Gurt eignet sich gut nach anstrengenden Übungen, etwa den Standhaltungen oder wenn der Nacken angestrengt ist. Auch bei Spannungskopfschmerz, der vom Nacken ausgeht, ist sie empfehlenswert.

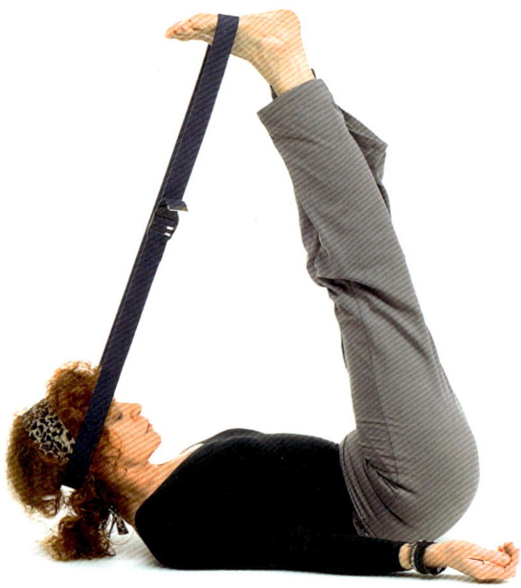

Übung zur Dehnung der Hüfte und Leisten

Den Gurt um den Fuß legen, das Bein strecken und sanft heranziehen, dann das Bein zur Seite führen. Die linke Bein- und Beckenseite fixieren, indem wir die Sitzhöcker aktivieren und die Füße flexen.

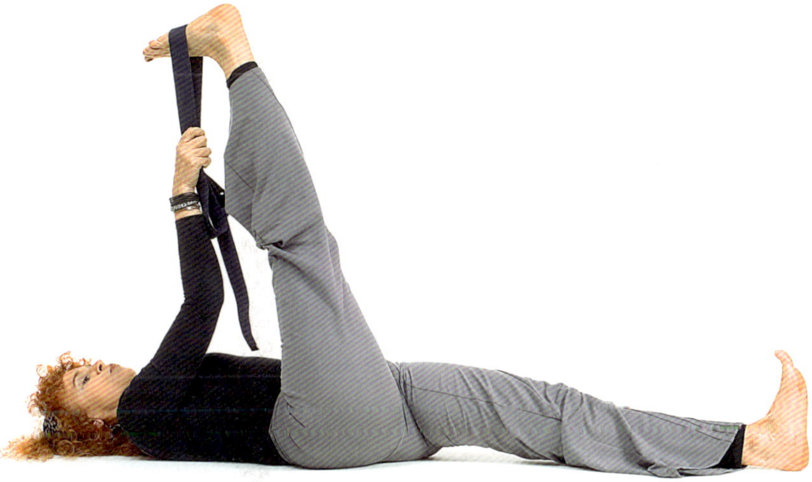

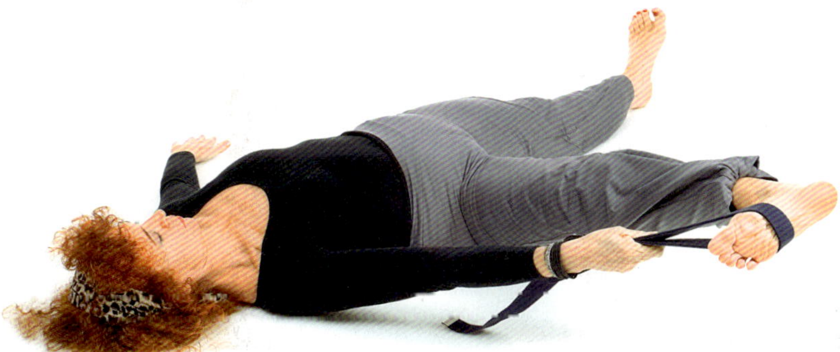

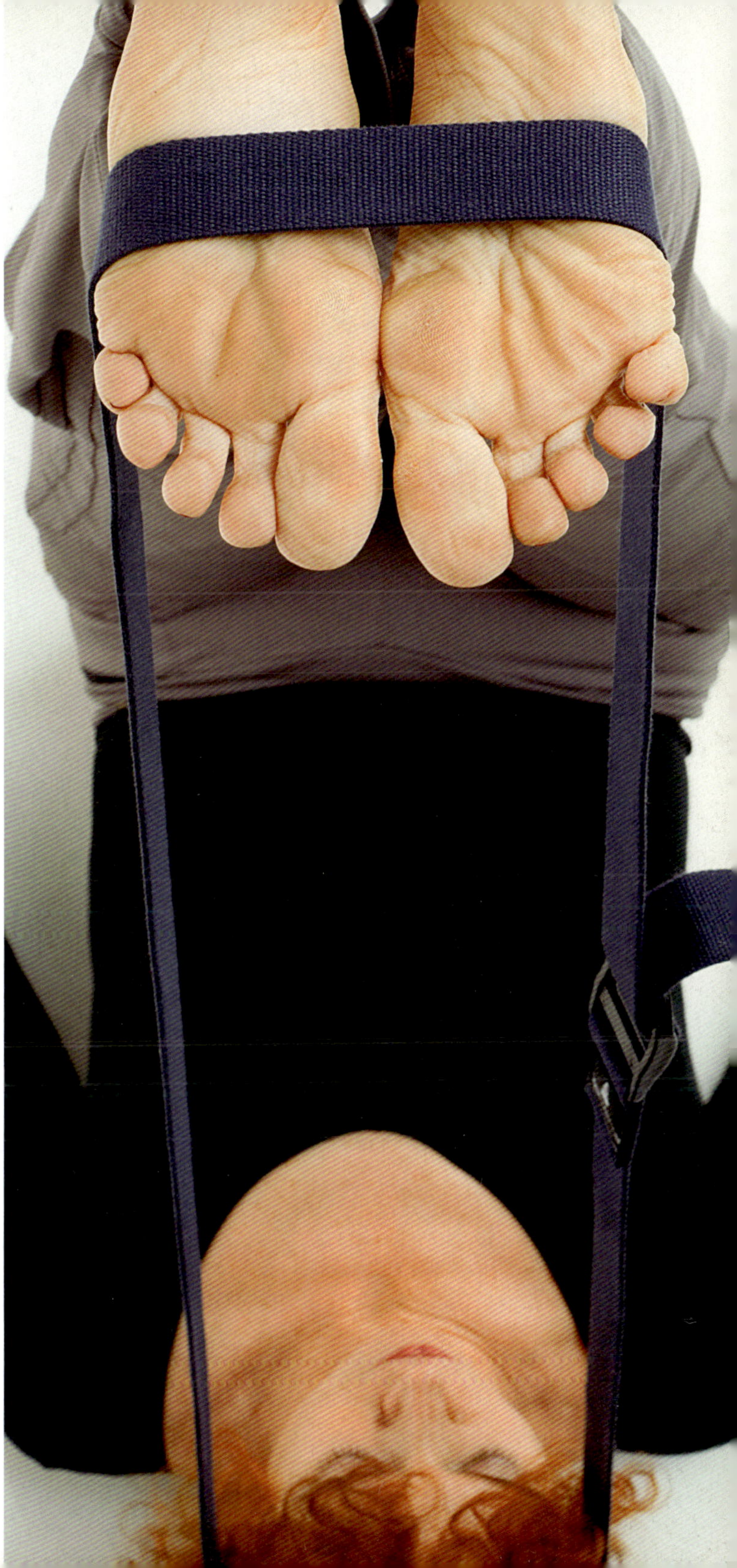

Partneryoga

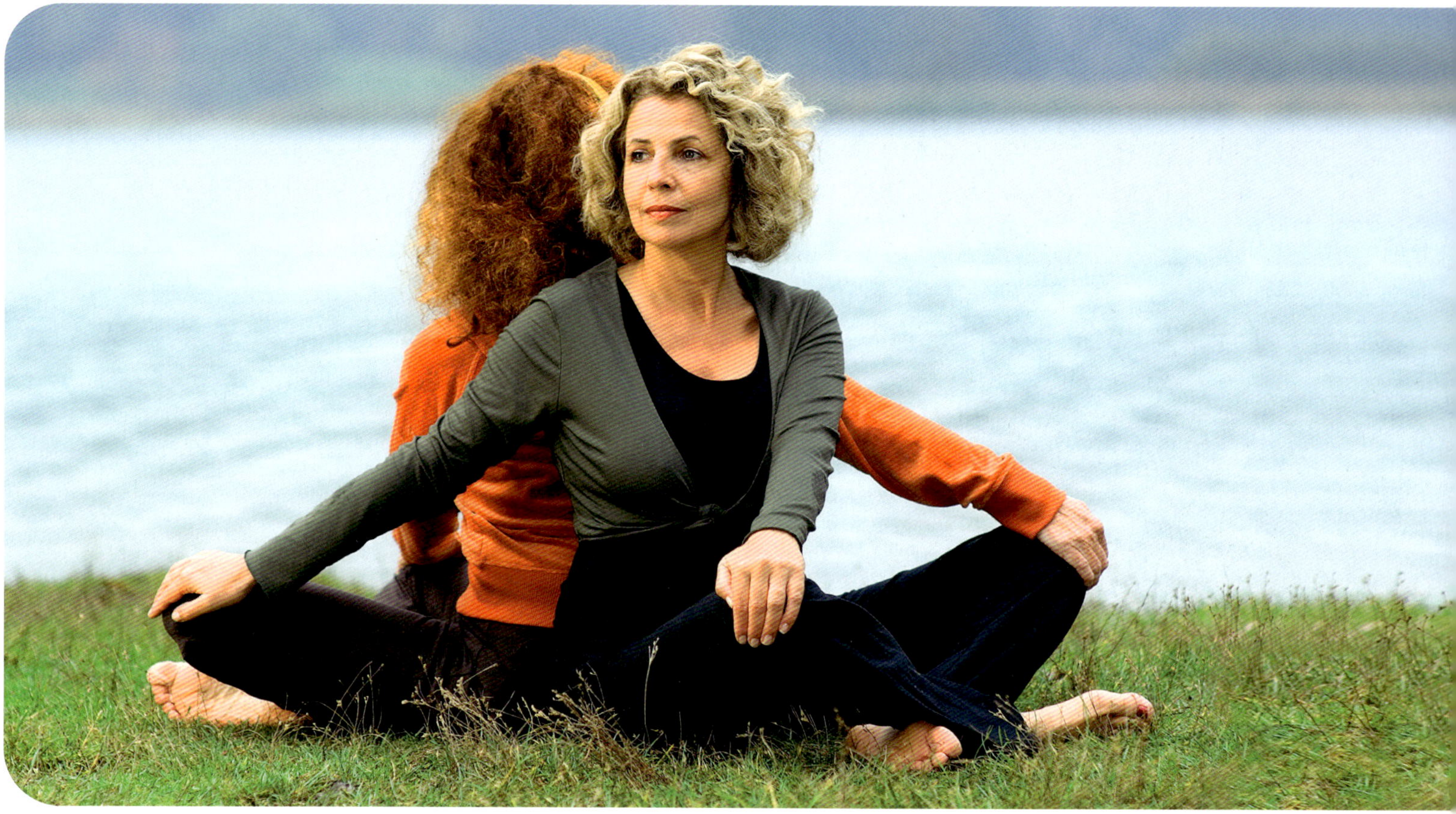

Zum Partneryoga brauche ich eine zweite Person, die mir bei soviel Nähe angenehm ist. Wichtig ist, dass sie nicht wesentlich schwerer oder größer ist, da sonst bestimmte Haltungen unangenehm bis gefährlich werden könnten.

Die Drehhaltung

Wir sitzen Rücken an Rücken, können uns so gegenseitig in der Aufrichtung der Wirbelsäule stützen und, indem wir das Knie des anderen berühren, zusätzlich in der Drehung unterstützen. Durch den gegenseitigen Energiefluss im Rücken, der deutlich durch die eigene Wärme und die des anderen gespürt wird, entfaltet sich ein Wohlgefühl – körperlich, emotional und mental.

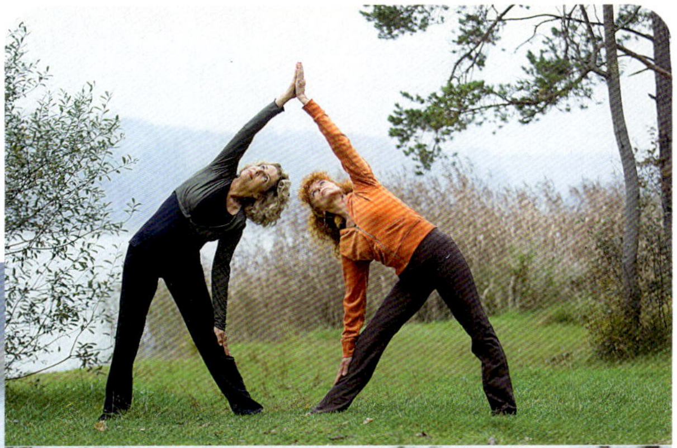

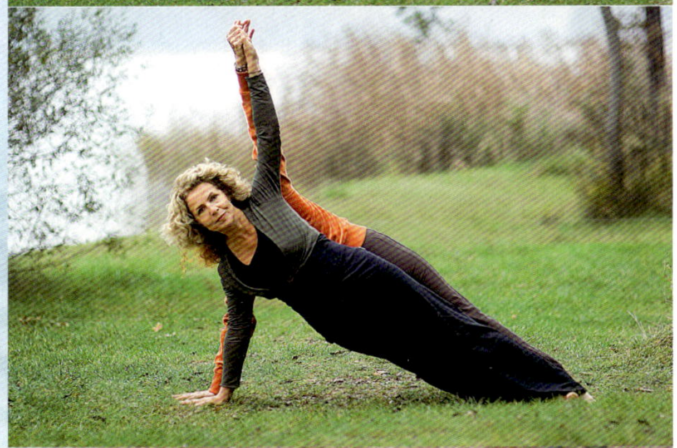

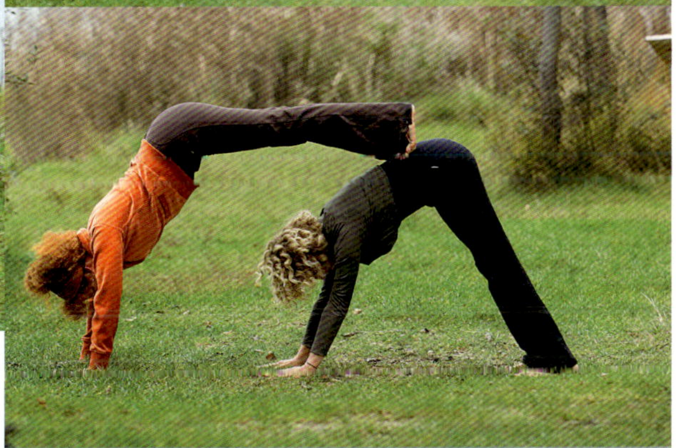

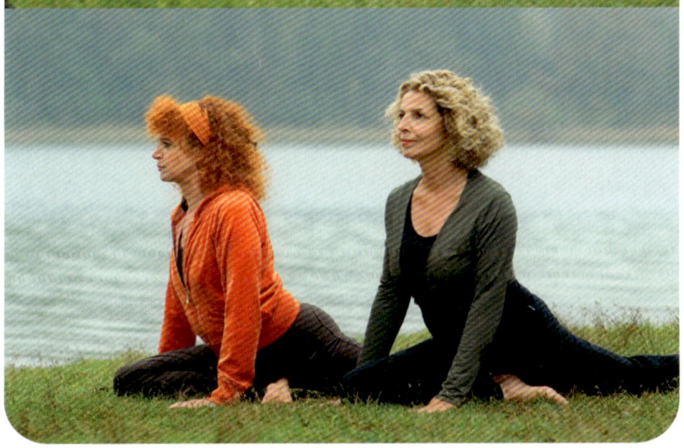

Die Dreieckshaltung

Bei gleicher Größe könnten sich die Zehen berühren. Und wenn wir die Handflächen aufeinanderlegen und dann himmelwärts streben, dehnen wir uns dabei. Gleichzeitig stützen wir uns gegenseitig.

Seitstütz

Die Haltung erfordert Kraft und Gleichgewicht. Durch die Rücken-an-Rücken-Berührung kann keine von uns aus der Linie ausweichen, die Rückseite bildet eine Linie, und die Hände oben halten uns wieder gegenseitig.

Hund

Die Absicht könnte sein, Michaelas Hund noch mehr auf die Fersen zu bringen. Für mich ist eine Stärkung der Schulter und Arme gegeben. Auf alle Fälle war es lustig.

Taube

Die zwei Tauben gurren und gurren, und niemand wirft ihnen Krümel hin.

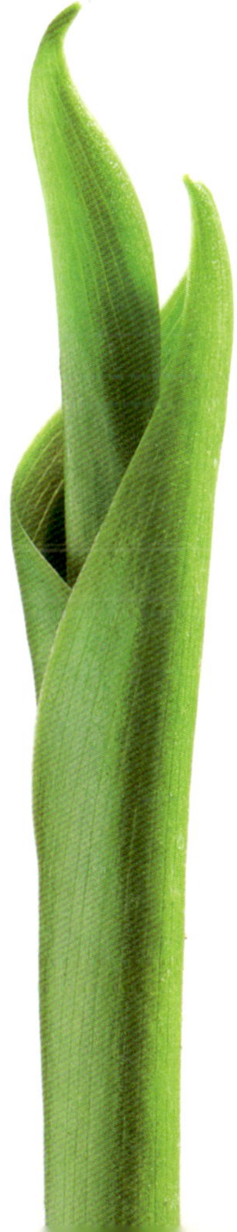

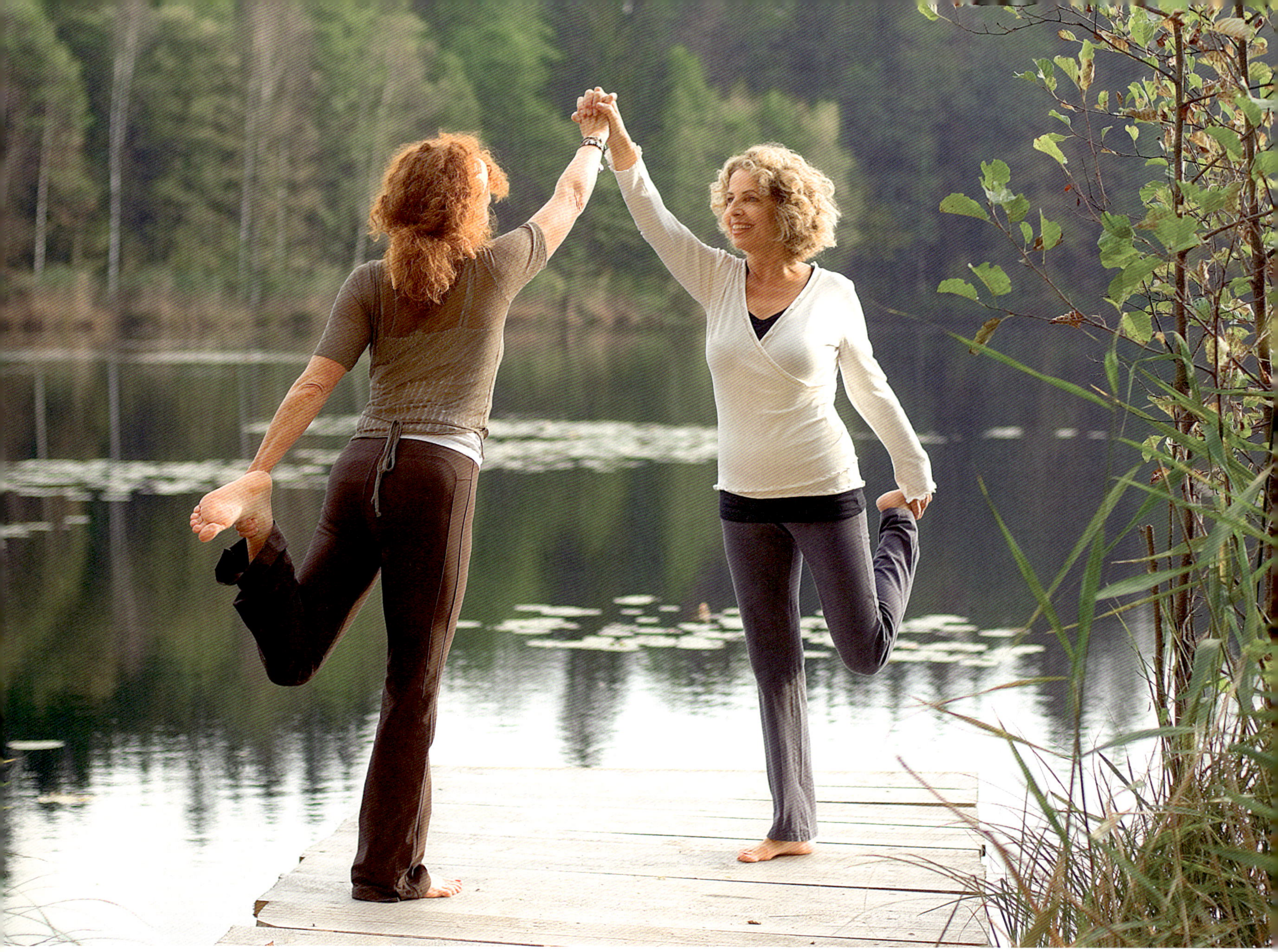

Tänzer

Die Haltung spricht für sich. Wir fordern uns gegenseitig zum Tanzen auf. Direkt und offen stehen wir uns gegenüber, im Kontakt mit den Händen und verspielt mit dem gehobenen Bein. Diese Haltung steht in meinen Augen für Lebendigkeit. In der Tanzhaltung halten und stützen wir uns gegenseitig.

Schwebesitz

Wir fassen uns an den Händen, legen die Fußsohlen aneinander und strecken die Beine nach oben. Die Beine bilden ein V. Der vollendete Schwebesitz ist auf der folgenden Seite zu sehen.

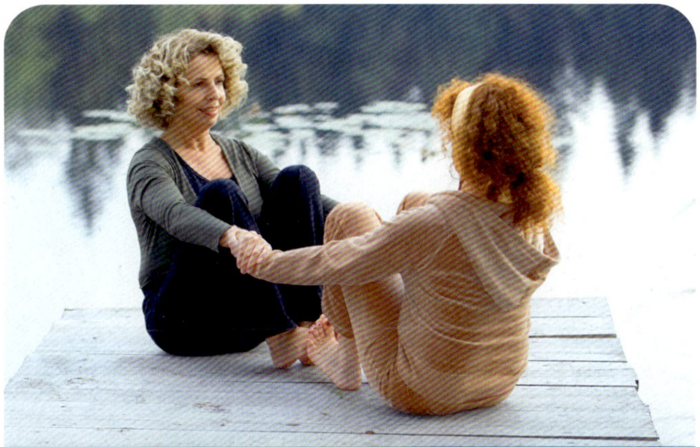

Im Langsitz

Wir sitzen Rücken an Rücken und fassen uns bei den Händen. Ich ziehe Michaela mit, während ich in die Vorbeuge (Zange) gehe. Ihr Haltung wird in eine starke Rückbeuge gezogen.

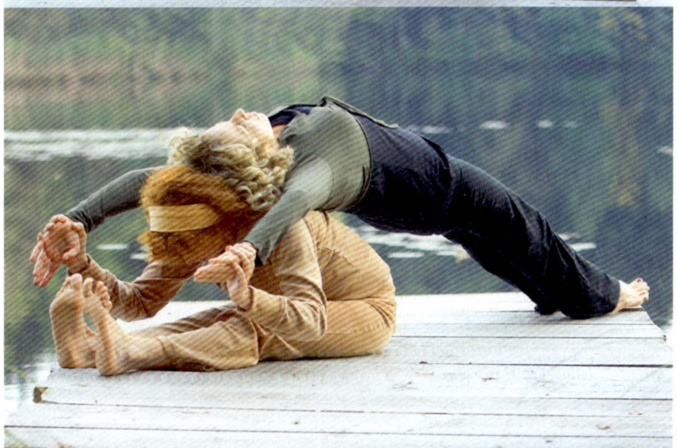

Michaela geht in den Hund

Und ich gehe mit geradem Rücken in die Vorbeuge. Am Beckenkamm schiebe ich sie etwas mehr nach hinten und habe so gleichzeitig eine Stütze für mich.

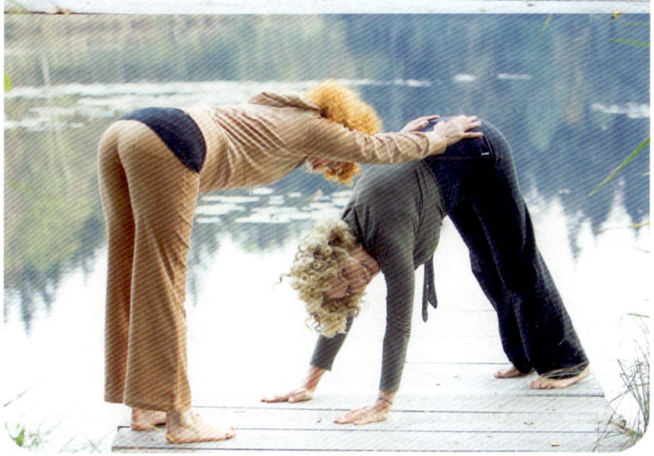

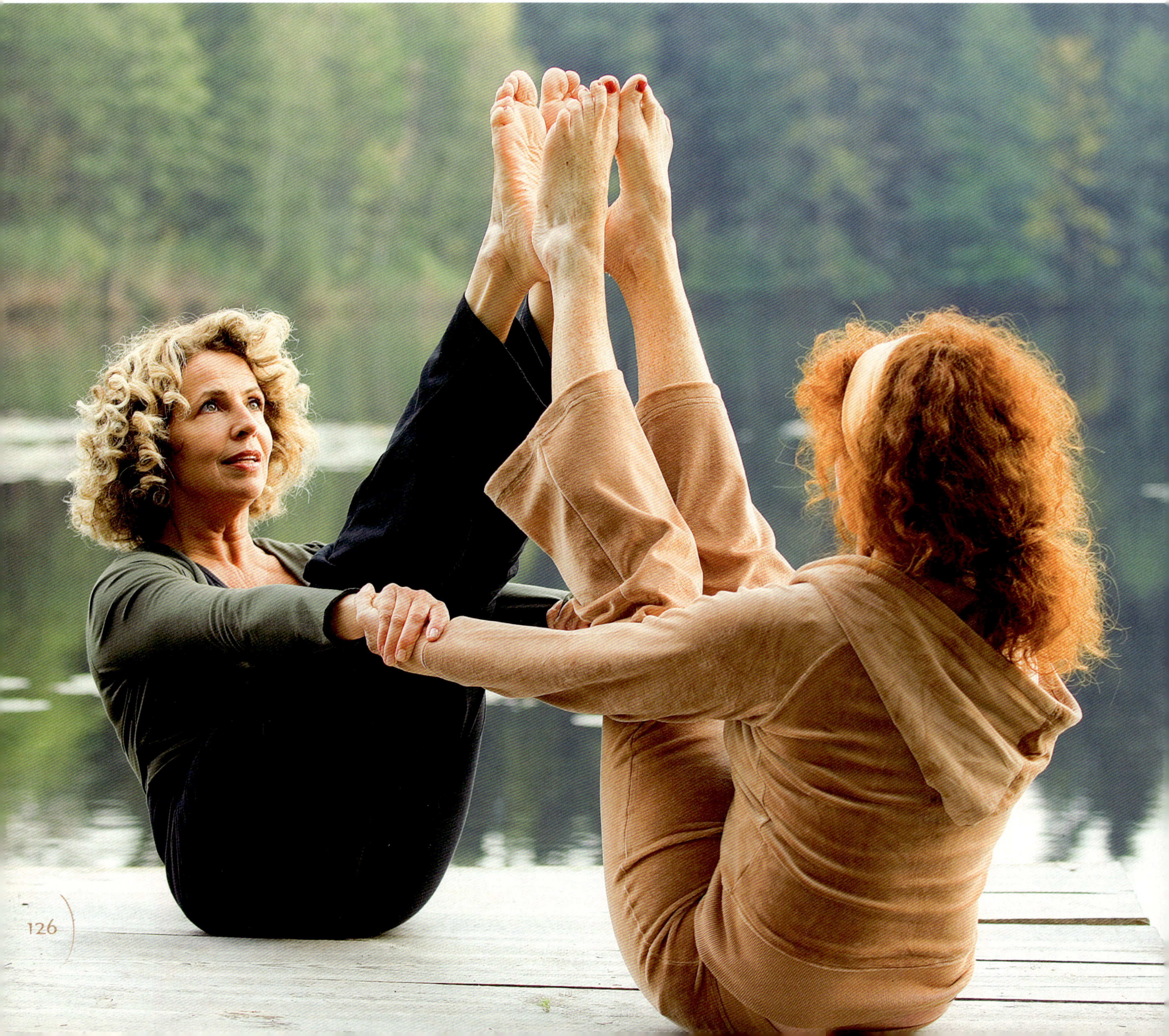

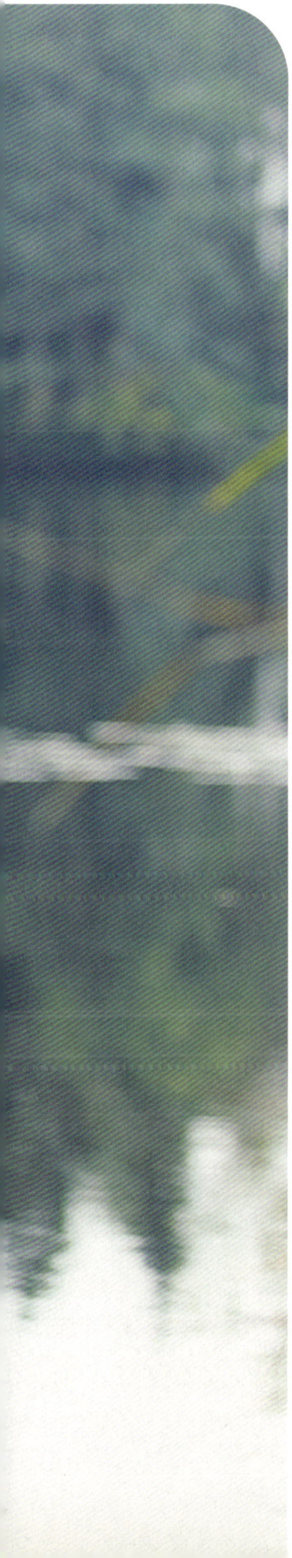

Partneryoga

macht Spaß. Es gibt noch mal eine andere Energie. Hier spüre ich nicht nur meine eigene, sondern auch die des anderen. Wunderbar ist es, wenn es gelingt, beide Energien miteinander zu vereinen, sodass diese zu einer gemeinsamen Energie werden. Es ist schön, den anderen zu stützen und vom anderen gestützt zu werden, sich tragen lassen und zu tragen. So können wir die aktive und passive, die männliche und weibliche, die gebende und nehmende Komponente in einer Haltung als Einheit erfahren. Wir können den Austausch der Energien sogar tantrisch erleben, wenn wir auch den Atemstrom einheitlich wahrnehmen. Wir können die Übungen spielerisch ausüben, wenn wir ausgelassen und fröhlich miteinander umgehen wie im Wildstyle-Yoga (siehe die folgenden Seiten).

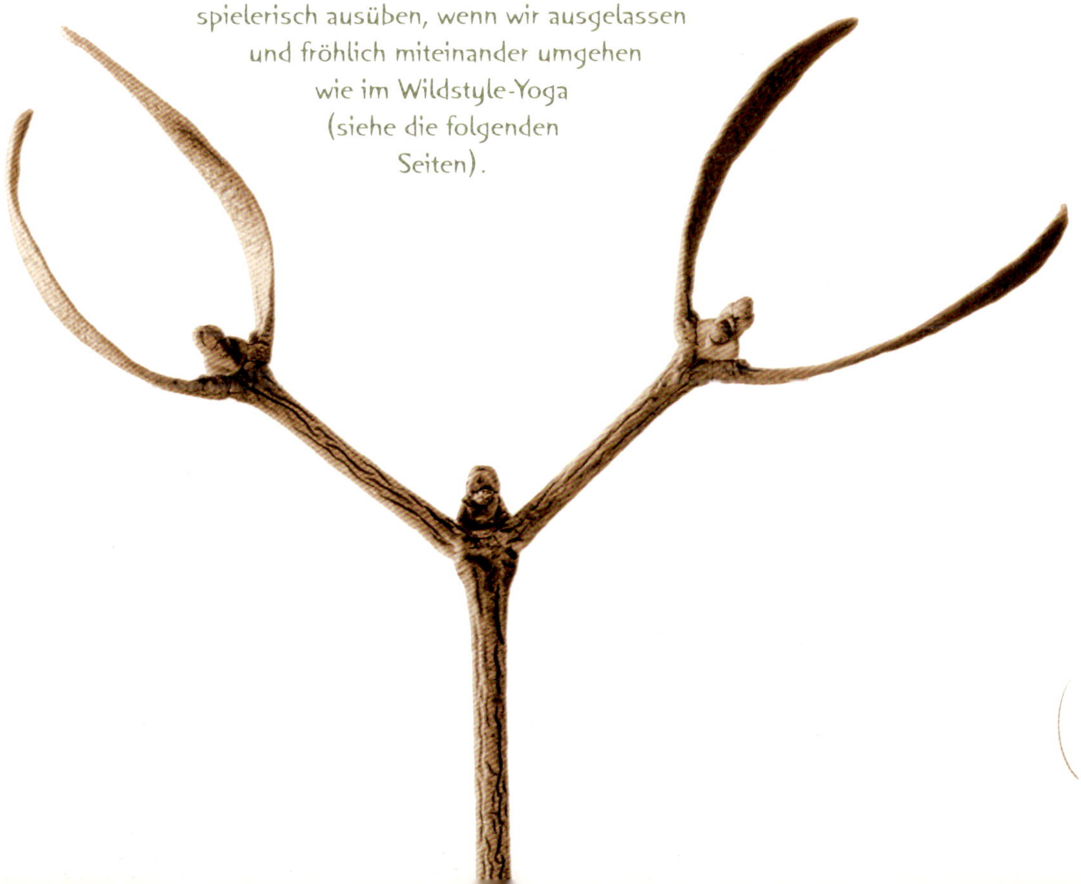

Yoga wildstyle

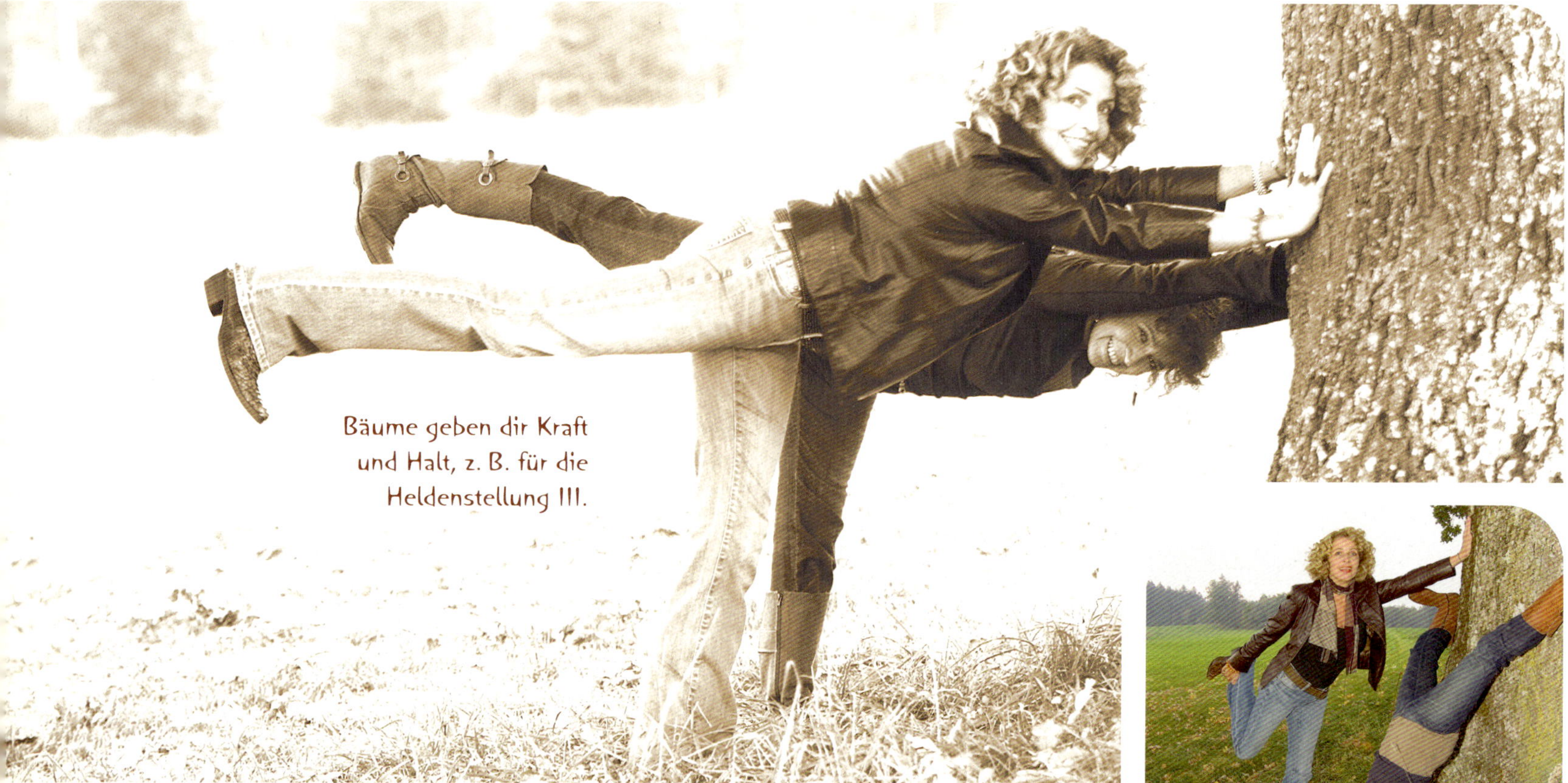

Bäume geben dir Kraft und Halt, z. B. für die Heldenstellung III.

Auf den Kopf gestellt fühlen wir uns wie Kinder.

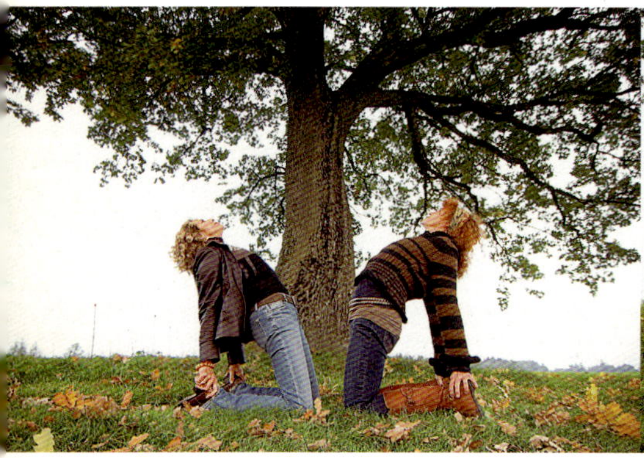

Ob Kamel

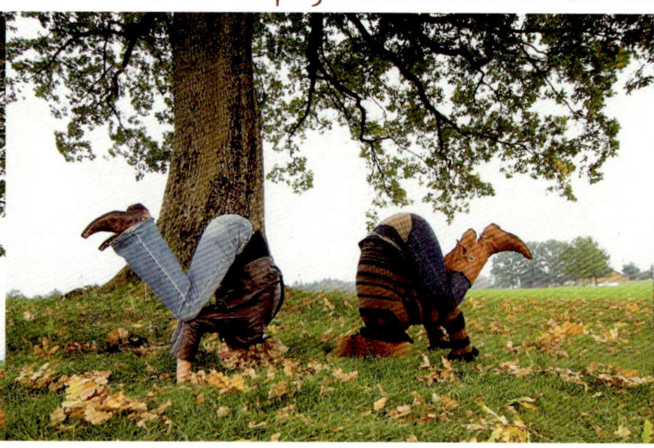

oder Krähe

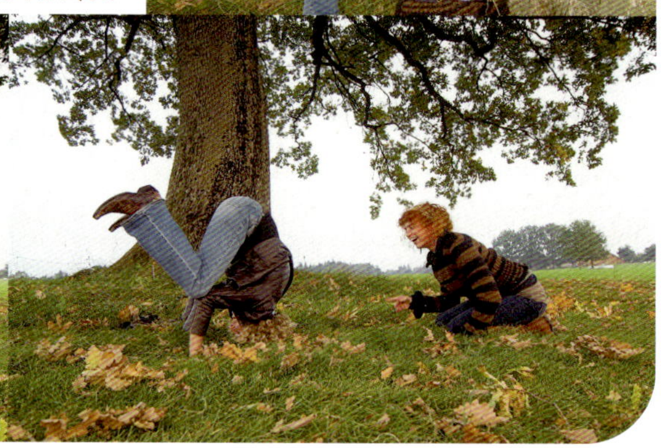

das ist nicht schwer.

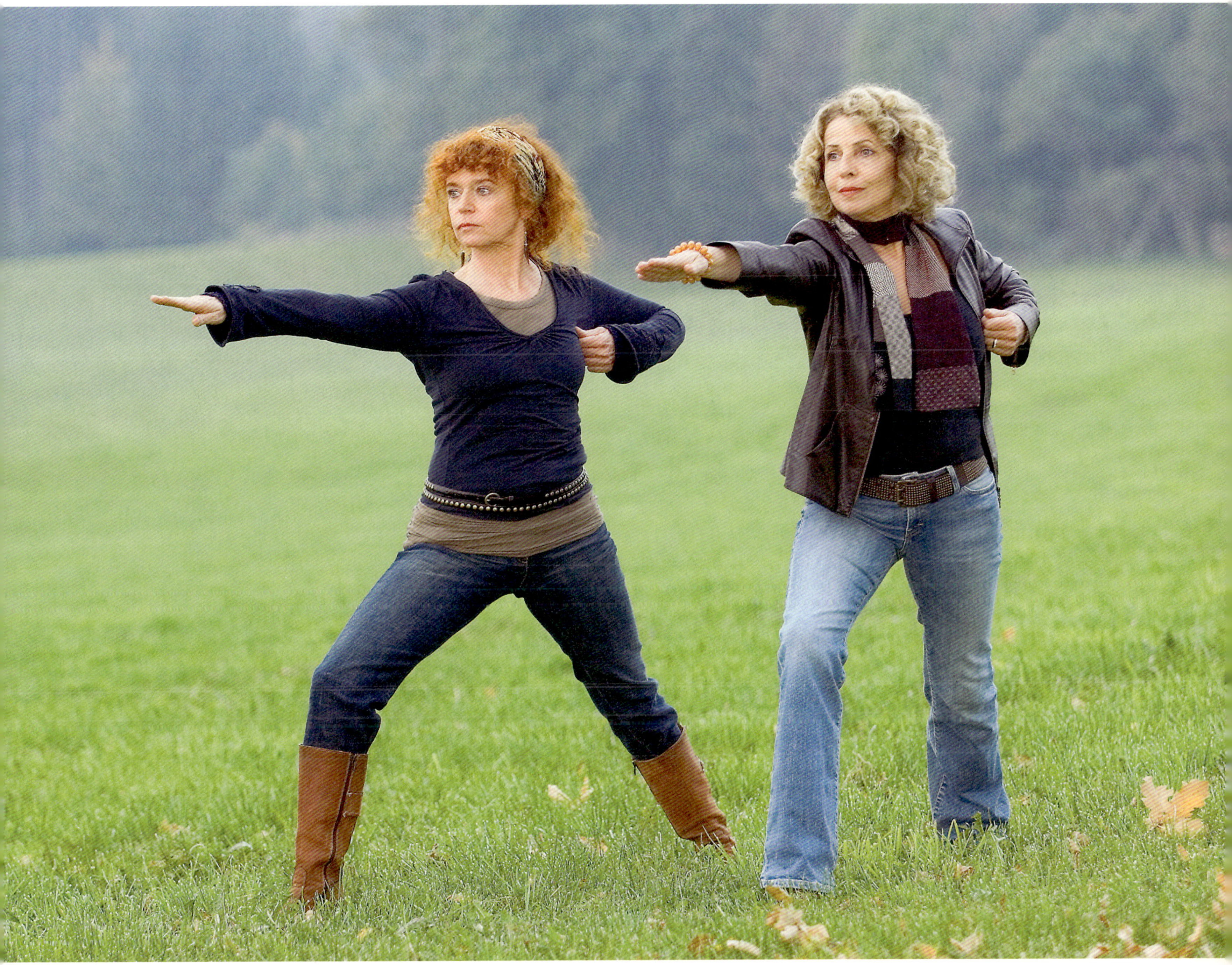

Zwei »Heldinnen« auf grüner Wiese: stabil und konzentriert, den Blick nach vorne gerichtet.

Fantasiereise

Eine Fantasiereise dient der Abrundung der Entspannung am Ende einer Yogastunde! In einfacher Sprache werden stimmungsvolle Bilder und Situationen erzeugt, in die sich Zuhörer leicht hineinversetzten können. Hier nun ein Beispiel für eine Fantasiereise...

Herbstwanderung

An einem wunderschönen sonnigen Tag im Herbst begebe ich mich auf eine Wanderung über Bergwiesen. Das Gras ist feucht und weich. Bei jedem Schritt sinken meine Schuhe etwas in den weichen Boden. Der leichte Wind ist erfüllt vom Duft der feuchten Wiesen. Mit tiefen Atemzügen nehme ich den frischen Duft in mich auf. Die Sonne lässt die Wiesen noch einmal in sattem Grün glänzen. Ich spüre die letzten warmen Sonnenstrahlen angenehm auf meinem Gesicht.

Leichtfüßig wandere ich einen Hügel hinauf, auf dem ein großer Baum seine weite Krone ausbreitet. Dort angekommen sehe ich eine Bank, um die herum viel buntes Herbstlaub liegt. In der Sonne leuchten die Blätter in allen Herbstfarben. Ich setze mich auf die Bank. Bewusst atme ich jetzt den Geruch des feuchten Herbstlaubs ein.

Von hier aus kann ich die Landschaft überblicken. Am Horizont hängen leichte Nebelschwaden über dem satten Grün der Wiesen. Ganz entfernt höre ich Glocken läuten.

Meine Augen entspannen sich, während sie in die Ferne schweifen. Für einen Moment schließe ich sie. Ein tiefes Gefühl der Ruhe und Zufriedenheit breitet sich in mir aus. Ich genieße die warmen Sonnenstrahlen, die meine Haut berühren. Mein Atem fließt so leicht und frei wie der Wind. Ich fühle mich eins mit der Wärme der Sonne, der Weite des Himmels und der kraftvollen Erde.

Von Licht und Klarheit erfüllt begebe ich mich wieder auf den Heimweg.

Tief atmend komme ich langsam in meine Ausgangssituation zurück.

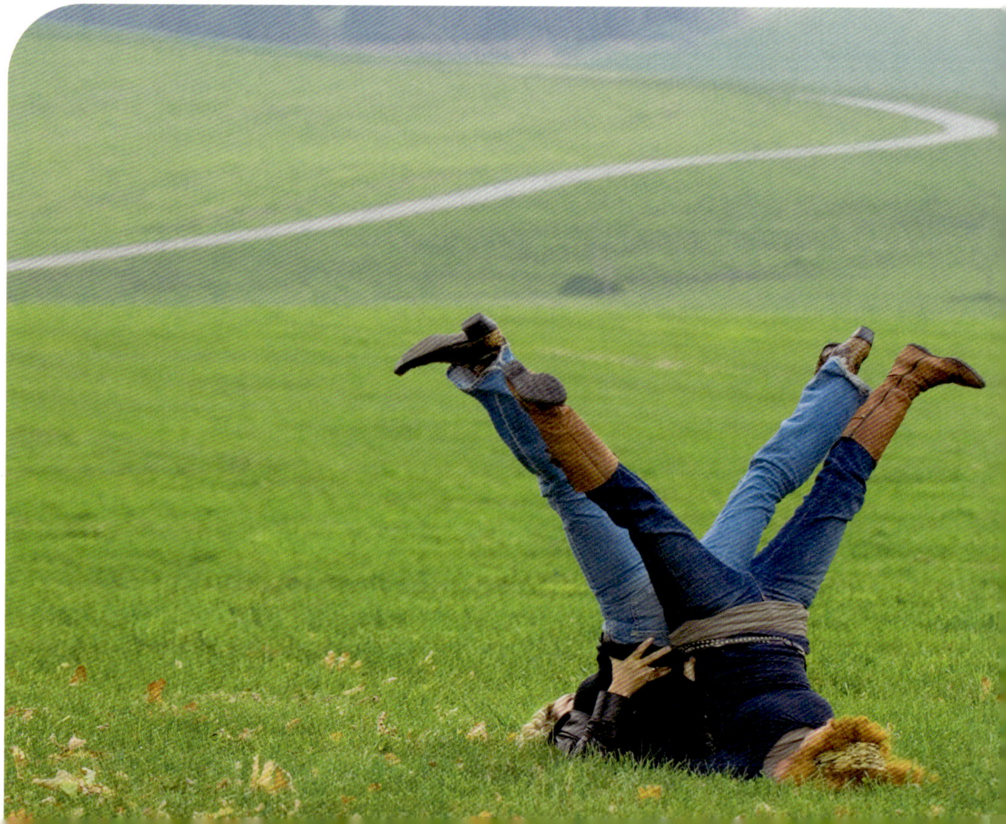

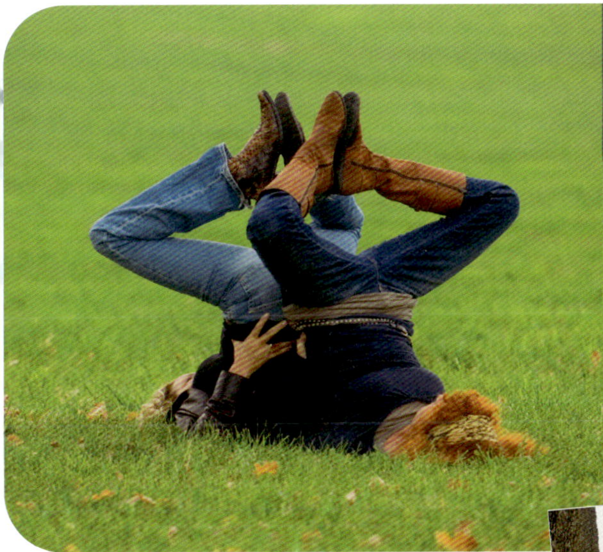

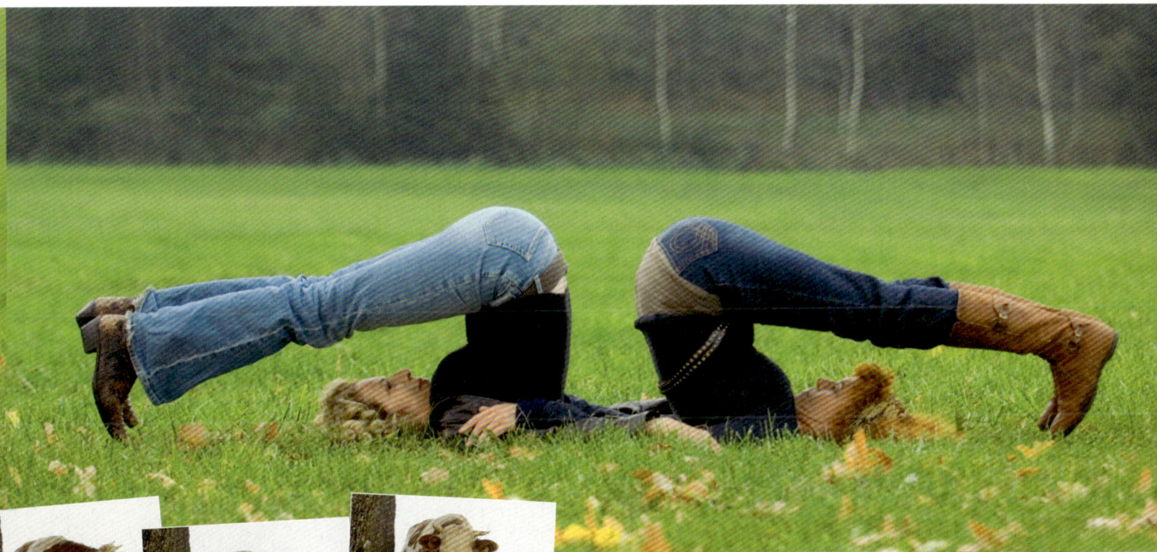

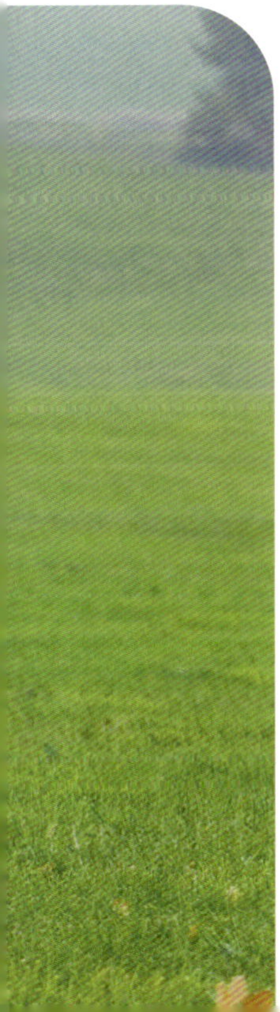

Auf einer Wiese brauchen wir keine Hilfsmittel. Wir stellen die Welt auf den Kopf im Schulterstand, rollen uns in den Pflug und lassen die Kuh milde lächeln, während sie uns bei der Kuhhaltung zusieht.

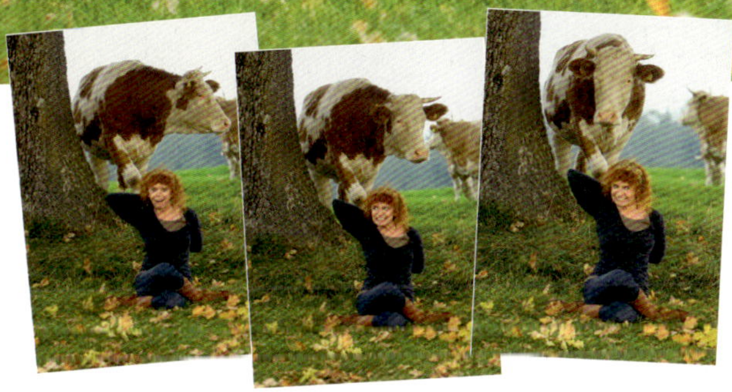

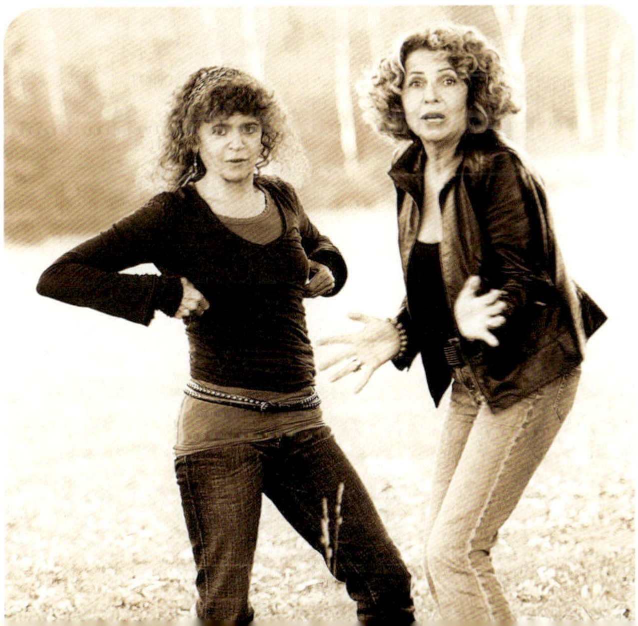

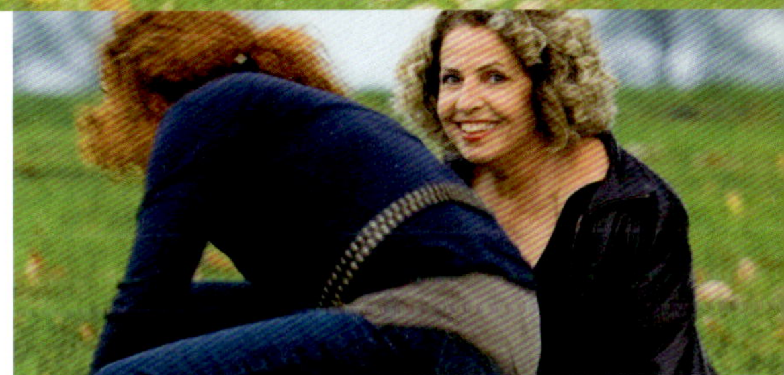

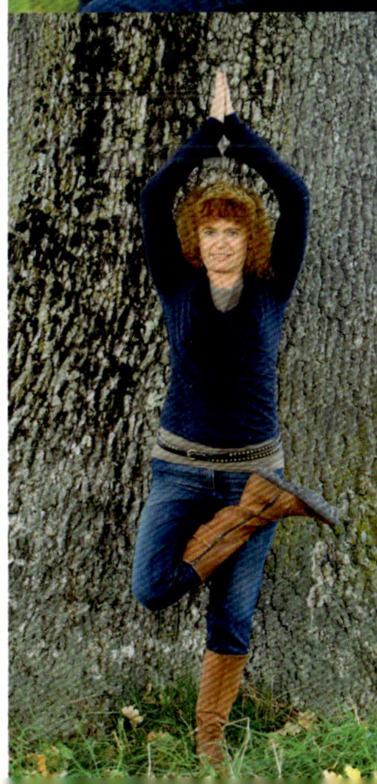

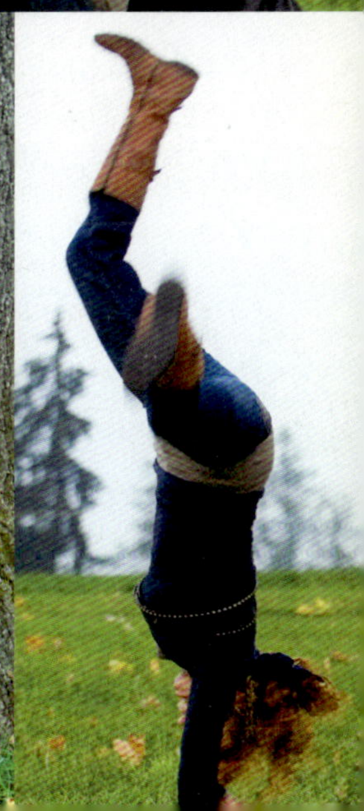

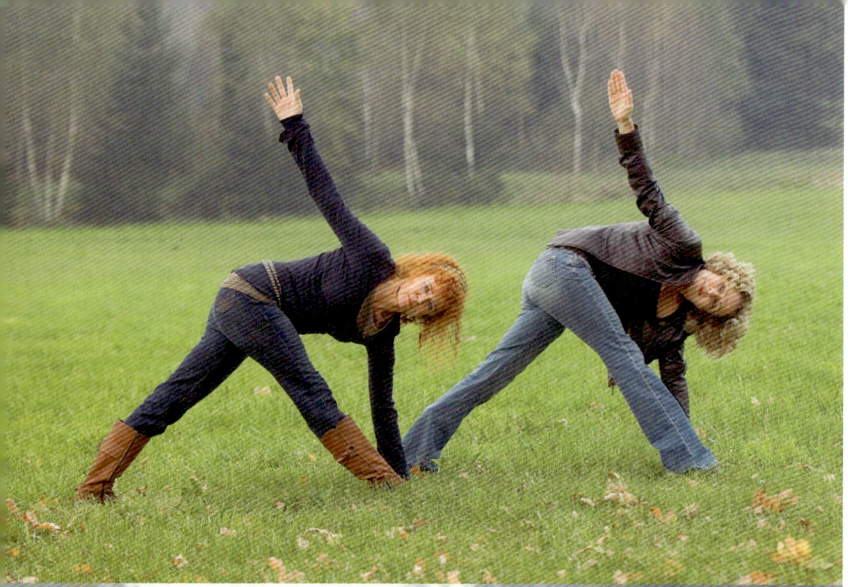

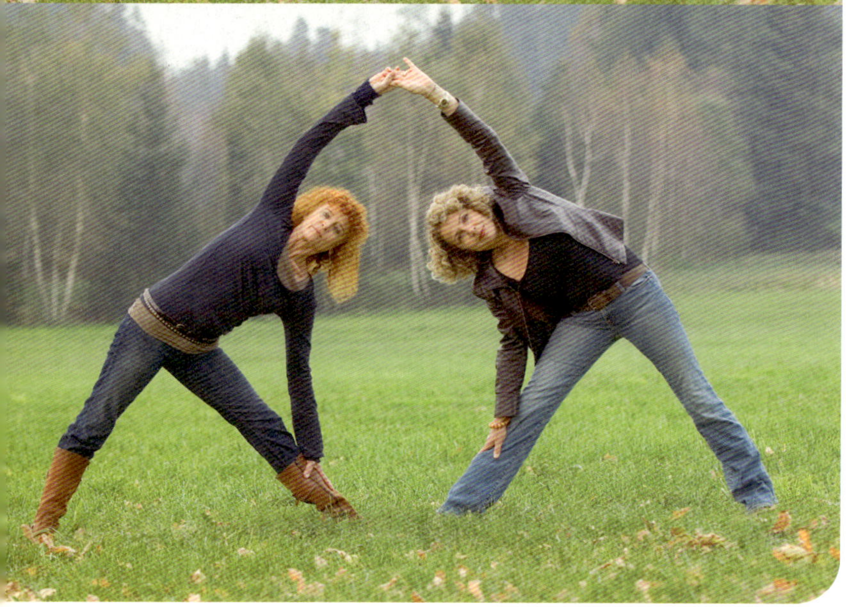

Ein zweifaches gedrehtes Dreieck
und das gestützte Dreieck.

Tanzend begrüßen wir die Kühe.

Die Füße aneinander, sich
die Hände geben und sich ver-
trauensvoll nach hinten legen.
Das ist sehr angenehm.

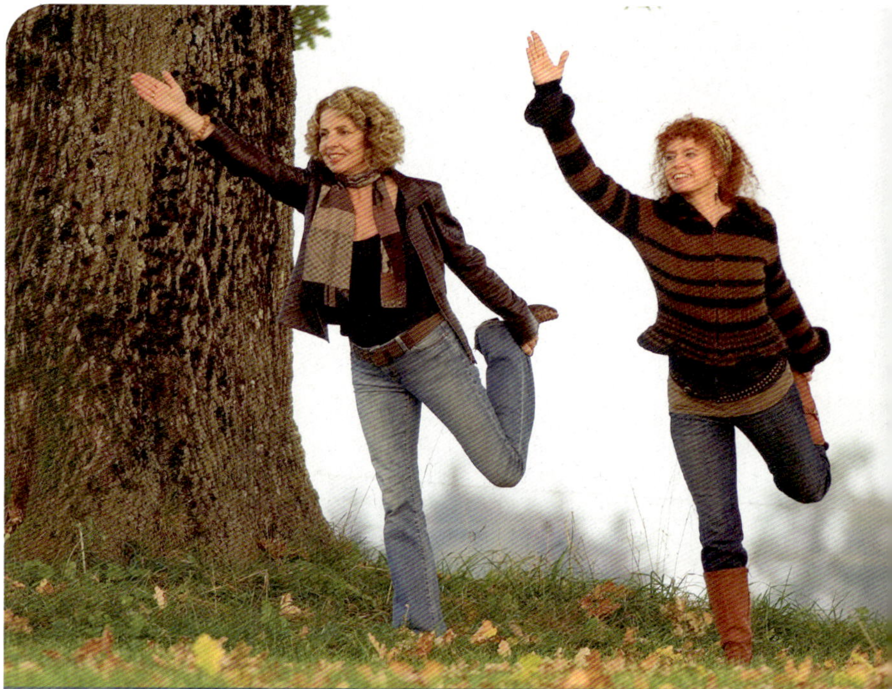

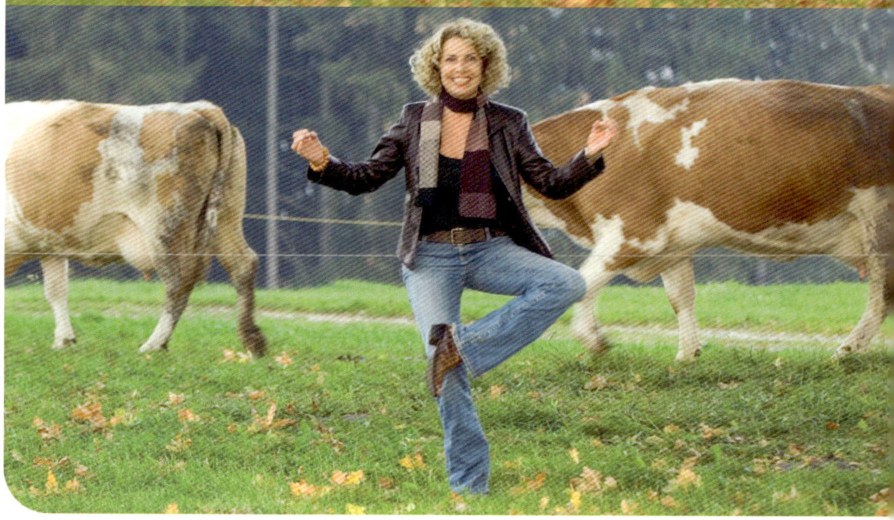

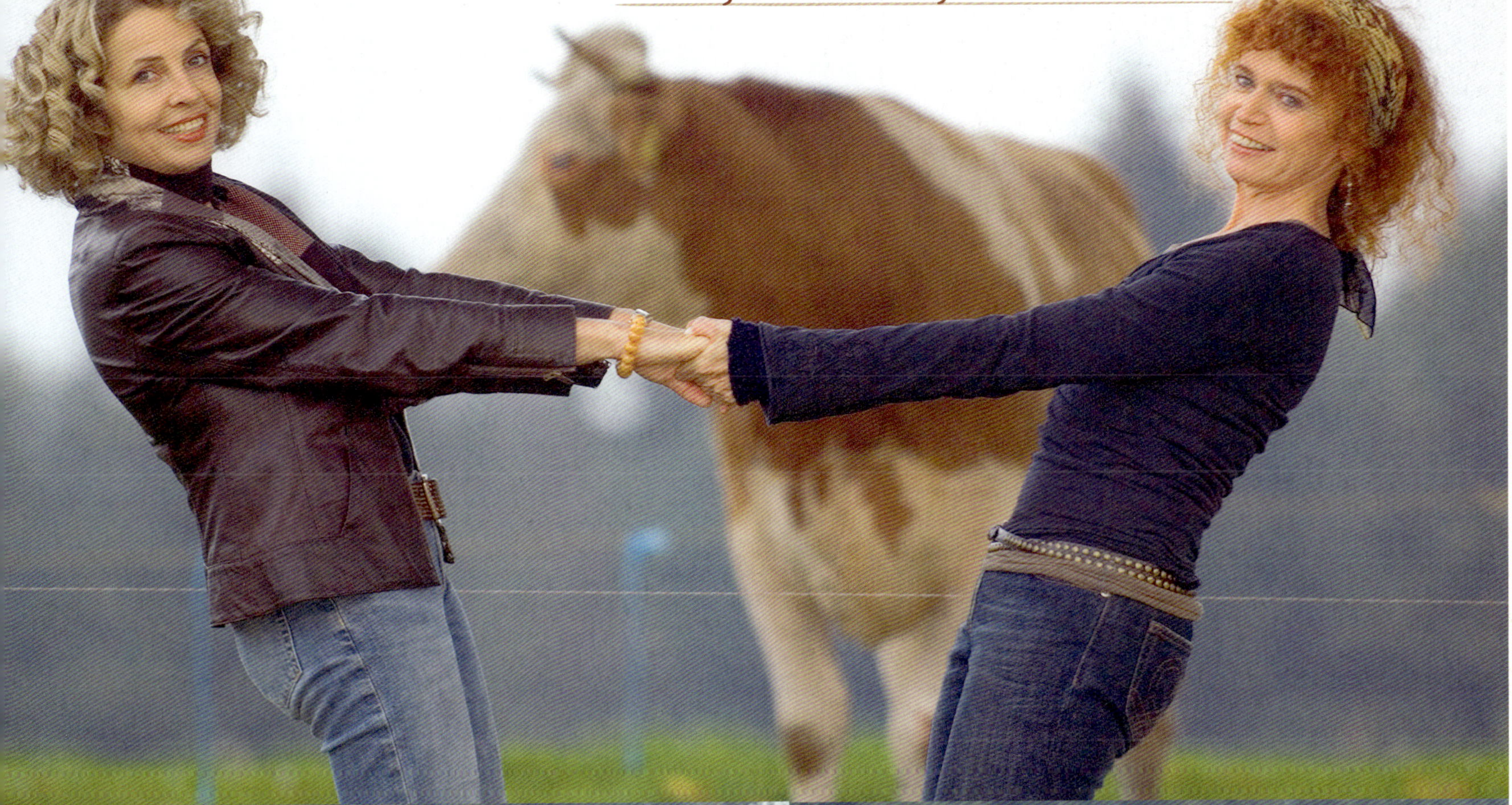

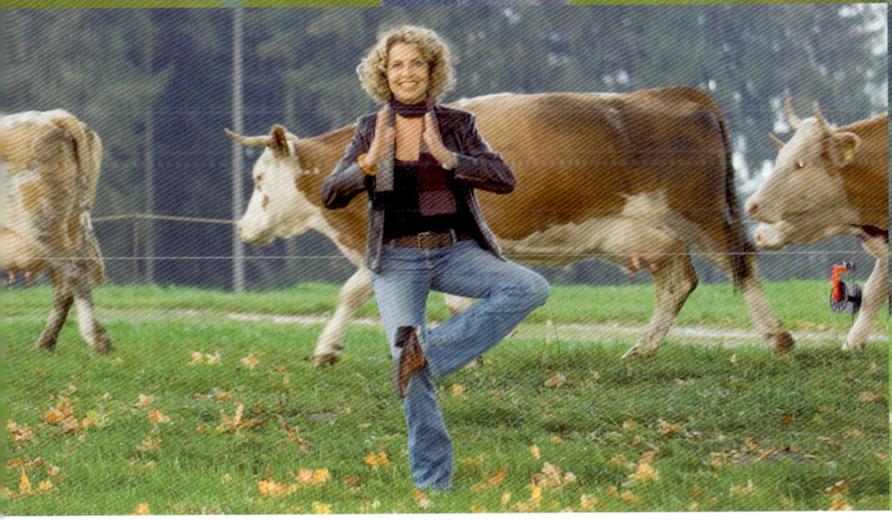

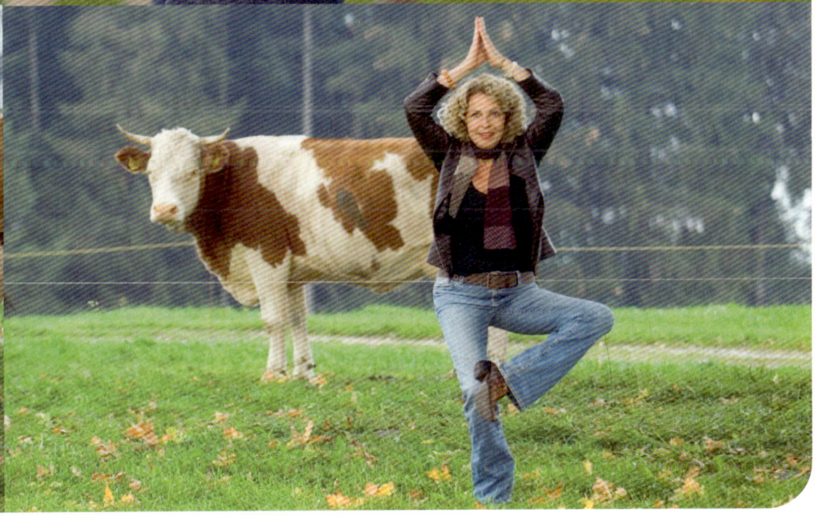

Unsere Yogagruppe

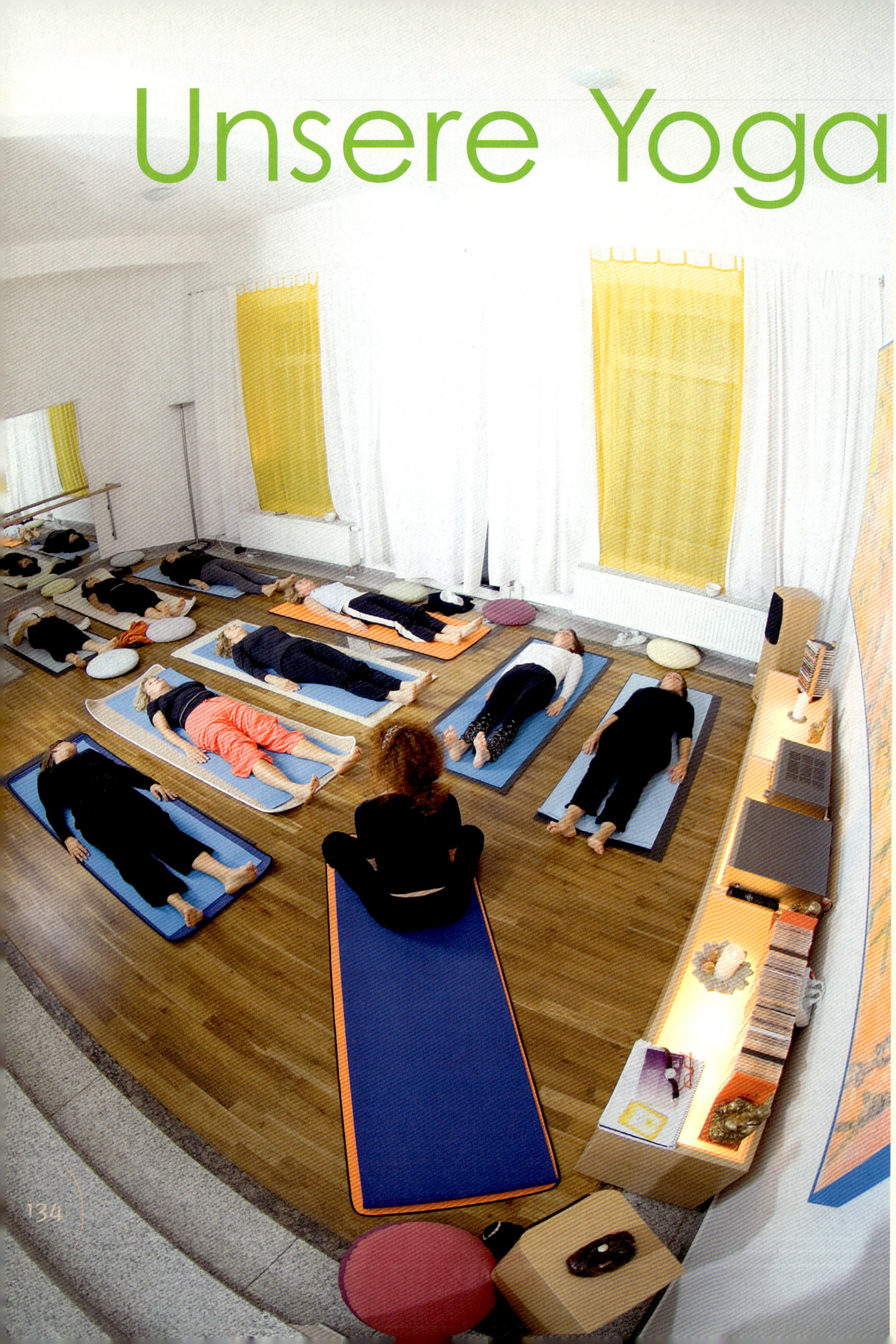

Wir treffen uns jeden Montagabend in Evas Yogastudio. Auch wenn wir sehr unterschiedliche Berufe haben, versucht jede von uns, diesen Termin einzuhalten. Beständigkeit ist wichtig – für das Yoga und natürlich auch für die Freundschaft, wie sie zwischen uns besteht.

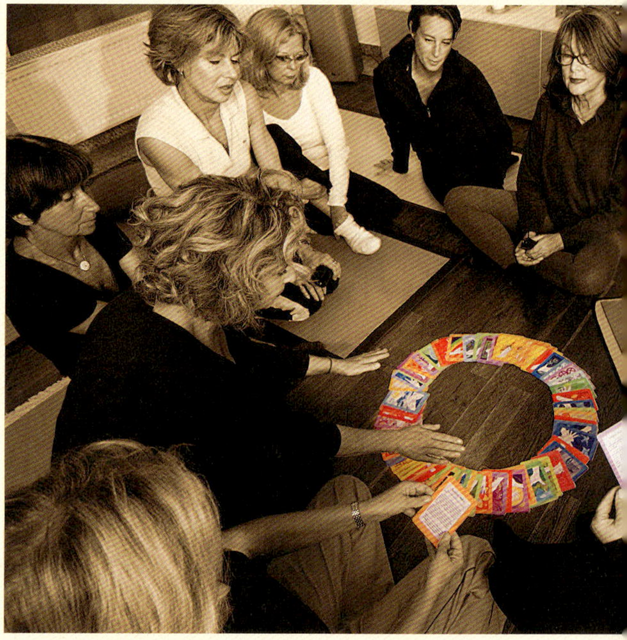

Unsere Yogagruppe

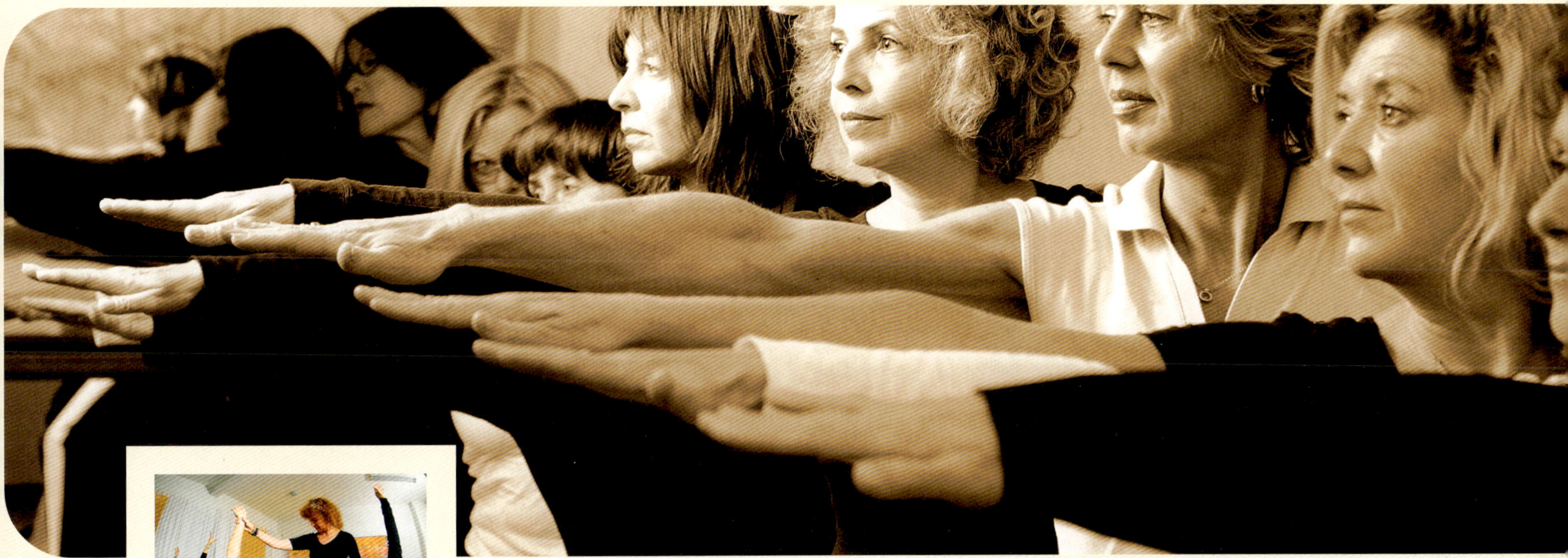

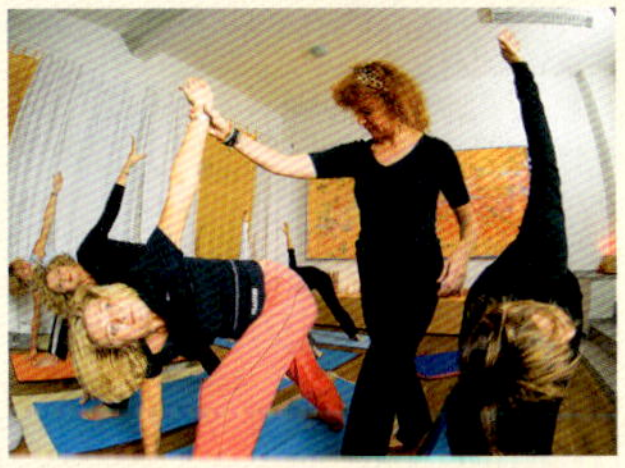

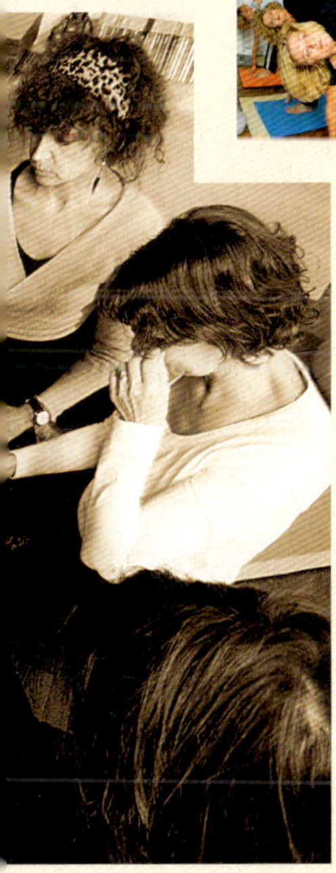

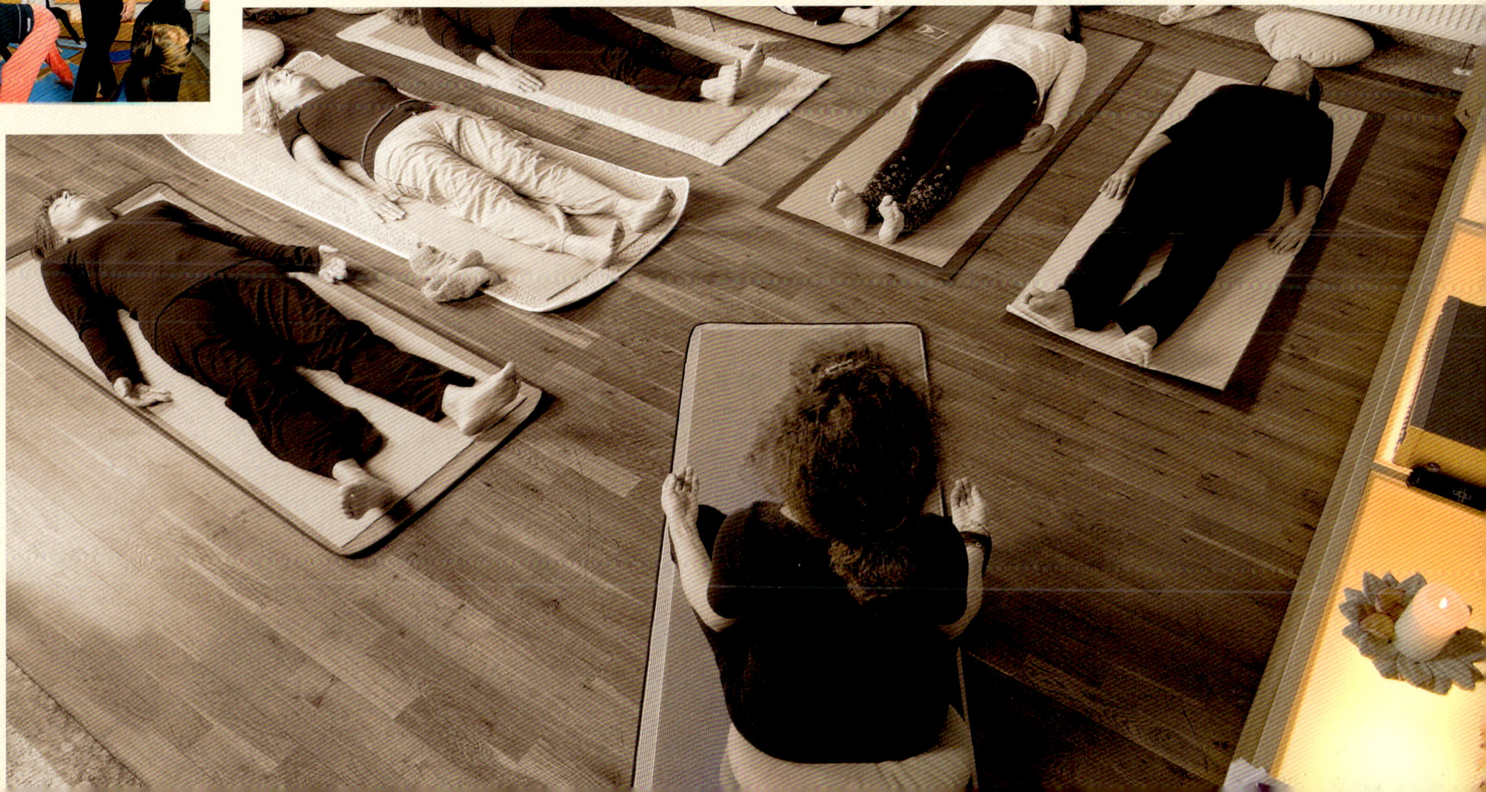

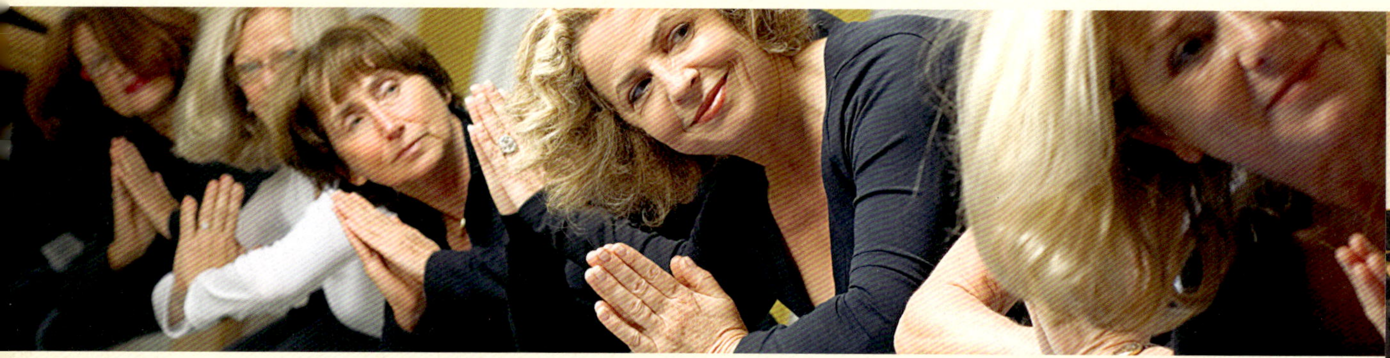

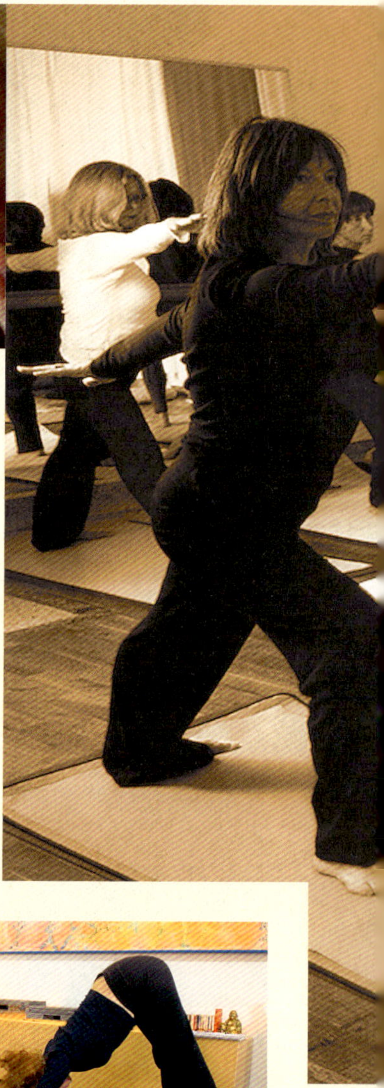

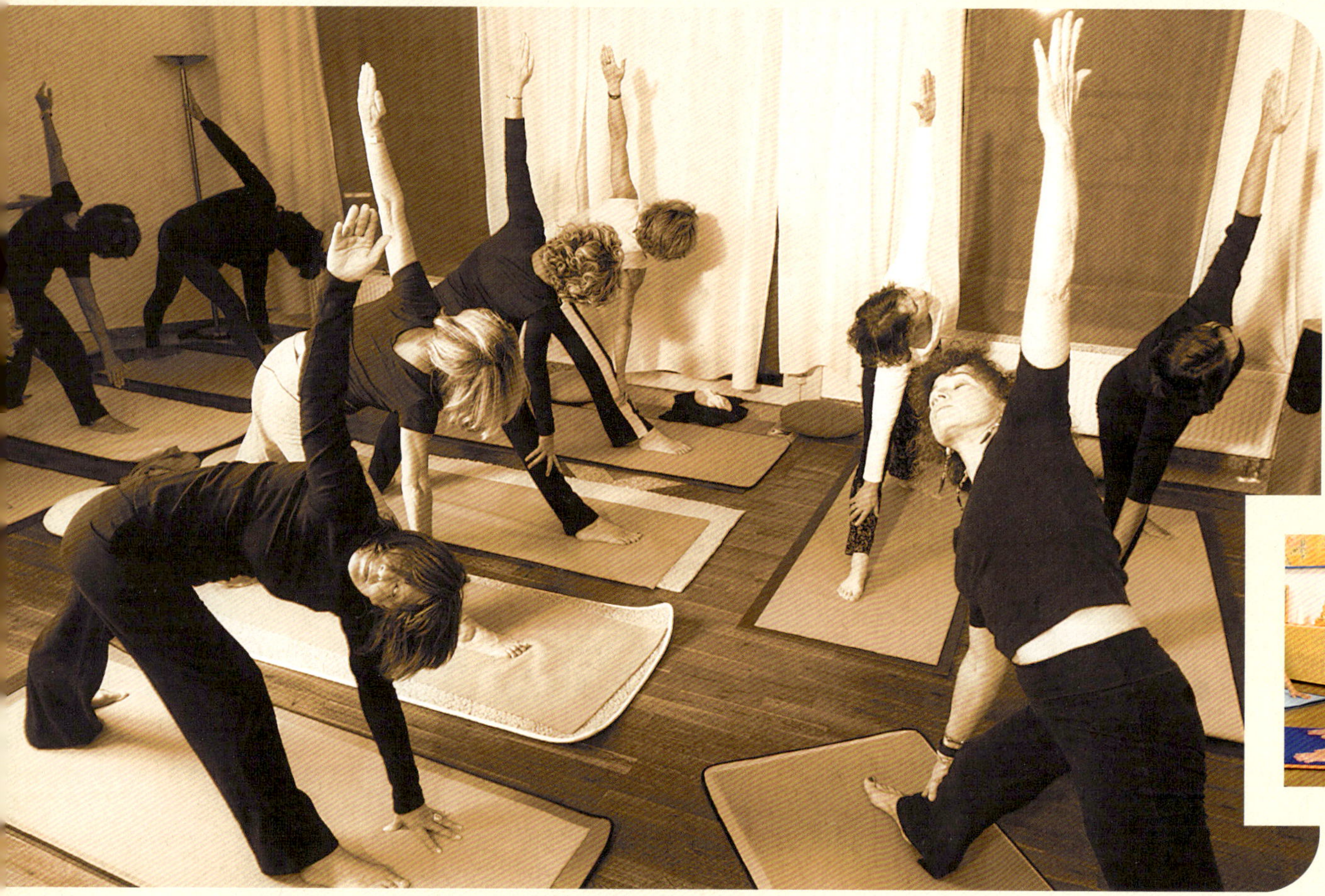

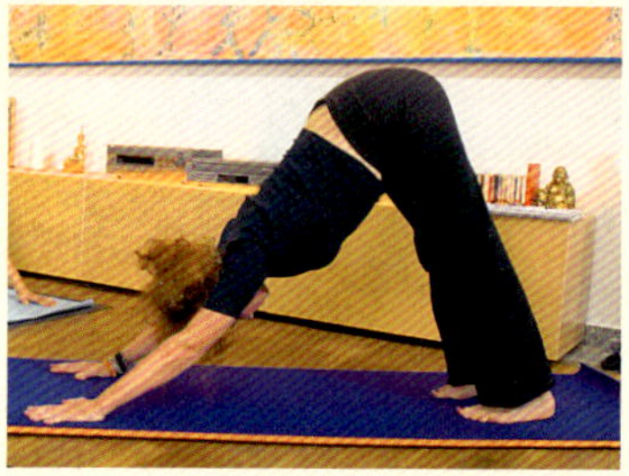

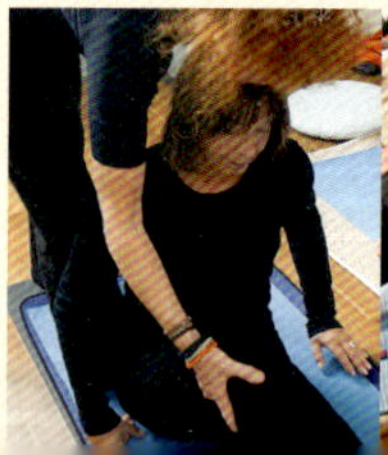

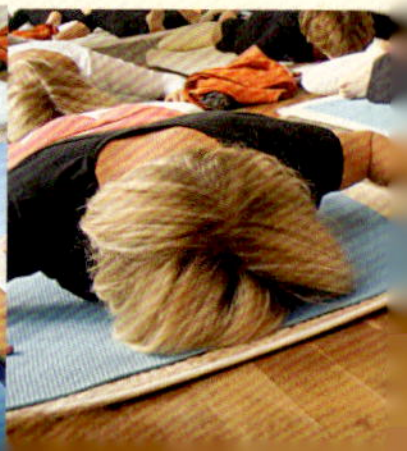

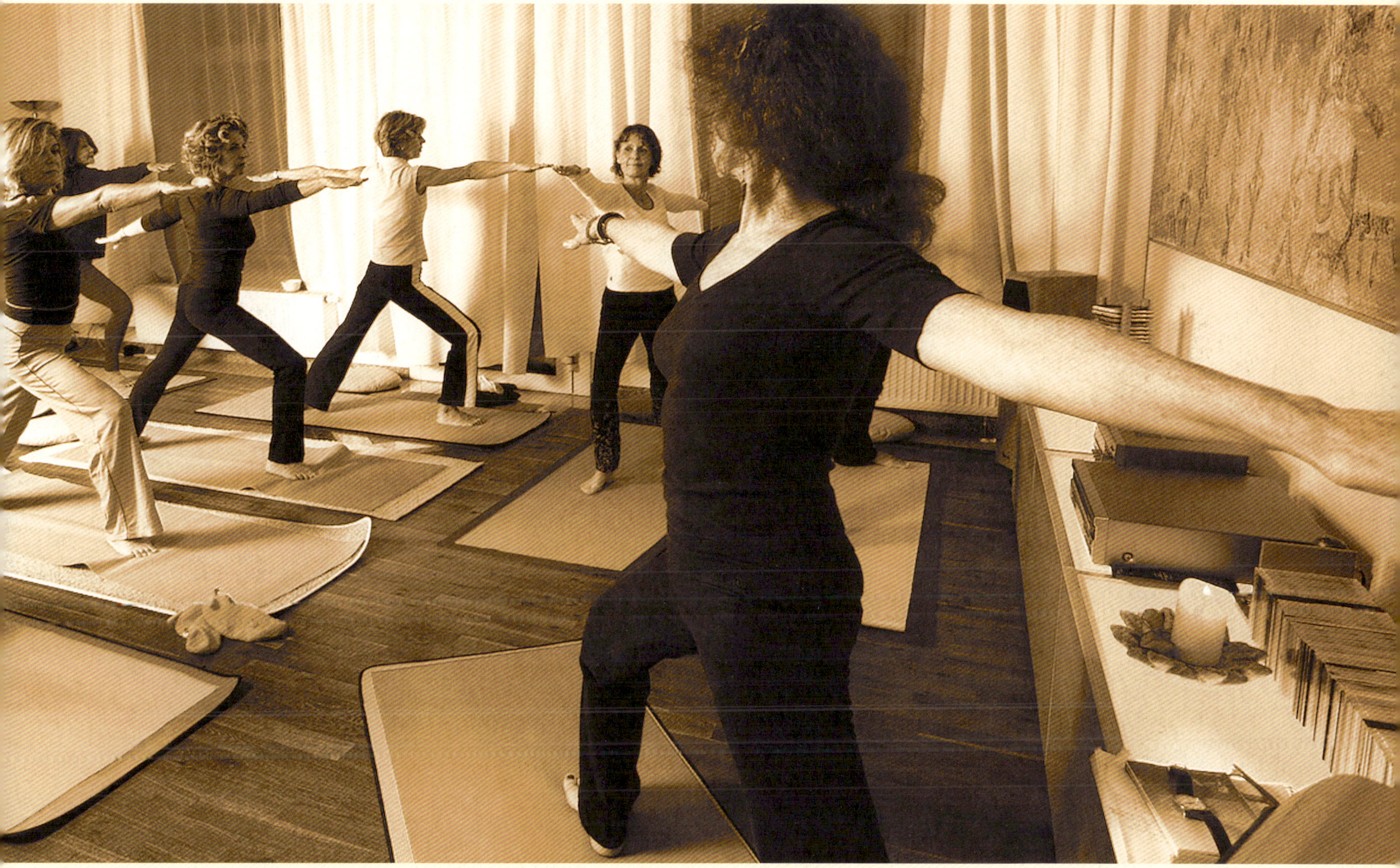

Wenn alle gemeinsam in einer Stellung sind, ist die Atmosphäre sehr ruhig und konzentriert. Auch wenn eine Yogini mal eine andere als die vorgegebene Haltung einnimmt, stört das nicht. Meist merkt sie es noch, bevor ich korrigiere.

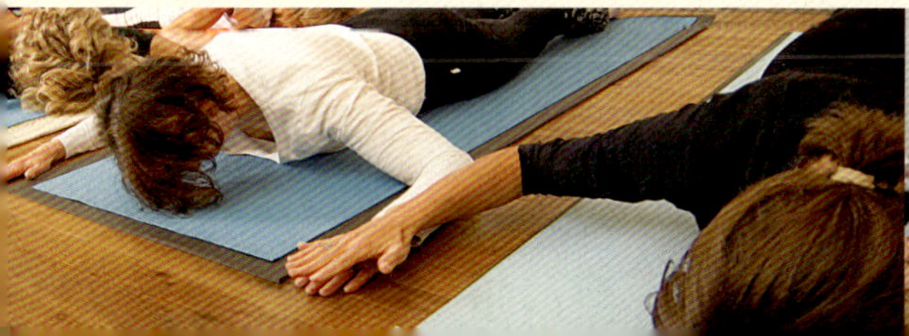

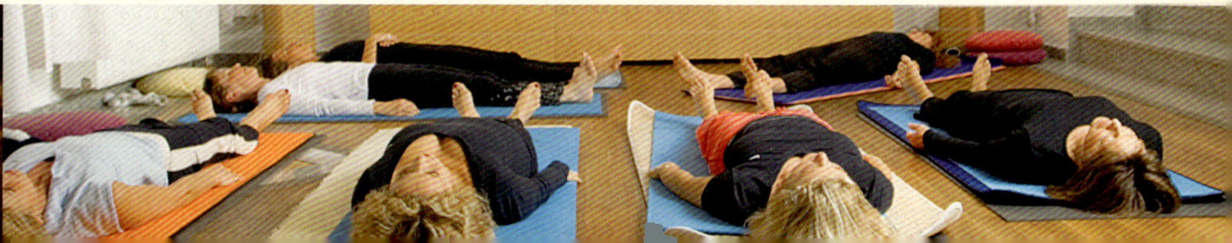

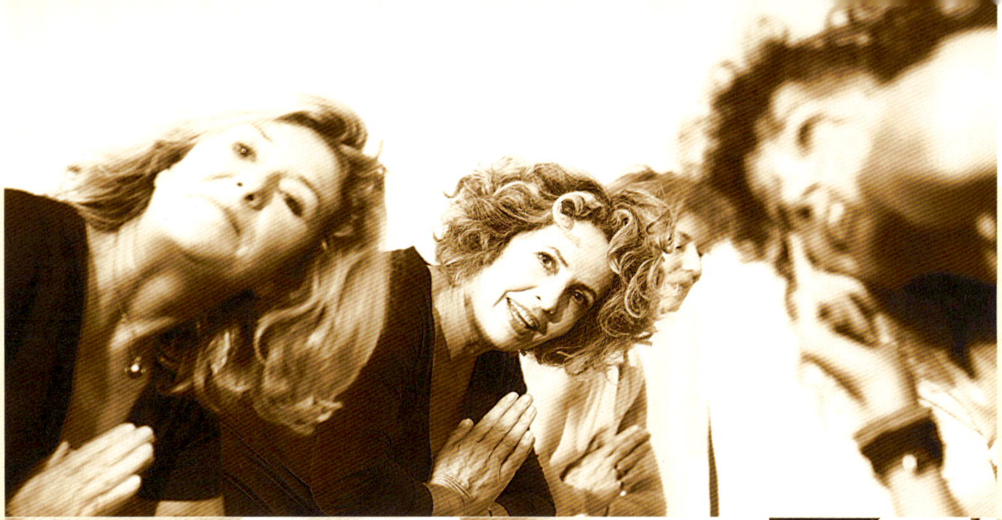

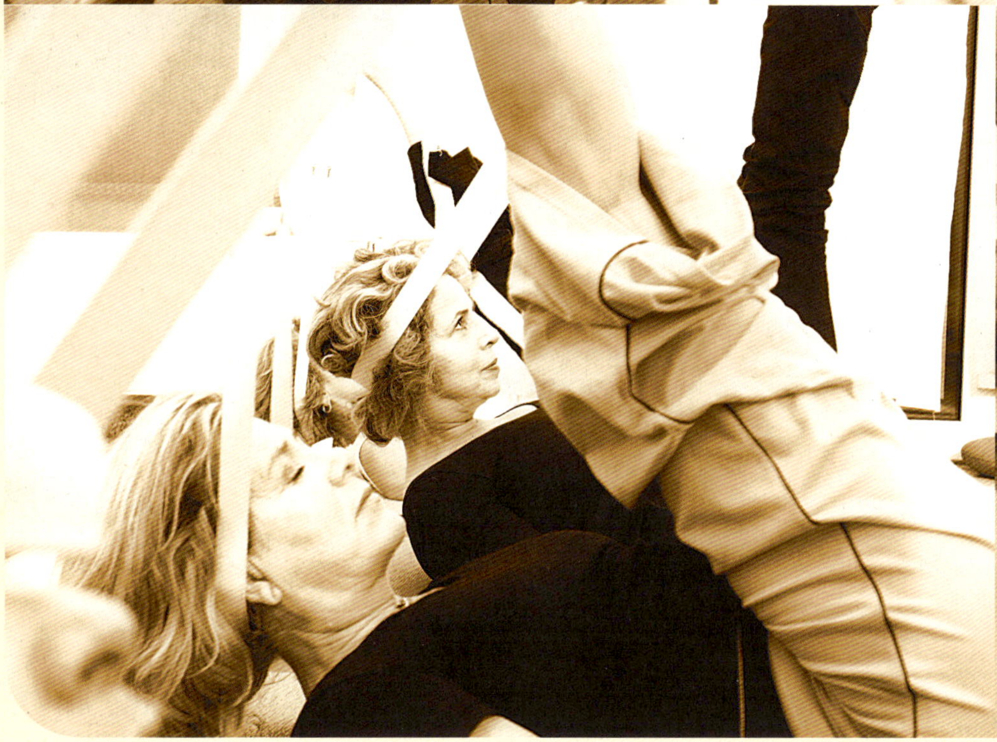

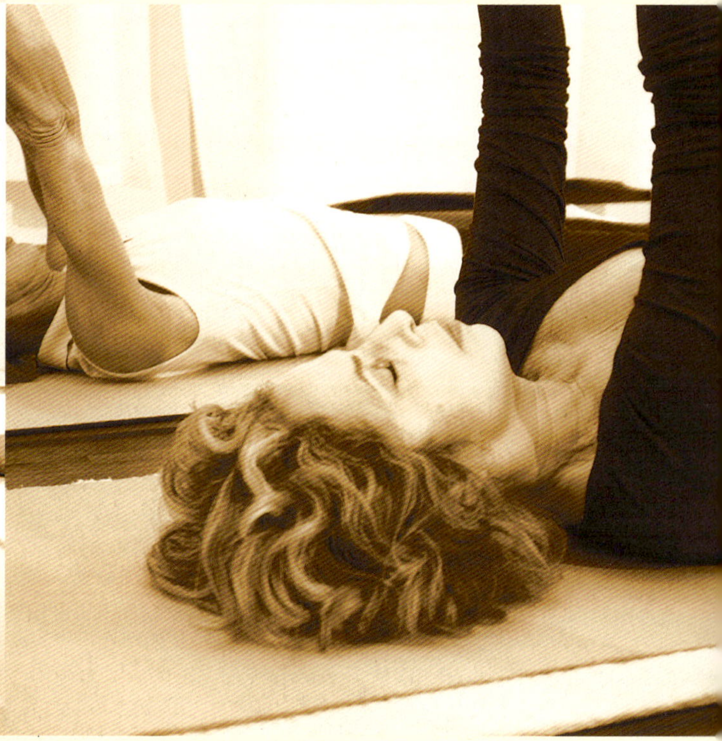

Gemeinsam atmen, konzentrieren, entspannen

Unsere Yogagruppe

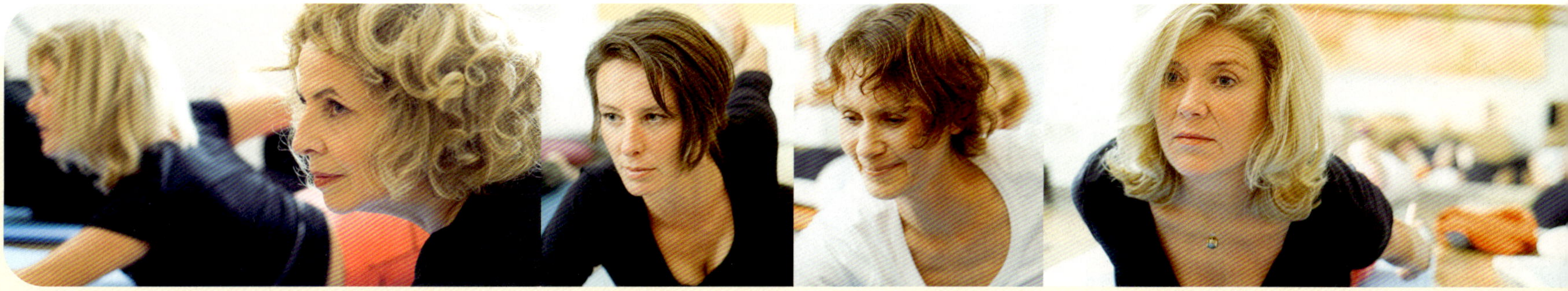

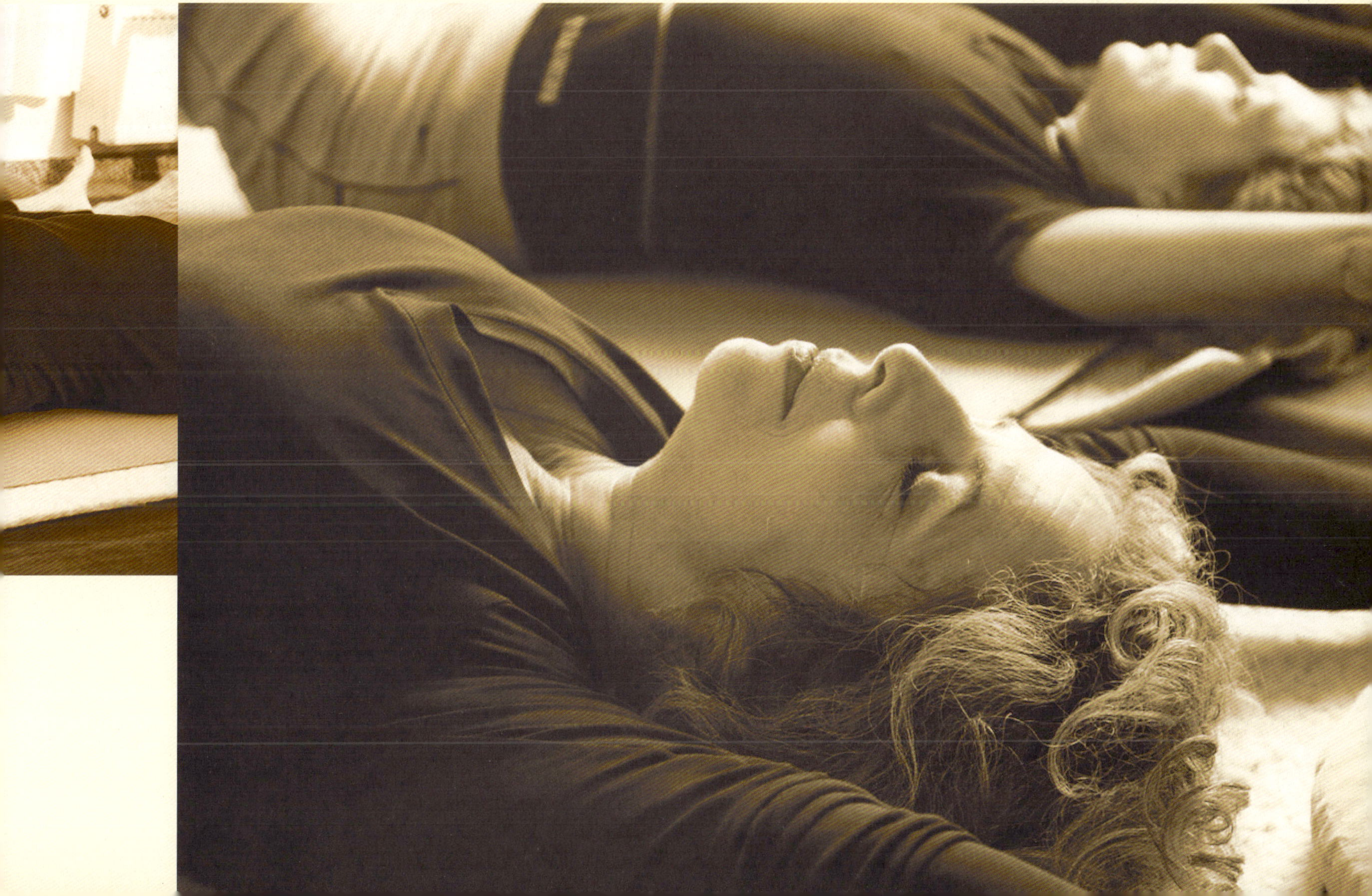

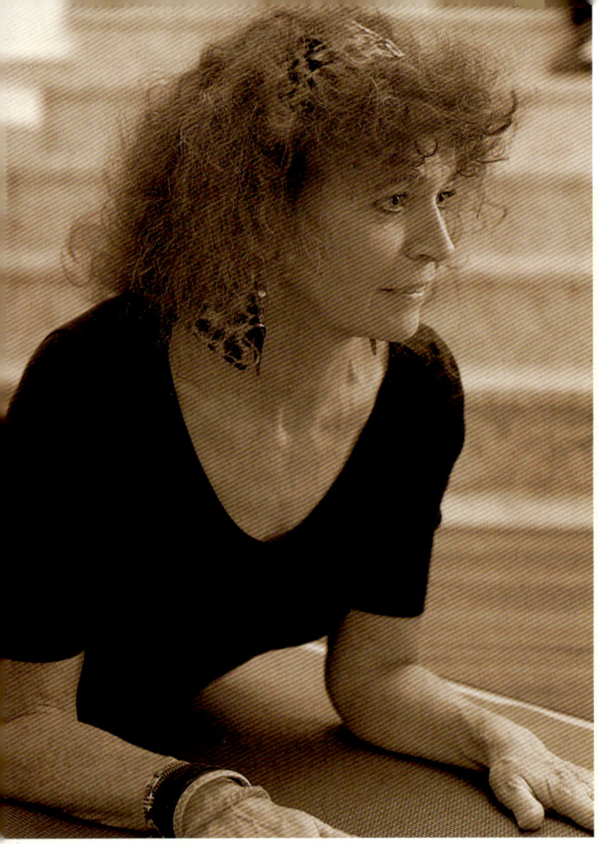
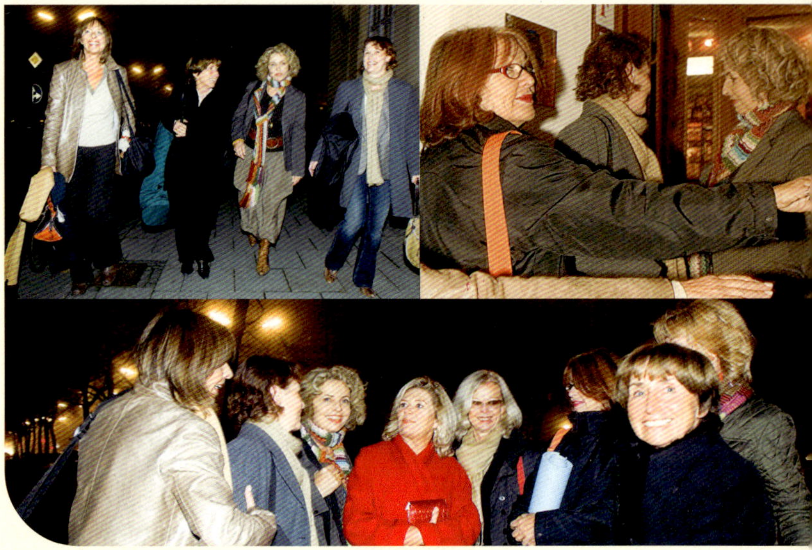
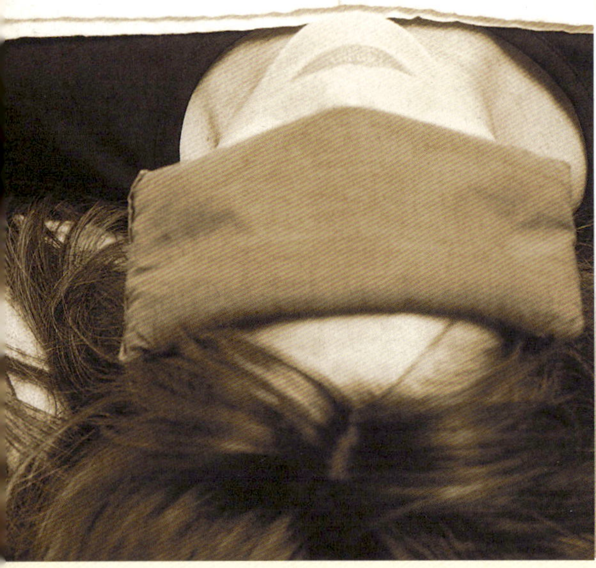
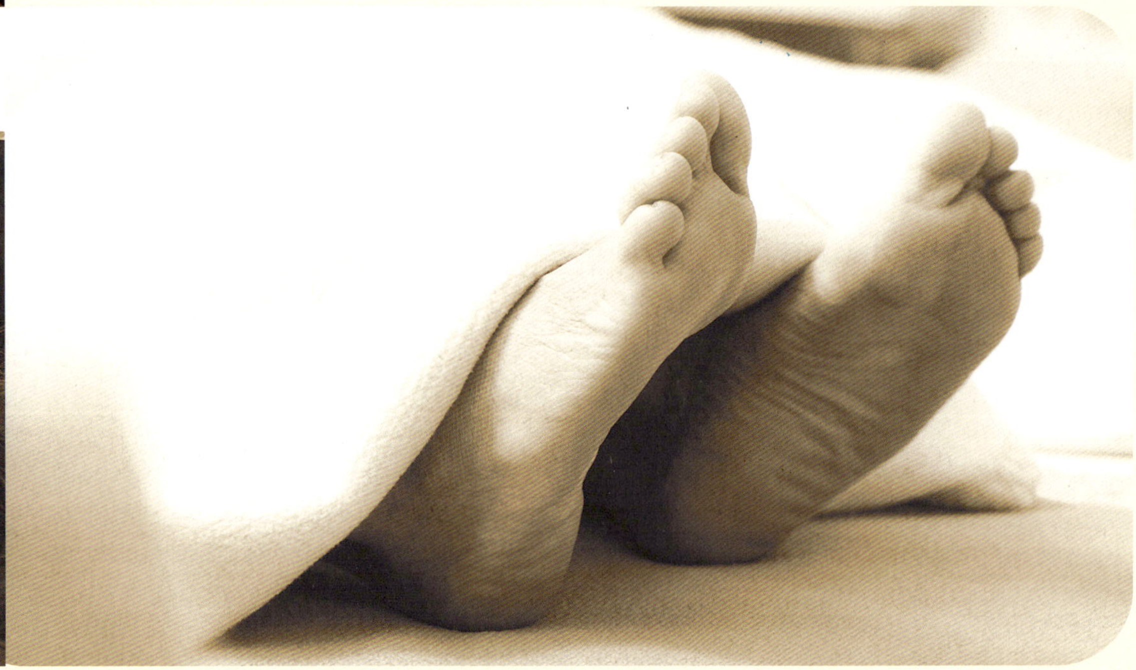

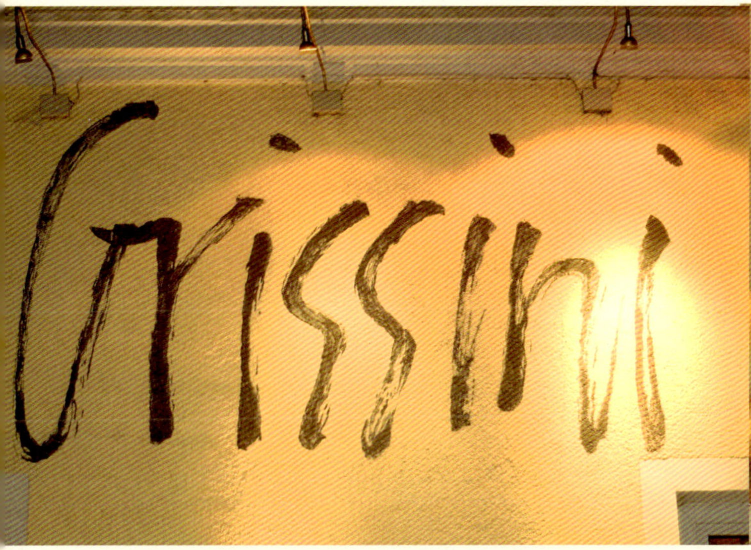

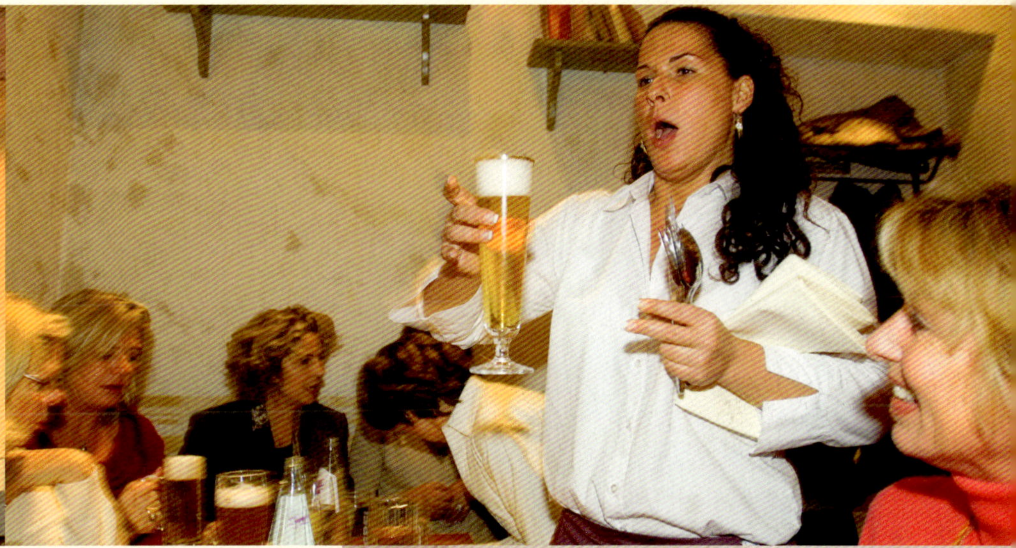

Wenn alle aus tiefer Entspannung wieder auftauchen und beim Umkleiden die Gespräche beginnen, dann ruft meistens Vera als erste: »Ich habe Hunger! Lasst uns alles Weitere im Grissini besprechen!«. Dann greifen sich alle ihre Yogataschen und gehen die paar Schritte zum Grissini, wo jeden Montag ein Tisch für uns reserviert ist. In der Regel haben alle Hunger, denn zwei bis drei Stunden vor dem Yoga sollte die letzte Mahlzeit gewesen sein. In der angenehmen Atmosphäre des Lokals, bei dem guten Essen und Wein werden die Gespräche schnell intensiver, sodass es oft recht spät wird, bis wir nach Hause aufbrechen.

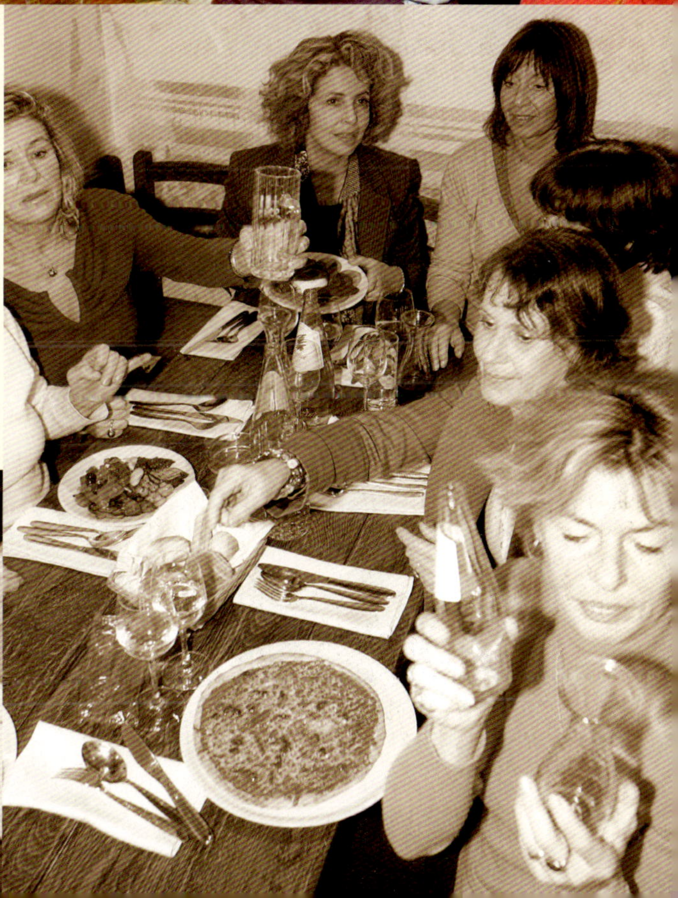

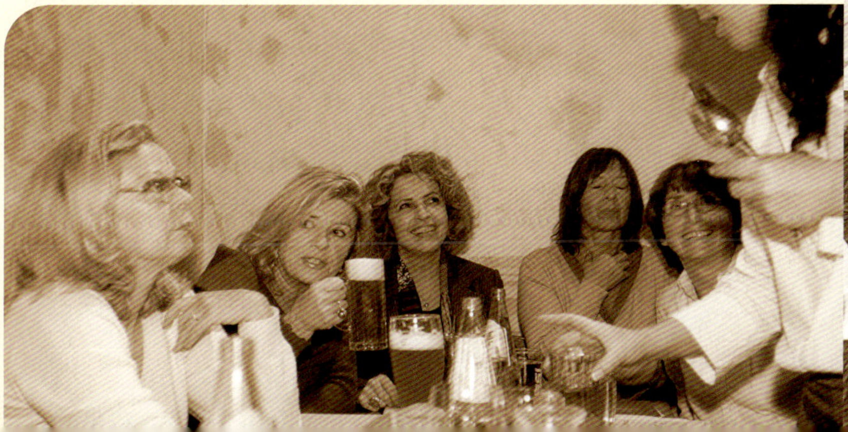

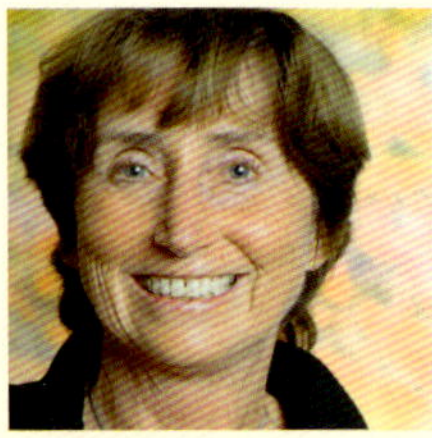

Rosi Stettner-Gloning

Ich bin Mathematikerin und Kinderärztin und arbeite als Kinderärztin in einer großen Praxis. Ich mache Yoga seit 4 Jahren. Yoga spielt in meinem Leben eine außerordentlich wichtige Rolle. Meine Arbeit, die ich über alles liebe, ist oft sehr anstrengend, aufregend und aufreibend. Yoga hilft mir, abzuschalten und mich auf mich selbst zurückzubesinnen, und gibt mir damit Kraft. Besonders wichtig ist mir die Freundschaft in unserer Yogagruppe. Wir diskutieren Probleme miteinander, helfen uns und haben viel Spaß.

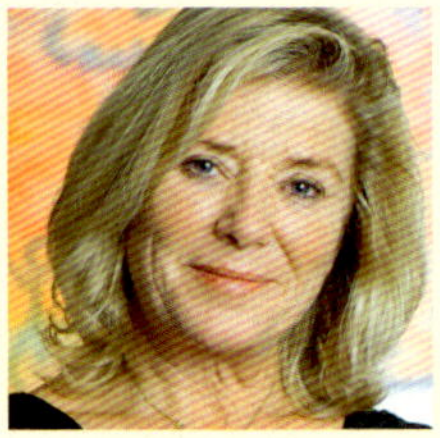

Jutta Speidel

Ich bin Schauspielerin und mache Yoga seit ungefähr 20 Jahren, erst etwas legerer, und seit über zehn Jahren bin ich geradezu süchtig. Es ist für mich wichtig, das ausgleichende Körpergefühl, das Yoga vermittelt, nie zu verlieren, da ich es als Ergänzung zur täglichen Meditation benötige. Geist und Körper sind eine Einheit, und so bleibe ich in der Balance. Außerdem hat sich meine Rückenschwäche enorm verbessert, und ich habe auch das Gefühl, mich in einem jungen Körper zu befinden, der elastisch und kraftvoll ist.
Zweimal die Woche jeweils 1,5 Stunden ist für mich ein Muss, und wenn ich unterwegs bin, mache ich wenigstens zehn Minuten täglich. Der Sonnengruß ist immer drin. Zusätzlich zu Yoga versuche ich mich einigermaßen gesund zu ernähren, wenig Fleisch, viel Gemüse jeder Art, Obst und Salat, Nudeln und Reis.
Wichtig ist mir jedoch auch, dass ich mich stetig in »positiven Gedanken« übe und schlechte Energien weiterschikke und sie nicht an mir haften lasse. Gute Gedanken zu schicken und gute Gedanken zu erreichen, ist mir sehr wichtig.

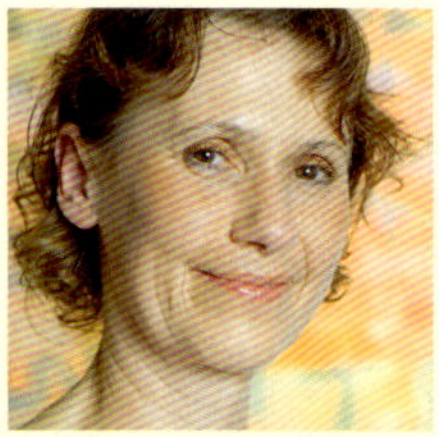

Mela (Manuela) Rosenkind

Ich bin von Beruf Grafikerin mit Schwerpunkt Illustration. Meine bekannteste Arbeit ist sicherlich »Tabaluga und das leuchtende Schweigen« zur Musik von Peter Maffay. Vor etwa 12 Jahren wurde ich zur Ursprungs-Yogagruppe mit Vera, Dorothee und Michaela eingeladen. Yoga mit Eva und den Yogamädels der Montagsgruppe wurde zu einem wichtigen Teil meines Lebens. Das bedeutet Dehnen und Strecken, Drehen und Halten, Schwitzen und Entspannen, Lachen und Weinen, Sehen und achtsam sein, Innen und Außen in Einklang bringen, die eigene Mitte finden und gemeinsam ergründen, was die Welt im Innersten zusammenhält.
Daneben ist mir meine Familie das Wichtigste sowie ein großer Freundeskreis, der gepflegt sein will. Und dazu gehören natürlich auch alle Begegnungen und Ereignisse, die mich inspirieren, die meinen Horizont erweitern und mir die Möglichkeit geben vielfältiges Leben kennenzulernen, mich zu erfahren, auszudrücken und weiterzuentwickeln.

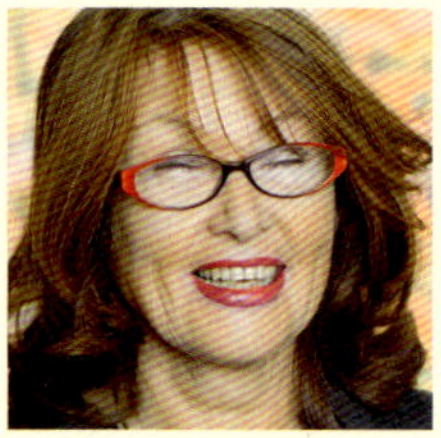

Dorothee Walter

Ich bin Künstlerin und mache Yoga seit ungefähr 15 Jahren – allerdings nicht so regelmäßig wie die anderen aus der Gruppe, da ich viel Zeit auf Mallorca verbringe.
Mein Ziel beim Yoga ist es, möglichst lange beweglich und gesund zu bleiben. Genauso wichtig ist es mir aber, die Gruppe, die Menschen, zu treffen. Durch dieses regelmäßige Zusammensein sind über die Jahre echte Freundschaften und ein schönes Gruppengefühl entstanden, was ich heute nicht mehr missen möchte.
Was mir sonst im Leben noch wichtig ist: mein Sohn und meine kreative Arbeit.

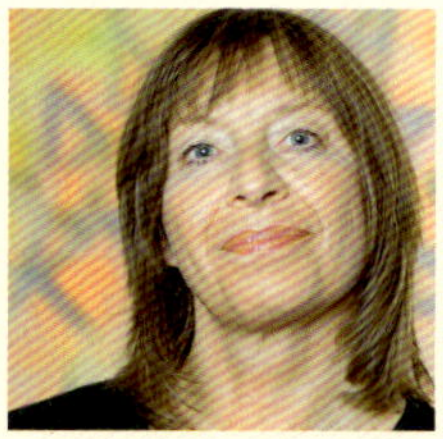

Vera Falkenstein

Ich bin Stylistin, mache Yoga seit 1993 und habe Freundinnen gefragt, ob sie mitmachen wollen. Ich habe mit Yoga begonnen, also einen Yogalehrer bzw. eine Yogalehrerin gesucht, als ich in einer äußerst turbulenten Lebensphase und Krise war. Zu jener Zeit konnte ich nicht mehr einschlafen, ich war sehr nervös und unausgeglichen. Durch Yoga habe ich gelernt zu entspannen, loszulassen, den Moment zu genießen und – zu atmen! Dank der Asanas kann ich mich jetzt richtig gut konzentrieren. Davon profitiere ich Tag für Tag. Sehr wichtig sind mir auch die Menschen, mit denen ich Yoga praktiziere. Wir haben in den Jahren eine besondere Beziehung zueinander entwickelt. Die Yogamädels sind meine besten Freundinnen geworden. Ansonsten ist das Allerwichtigste für mich natürlich meine Familie.

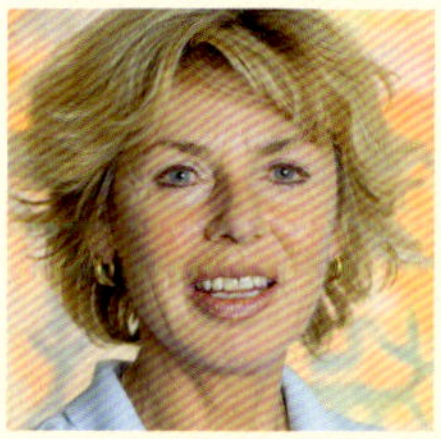

Nicola Schlubach

Von Beruf bin ich niedergelassene Psychotherapeutin und habe eine Kassenpraxis in Schwabing. Ich bin erst seit etwas über einem Jahr bei dieser Yogagruppe dabei. Da dies ein ganz alter Freundeskreis ist, muss man von jemandem empfohlen und eingeführt werden. Das war Vera Falkenstein, die ich bereits viele Jahre kenne und schätze. Ich kannte Yoga aber lange vorher, v. a. durch manche meiner Ausbildungsgruppen.

Yoga bringt mich auf eine gute Weise zu mir selbst, sowohl auf der geistigen, als auch auf der seelischen und körperlichen Ebene. Es ist mit körperlichem Wohlgefühl verbunden, ohne Anstrengung und Powern. Yoga vermittelt mir das Gefühl, etwas für den Körper getan zu haben, sich gedehnt zu fühlen und gleichzeitig entspannt. In unserer Gruppe ist außerdem das Zusammensein mit den anderen Frauen wichtig, der Austausch untereinander, das Sprechen darüber, was der Weiblichkeit guttut.

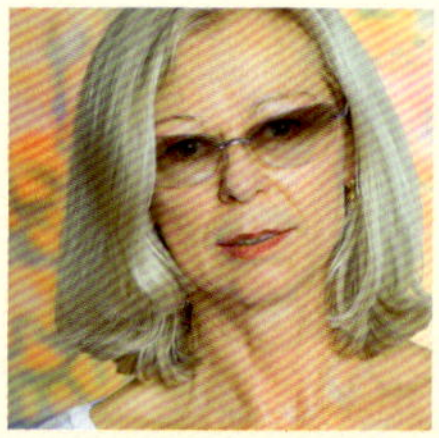

Sabine Eichinger

Ich bin Produktionsleiterin für Film und TV und nun seit acht Jahren bei der Yogagruppe. Yoga hilft mir, meinen Körper und mich selbst besser kennenzulernen. Was mir sonst noch wichtig ist: meine Tochter, Familie, Freunde, zu denen ich eine Seelenverwandtschaft habe (meine Yogafreundinnen sind mir sehr ans Herz gewachsen!), erfüllte und wertgeschätzte Arbeit, Natur und Spaziergänge mit meinem Hund, gutes und gesundes Essen und Trinken, Bücher, vor allem Biographien gute Geschichtsbücher.

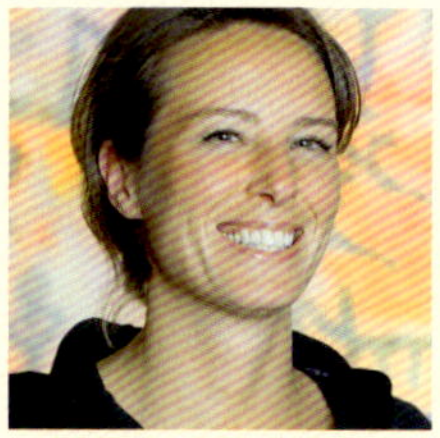

Sonya Hansen

Als selbständige Marketingberaterin bin ich auf unregelmäßige Arbeitszeiten und schnell wechselnde Aufträge eingestellt. Nur mit kühlem Kopf können unkonventionelle Ideen und Strategien entstehen, die meinen Kunden Erfolg bringen. Vor zwei Jahren habe ich das erste Mal gespürt, dass mein Kopf und mein Körper einen sorgsameren Umgang brauchen. Der erste Schritt war, dass ich das Rauchen aufgehört habe. Yoga hat mir zusätzlich geholfen, standhaft zu bleiben! Das kann man auch körperlich verstehen, denn durch Yoga beschäftige ich mich viel mehr mit meiner Körperhaltung. Manchmal denke ich, eine Yogaübung ist mir gut gelungen – bis Eva korrigiert. Diese Feinheiten zu erkennen, macht mir Spaß. Wenn Zeit bleibt, sind Skifahren, Mountainbiking oder das Wandern in den Bergen meine liebsten Beschäftigungen.

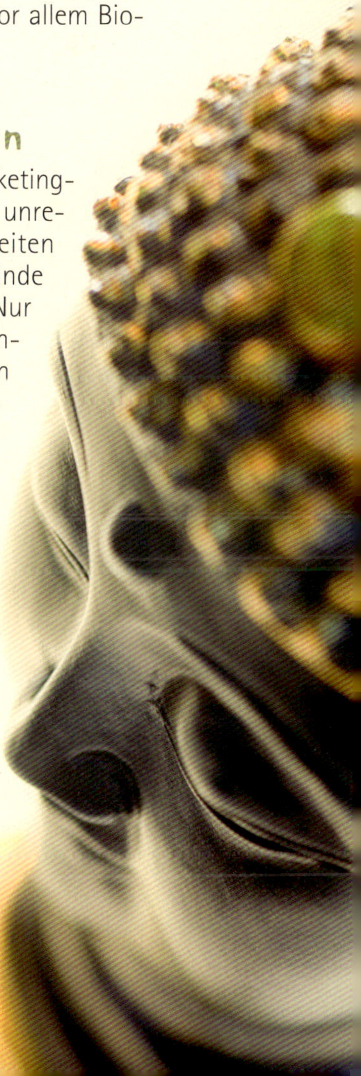

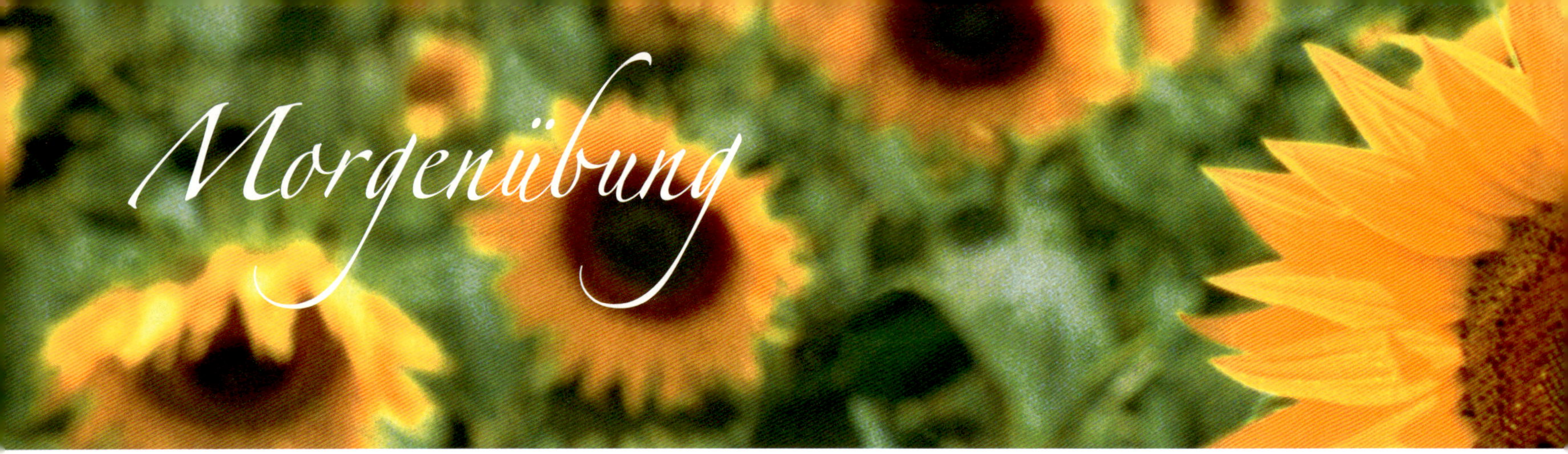

Morgenübung

Eine kurze Sequenz von Standhaltungen, die – morgens geübt – aktivierend wirkt.

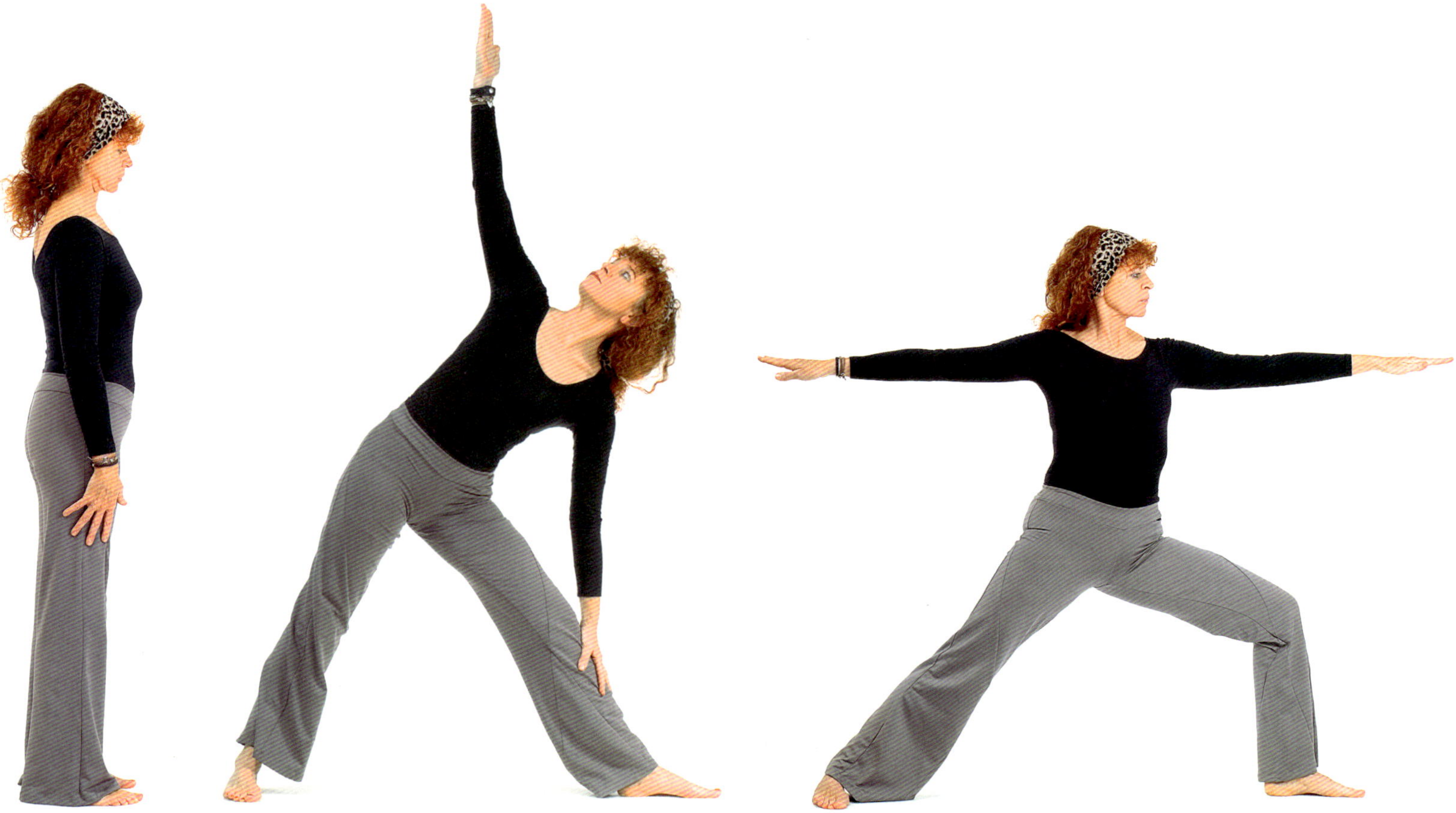

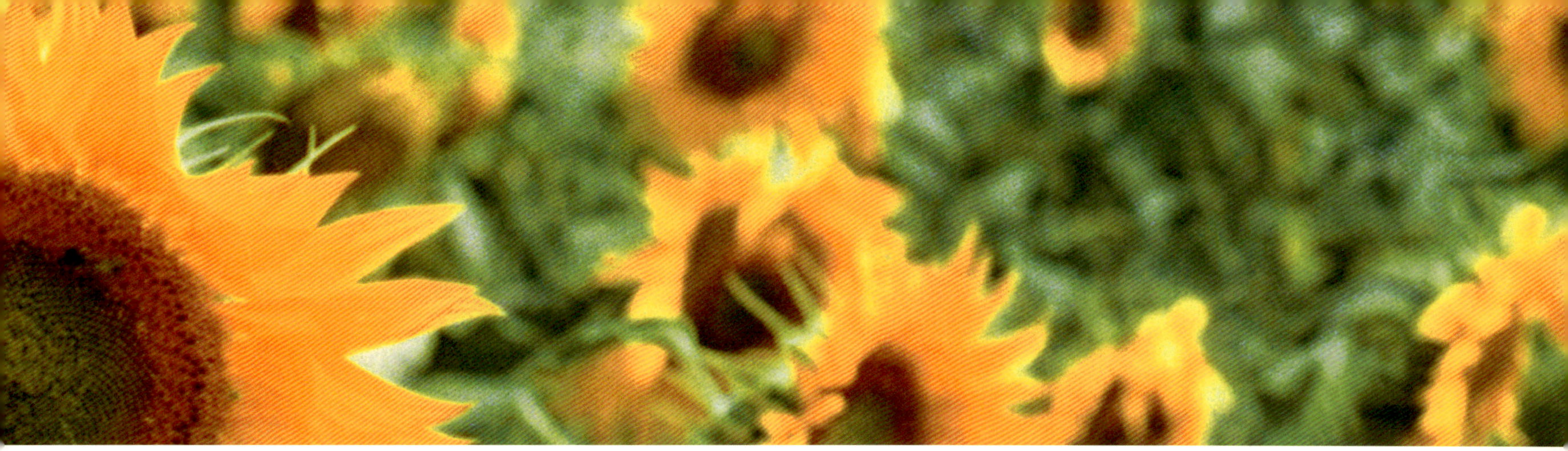

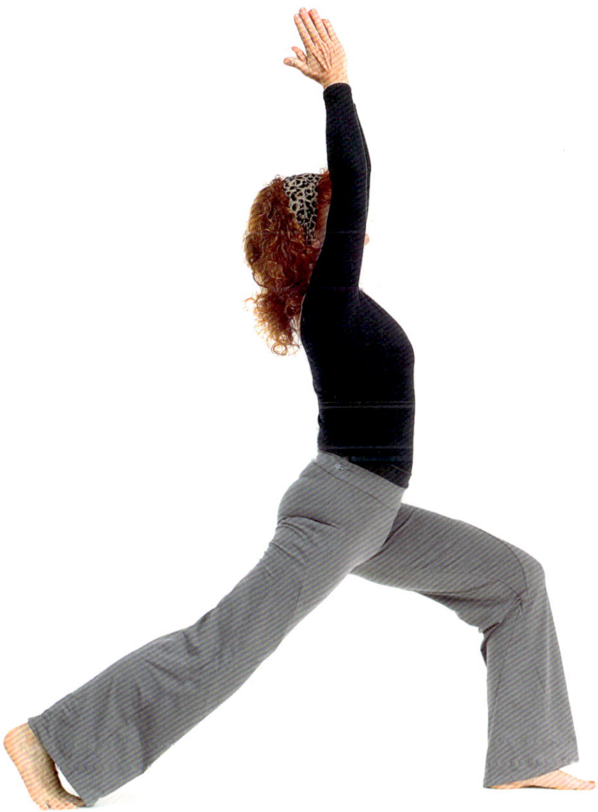

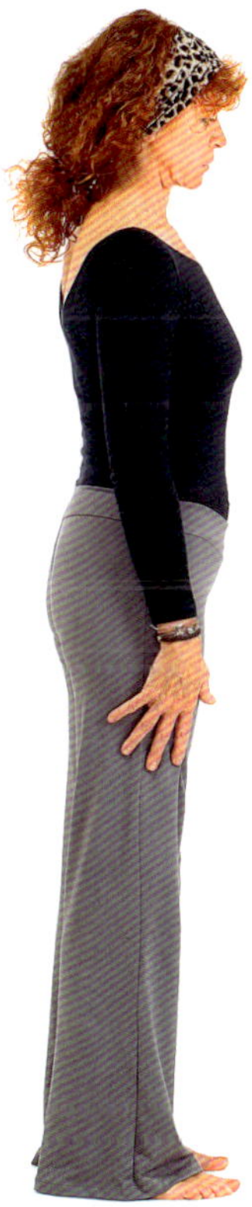

Komme in die Berghaltung. Atme ein, richte die Wirbelsäule gut aus, und erde dich. Verweile so (wenn du ein wenig Zeit hast) fünf Atemzüge lang.

Bringe das rechte Bein nach hinten, drehe den Fuß etwas nach innen – etwa 60 Grad –, hebe die Arme in die Horizontale, und komme beim Ausatmen in die Dreieckshaltung.

Richte dich einatmend wieder auf, und beuge ausatmend das rechte Knie in den Held II.

Atme ein, lege die Handflächen aufeinander, und hebe die Arme nach oben. Der Kopf geht mit in den Held I. Atme aus, und senke die Arme neben den Körper. Bringe abschließend das linke Bein nach vorne in die Berghaltung.

Wiederhole die Sequenz mit dem anderen Bein.

Du kannst diese kurze Folge fließend, d.h. aus- und einatmend, machen oder jeweils mehrere Atemzüge in der einzelnen Haltung verweilen.

Affirmation »Ich begrüße den Tag mit frischer Energie und freue mich auf alle Begegnungen.«

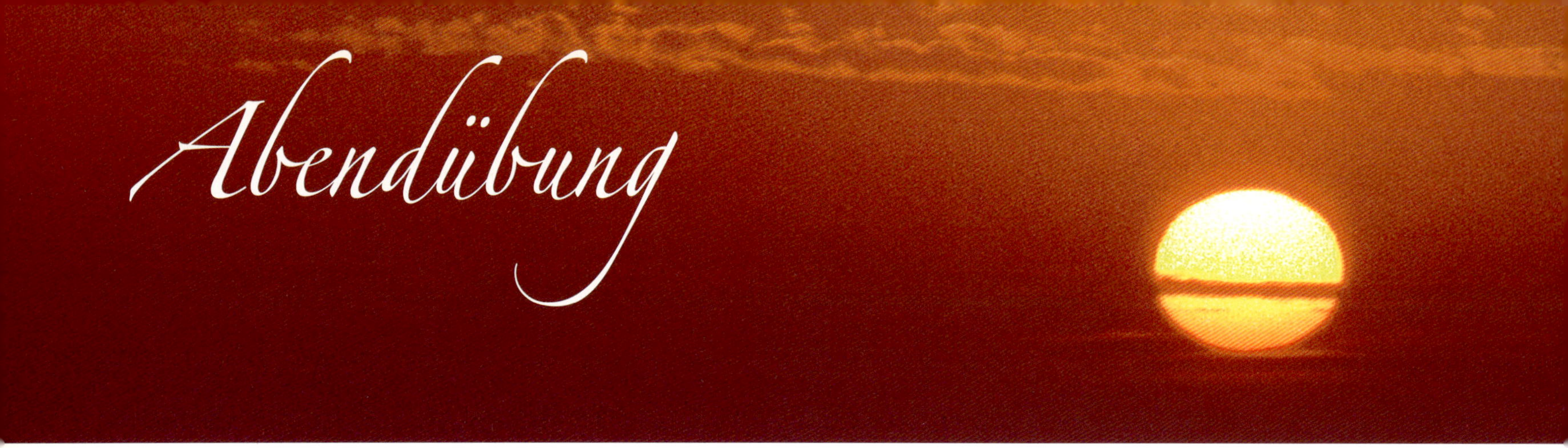

Abendübung

Am Abend wirkt die Sequenz beruhigend und ausgleichend. Hier wird ein Verweilen von drei bis fünf Atemzügen empfohlen.

Komme in die Demutshaltung.

Atme ein, und hebe den Kopf und den Rumpf in die Vierfüßler-Stellung. Atme aus.

Atme ein, und dehne den linken Arm und das rechte Bein. Gehe beim Ausatmen wieder zurück in den Vierfüßler. Wiederhole dasselbe mit dem linken Arm und dem rechten Bein. Im Vierfüßler-Stand aus- atmen und einatmen.

Gehe ausatmend in die Demuts- haltung.

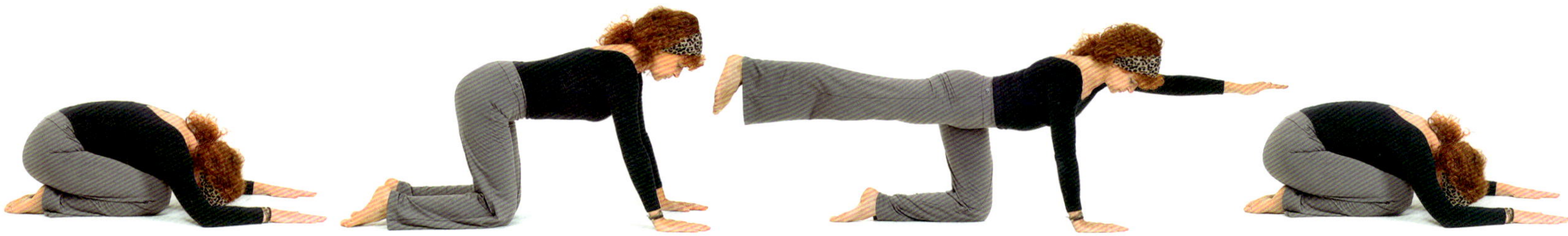

Affirmation »Ich bedanke mich für diesen Tag und seine Begebenheiten, ich ziehe alle meine Sinne nach innen und tanke in der Ruhe wieder Kraft.«

Komme einatmend in der Wellenbewegung in die Kobra (siehe Sonnengruß).

Komme ausatmend in den Hund.

Komme einatmend in den Vierfüßler.

Nimm ausatmend die Demutshaltung ein.

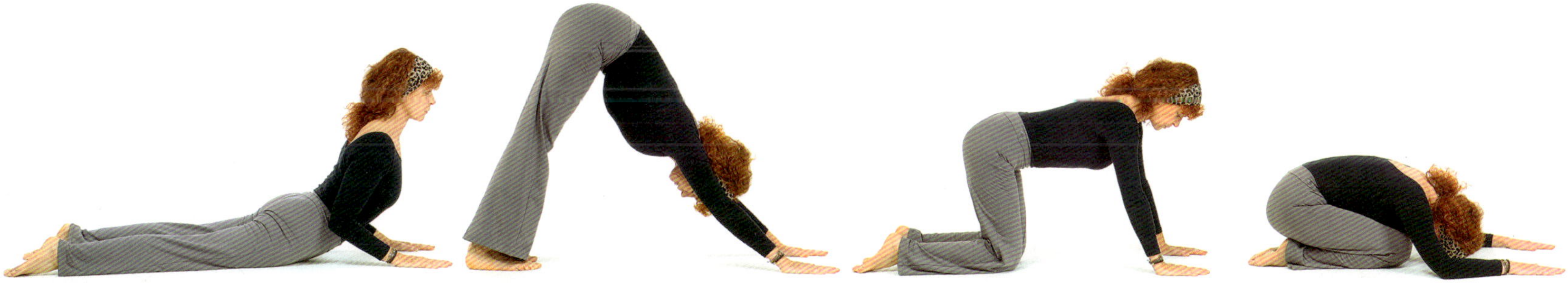

Übungsfolgen

Damit die Orientierung leicht fällt: hier die Übungsfolgen noch einmal im Überblick, zusätzlich mit einigen Zwischenstellungen.

1. *Beine* (vgl. Seite 102)

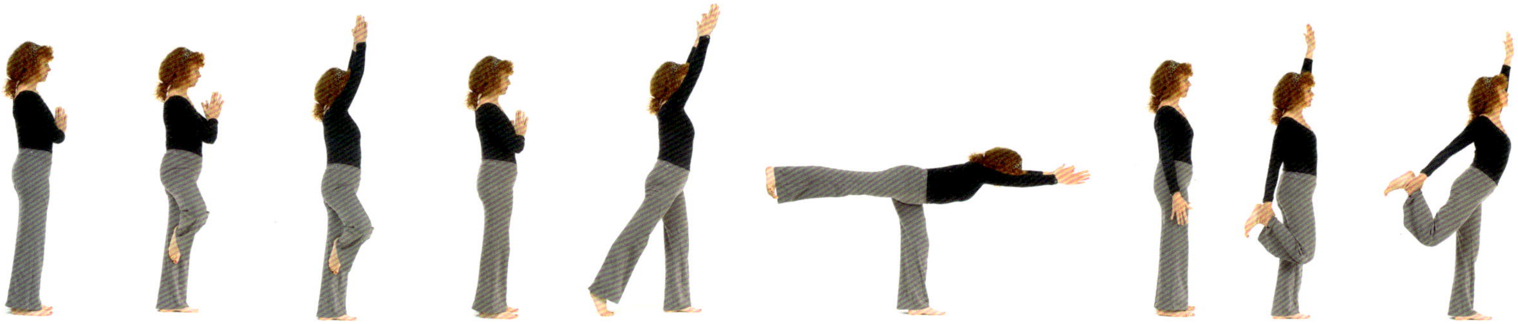

2. *Rücken* (vgl. Seite 106)

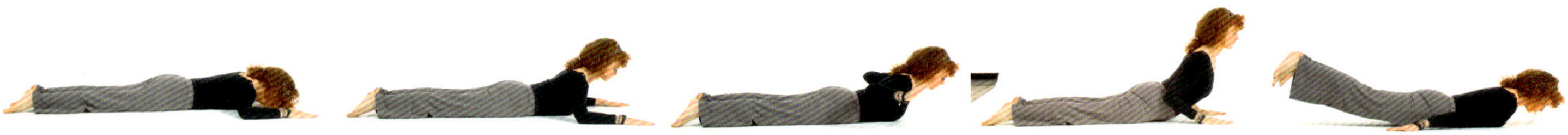

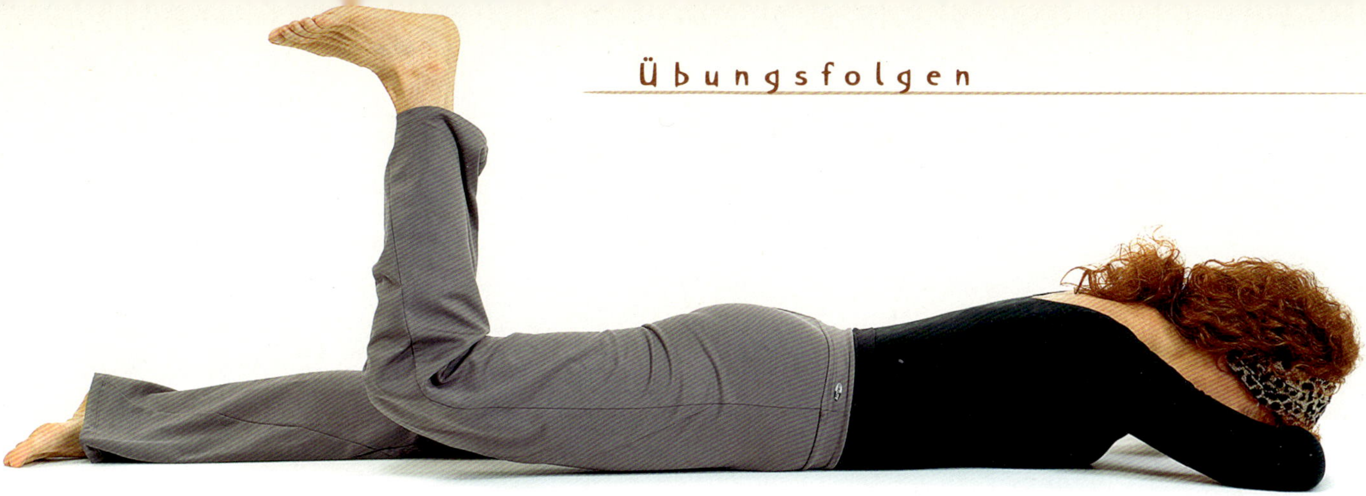

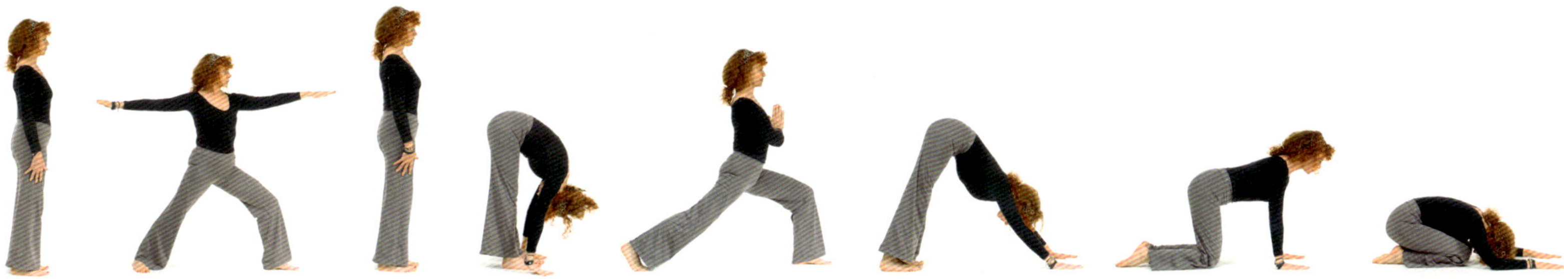

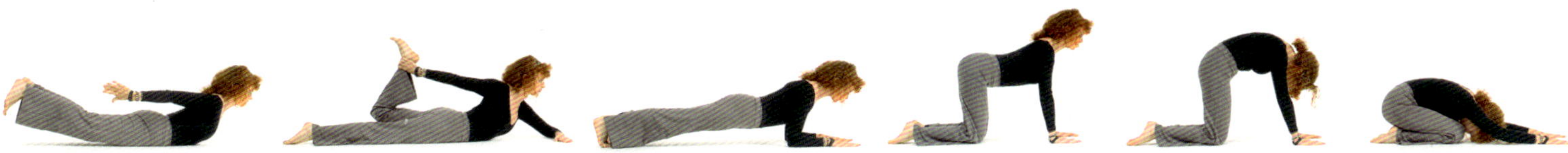

Übungsfolgen

3. Bauch (vgl. Seite 110)

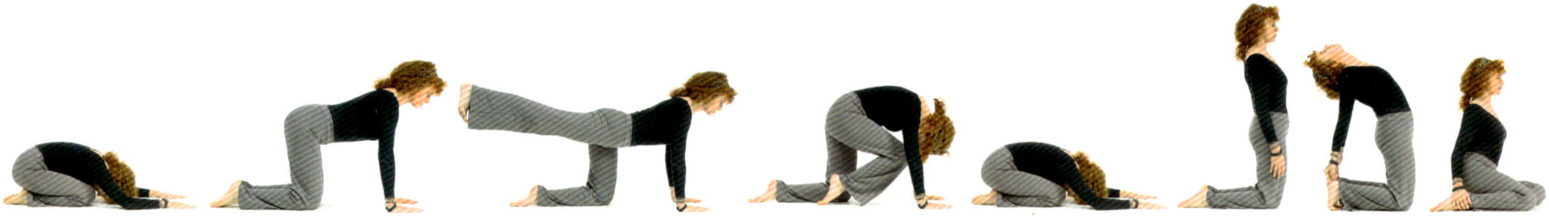

4. Oberer Rücken (vgl. Seite 114)

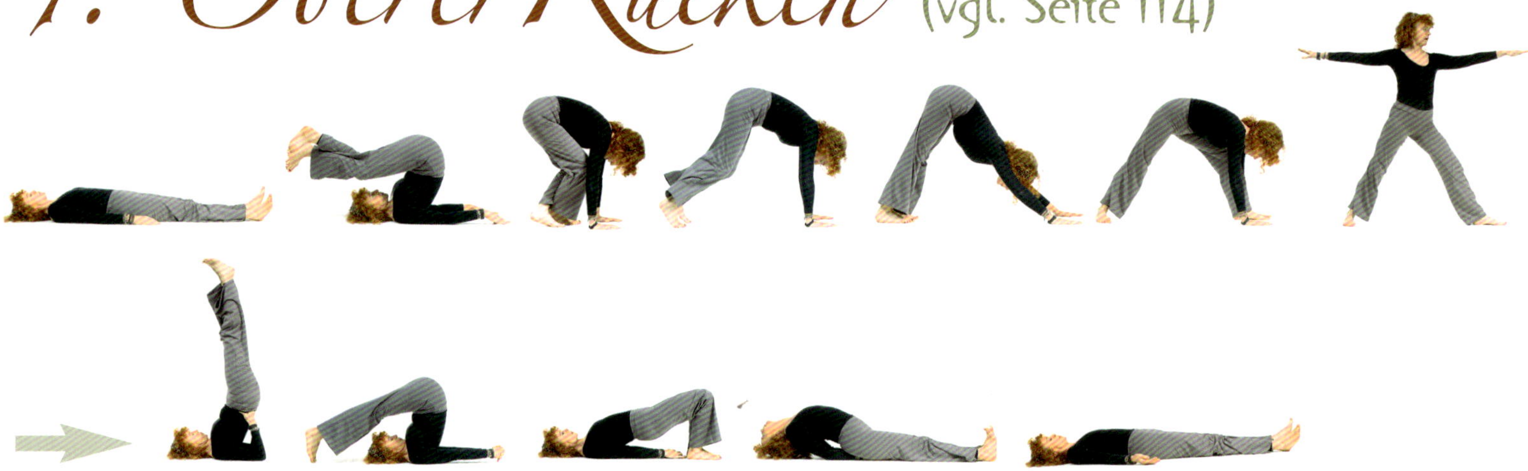

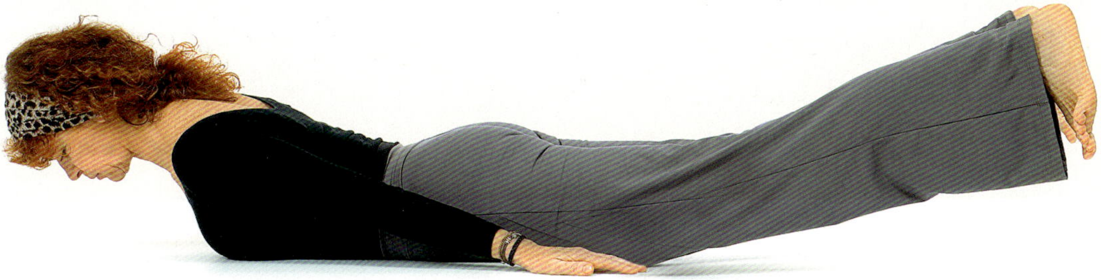

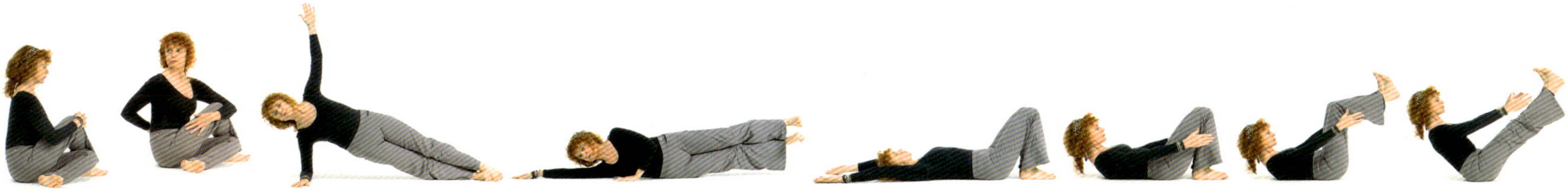

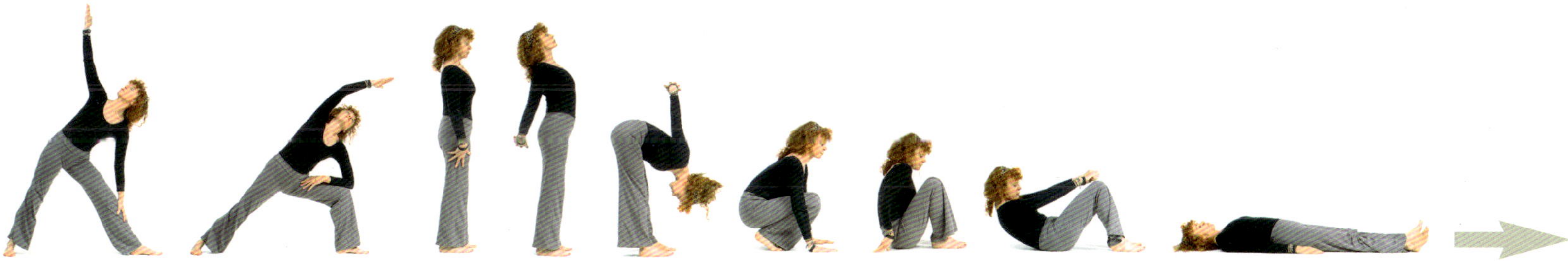

Michaelas ABC

Hier findet man all die Dinge, die mir wichtig sind, aber nicht unbedingt etwas mit Yoga zu tun haben …

a wie Anfang

Angefangen hat alles im Kinderballett. Eine Filmproduktion suchte für einen Werbespot ein kleines Mädchen. Bei den Probeaufnahmen musste ich zusammen mit anderen 8-Jährigen eine glückliche Kuh malen.
Ich weiß nicht, ob ich wirklich die schönste Kuh gemalt habe, aber auf alle Fälle bin ich so zum Film gekommen. Schon wenig später spielte ich mit O. W. Fischer in *Onkel Toms Hütte* (1964) und die gelähmte Klara in *Heidi* (1965).

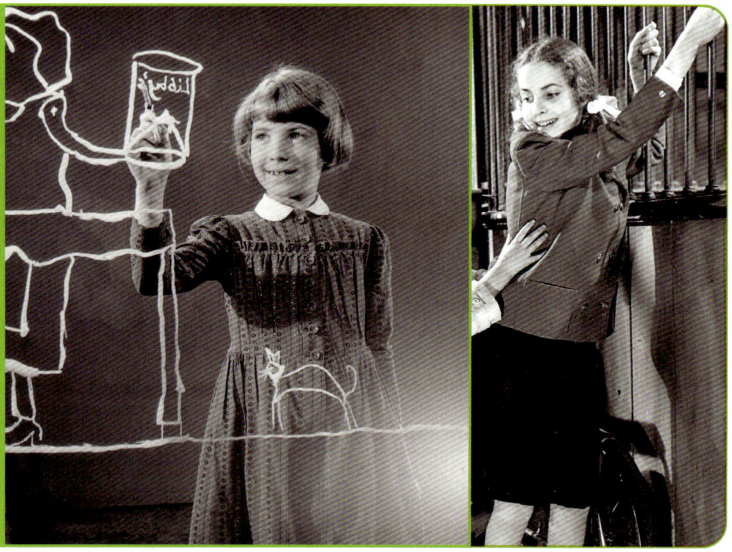

b wie Beatles

Seit meiner Zeit als Teenager haben mich die Beatles begeistert, und ihre Musik hat mich bis heute begleitet. Mein absoluter Lieblingssong – mit dem mich auch meine große Liebe zu Bernd verbindet – ist deshalb auch *Blackbird*.

c wie Chance

Als Jugendliche hatte ich die große Chance, bei Rudolf Noelte für den *Kirschgarten* von Tschechow vorzusprechen. Ohne das Ergebnis abzuwarten, fuhr ich mit meinem damaligen Freund in die Türkei, nichts ahnend, dass die Wahl auf mich gefallen war. So habe ich die Chance, meine erste Theaterrolle zu spielen, verpasst. Nicht nur deshalb ist heute einer meiner Leitsätze: »Du hast keine Chance, aber nutze sie!« (Herbert Achternbusch).

d wie Dietl

Durch die Erfolge in Helmut Dietls Serien *Münchner Geschichten*, *Monaco Franze* und *Kir Royal* habe ich mich endgültig entschlossen, Schauspielerin zu werden (Bilder siehe S. 153, Quelle: BR/WDR).

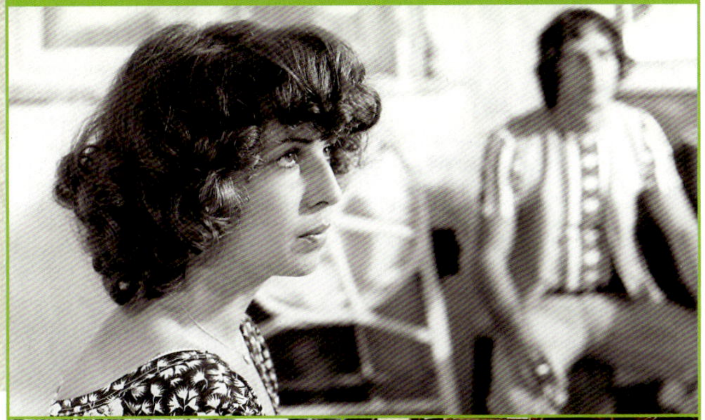

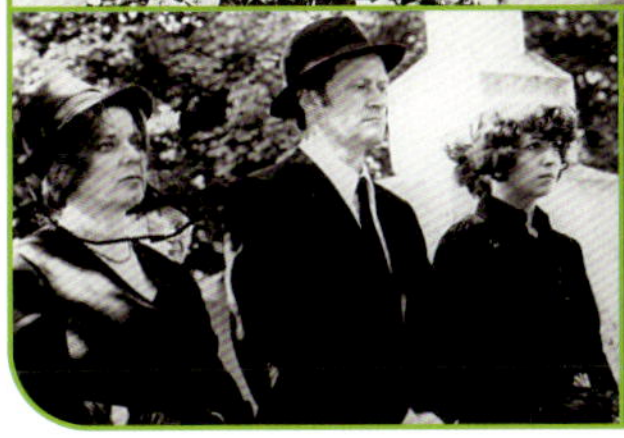

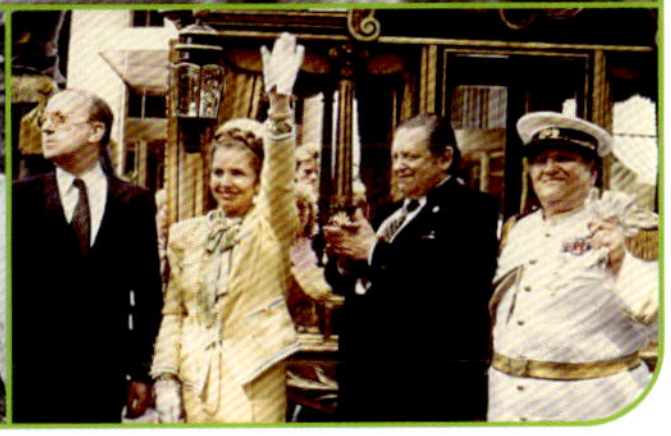

e wie Eltern

Alles, was ich bin, habe ich meinen Eltern zu verdanken, besonders meine Naturverbundenheit und Bodenhaftung, meine Kreativität. Und Sie haben meine ganze Wertschätzung dafür, dass sie mich trotz anfänglichen Skepsis immer in meinem Beruf als Schauspielerin unterstützt haben.

f wie Freunde

Wirkliche Freunde geben mir Wärme, Inspiration und Halt. Ohne Freunde wäre mein Leben ärmer.

g wie Gegenwart

Ich bin ein Gegenwartsmensch und versuche alles, was der Augenblick mir gibt, so intensiv wie möglich zu erleben.

h wie Hobby

Eines meiner Hobbys ist das Saxophonspielen. Leider übe ich viel zu wenig – und so hört es sich dann auch immer noch an.

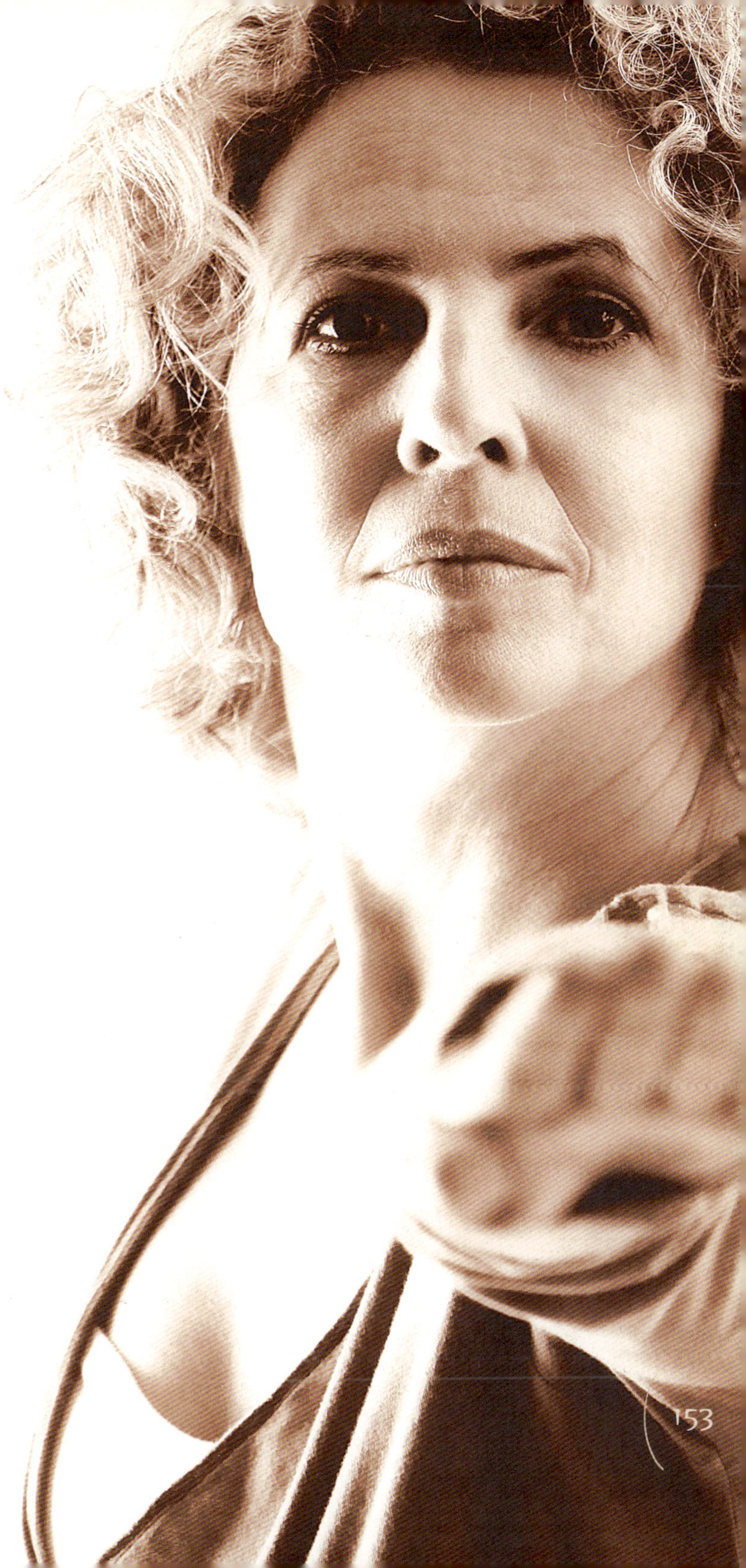

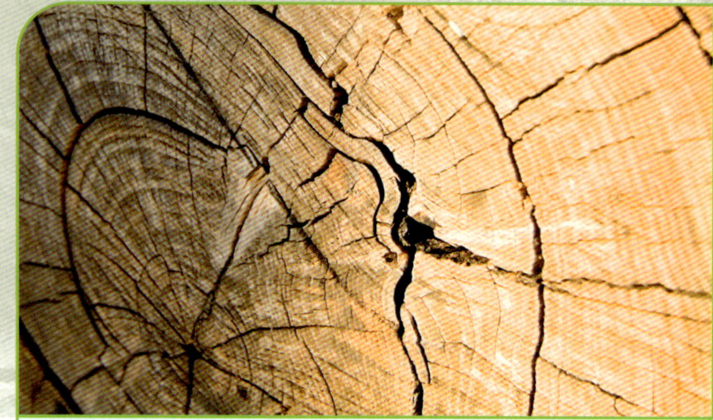

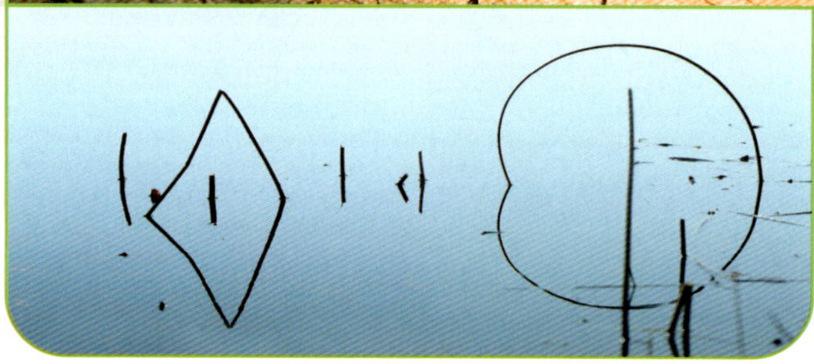

Auch wenn ich ein mediterraner Mensch bin – ich bin fest in meiner Heimat Bayern verwurzelt und liebe den Wechsel der Jahreszeiten.

i wie Insel

Ich bin ein mediterraner Mensch. Deshalb liegen meine Lieblingsinseln auch in Italien, Spanien und Griechenland.

j wie Jahreszeiten

Ich liebe den Geruch des Frühlings, die Wärme des Sommers, das Licht und die bunten Blätter im Herbst und den Schnee im Winter. Ich wäre nicht glücklich in einem Land ohne verschiedene Jahreszeiten.

k wie Kindergärtnerin

In der Blütezeit der »Pauker- und Lümmelfilme« habe ich an der Entwicklung des deutschen Films gezweifelt und die Ausbildung zur Kindergärtnerin (Erzieherin) gemacht.

l wie Liebe

Ohne Liebe möchte ich nicht leben!

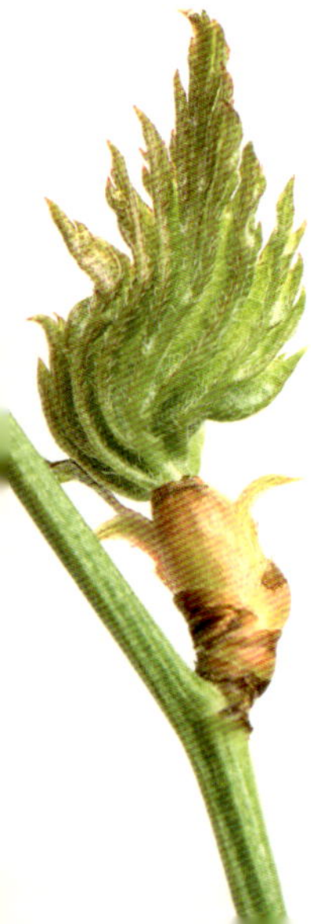

m wie Mukoviszidose

»Kein Kind darf mehr an Mukoviszidose sterben«, das ist der Leitsatz des Mukoviszidose e. V. Bonn (www.muko.info), dessen Kuratoriumsmitglied ich seit vielen Jahren bin. Gemeinsam versuchen wir mithilfe von Spenden Kindern und Jugendlichen, die an der unheilbaren Stoffwechselerkrankung leiden, eine unbeschwertere Zukunft zu geben.

n wie Natur

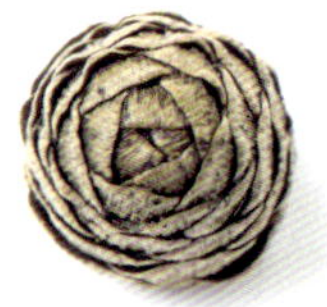

Die Natur ist der Quell all meiner Kraft!

o wie Optimismus

Ich bin ein unverbesserlicher Optimist. Ich glaube ganz fest, dass man mit einer positiven Einstellung im Leben weiter kommt.

p wie Polizeiruf

Seit 2000 spiele ich die Kommisarin Jo Obermeier im *Polizeiruf 110* (siehe Bilder S. 155, Quelle: BR). Während mein Kollege Jürgen Tauber (Edgar Selge) der einarmige Einzelgänger ist, stehe ich eher mit beiden Beinen als Familienmensch auf dem Boden – eine Rolle, die mir – nicht nur wegen dieser Unterschiedlichkeit zu Tauber – all die Jahre viel Spaß gemacht hat.

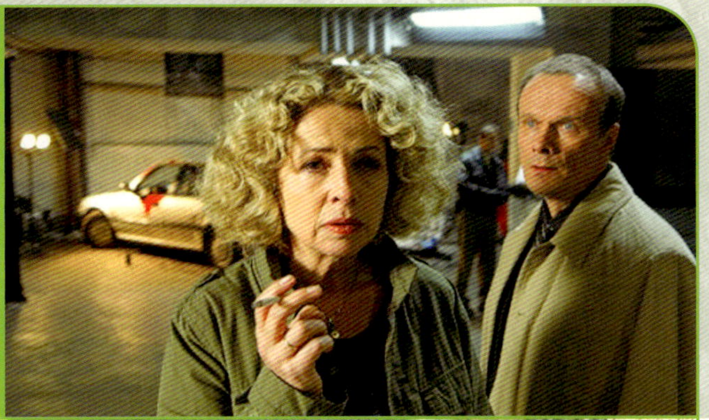

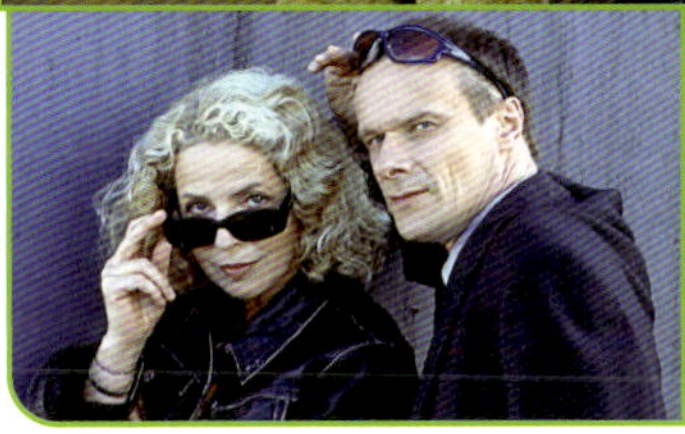

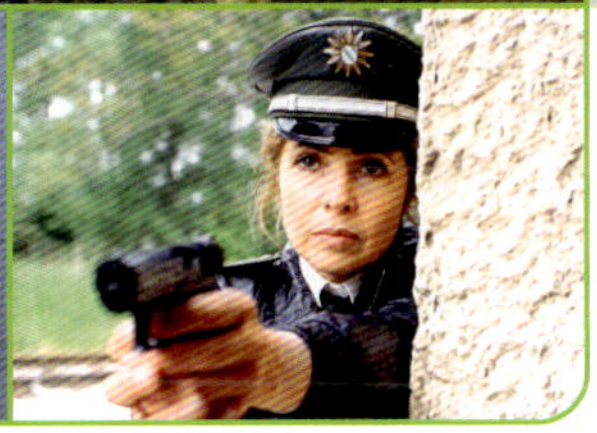

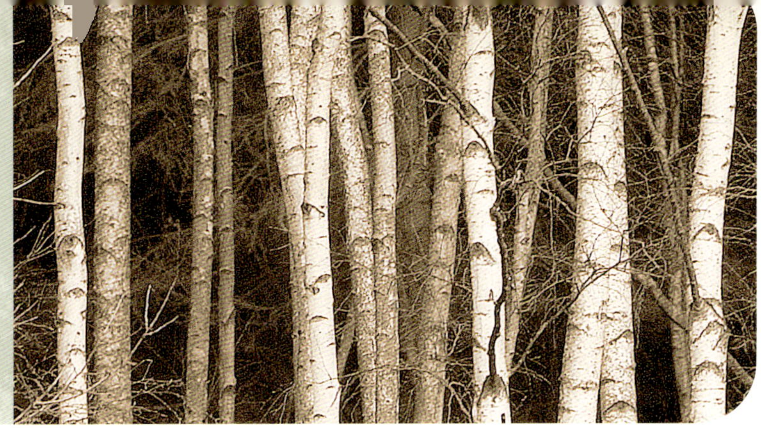

wie Qualität

Einfach, aber wahr: Quote ist nicht gleich Qualität!

wie Roth und Rothko

Philip Roth ist einer meiner Lieblingsautoren, Marc Rothko einer meiner Lieblingsmaler.

wie Spargel

Spargel esse ich für mein Leben gern!

wie Töchter

Eine der wichtigsten und schönsten Rollen in meinem Leben ist meine Mutterrolle. Auf meine beiden Töchter Alexandra und Lilian bin ich besonders stolz.

wie Unwetter

Ich habe einen großen Respekt vor Naturgewalten und ihren enormen Energien. Unwetter mit Blitz und Donner machen mir Angst.

wie Valentin

»Es heißt Valentin mit V! Sie sagen zu Ihrem Vater ja auch nicht Water!« Oder: »Die Zukunft war früher auch besser.« Für mich als Bayerin ist Karl Valentin der erste Comedian und einer der besten.

wie Wurzeln

Ich bin ein echtes Münchner Kindl und konnte mich schon in vielen Rollen auf meine bayerischen Wurzeln stützen. Für mich ist der Bayer eben nicht nur »krachledern«, wie so oft gezeigt, sondern eher direkt, erdig, listig und auch melancholisch.

wie x-Mal

x-mal habe ich versucht, mit dem Rauchen aufzuhören. Am 13. Februar 2006 habe ich es endlich geschafft. Hoffentlich für immer.

wie Yoga

Das beste Training für Körper, Geist und Seele, siehe Seite 1–160.

wie Zeit

Nachdem die Zeit bekanntlich immer mehr rast, je älter man wird, versuche ich, sie für das zu nutzen, was mir wirklich wichtig ist.

Glossar

Ankommen im Liegen bzw. im Sitzen (Seite 48 ff.) Wahrnehmungsübung, die den Zustand auf der körperlichen, seelischen und mentalen Ebene am Anfang einer Yogastunde und am Ende einer Yogastunde bewusst macht. Dient der distanzierten Wahrnehmung der eigenen Befindlichkeit, führt zu Konzentration und Entspannung.

Asanas (Seite 102 ff.) Asana bedeutet Haltung. Die bekanntesten Asanas sind in diesem Buch zu vier verschiedenen Übungsfolgen aneinandergereiht. Man kann sie als einzelne Reihe durchführen, aber auch alle vier Reihen nacheinander ausüben. Die Übungen können jeweils als dynamische Bewegungsfolge, in der ich einatmend in die Haltung gehe und ausatmend aus der Haltung komme, um dann in die nächste Haltung zu gehen ausgeführt werden oder aber statisch. Dann in jeder einzelnen Asana drei bis fünf Atemzüge verweilen.

Atemübungen (Pranayamas) (Seite 39)
Vollatmung (Seite 40) vertieft den Atem, vergrößert das Atemvolumen, entspannt und beruhigt, lädt uns mit neuer Energie auf.
Wechselatmung (Seite 42) reinigt die Nasengänge, harmonisiert die rechte und linke Gehirnhälfte, fördert die Konzentration und Zentriertheit.

Baumhaltung (Vrikasana) (Seite 102)
körperliche Wirkung: trainiert die Haltung und vor allem die Beine
energetische Wirkung: zentriert und erdet, trainiert das Gleichgewicht und sorgt für mehr Gelassenheit

Beckenboden-Begriffe (Seite 72)
Sitzhöcker: Die Knochen, auf denen wir sitzen, befinden sich am unteren Rand des Beckens. Dazwischen liegt die Beckenbodenmuskulatur. Ziehen wir die Sitzhöcker zueinander, wird das Steißbein und Schambein nach vorne (im Liegen) oder nach unten (im Stehen) gezogen.
Kronenpunkt: Im Gegenzug dehnen wir die Wirbelsäule über den Kronenpunkt (Mitte des Kopfes oder Scheitels).
Flexen: In Stellungen, bei denen der Fuß keinen Kontakt zum Boden hat, ziehen wir den Vorderfuß zum Schienbein heran.
Durch das Zusammenspiel von Kronenpunkt, Sitzhöcker und geflexten Füßen (Zug und Gegenzug) und das Entspannen von Brustkorb und Schultern wird der Beckenboden und die autochthone, d. h. die tiefstliegende Rückenmuskulatur angesprochen. Der Körper bekommt den Tonus (die Grundspannung), auf dem sich dann alle Muskeln aufbauen können.

Berghaltung (Tadasana) (Seite 102)
körperliche Wirkung: trainiert die Haltung
energetische Wirkung: zentriert und erdet

Bogen (Dhanurasana) (Seite 107)
körperliche Wirkung: bringt diagonale Muskelkräftigung, spricht Unausgewogenheiten im Rücken an
energetische Wirkung: gibt Kraft und fördert Offenheit

Boot (Navasana) (Seite 113)
körperliche Wirkung: stärkt Bauch und Rücken
energetische Wirkung: fördert Vertrauen, Mut und Emotionalkraft

Brett (Chaturanga Dandasana) (Seite 107)
körperliche Wirkung: stärkt den Tonus (die Grundspannung) und den gesamten Körper
energetische Wirkung: gibt Energie

Brustexpander (Seite 115)
körperliche Wirkung: dehnt Brustkorb und Schultern
energetische Wirkung: gibt Energie fürs Herz

Chakra (Seite 60)
Chakra heißt übersetzt Rad. Chakras sind Energiezentren, die auf die Wirbelsäule von unten nach oben sieben Hauptchakras ergeben. Die unteren drei Chakras sind für die körperliche Ebene zuständig, das vierte Herzchakra ist der Vermittler zu den oberen, feinstofflichen Ebenen. Alle Chakras haben ihre Bedeutung und Aufgaben. Ist der Mensch gesund, drehen sich die Chakras wie Räder und geben ihre Energie in die Aura ab, die dann vom Körper abstrahlt und von Auralesern gesehen werden kann. Mehr darüber in einschlägigen Fachbüchern über Chakras.

Demut (Garbhasana)/Kindshaltung (Seite 105)
körperliche Wirkung: entlastet die Körperrückseite, dehnt den unteren Rücken, durchblutet Kopf und Nacken
energetische Wirkung: sorgt für Entspannung, Beruhigung und Zentrierung nach innen

Drehsitz (Ardhamatsyendrasana) (Seite 111)
körperliche Wirkung: macht die Wirbelsäule flexibel
energetische Wirkung: entfacht das Verdauungsfeuer und stärkt die Willenskraft

Dreieck (Utthita Trikonasana) (Seite 114)
körperliche Wirkung: verbessert Haltung und Beinkraft
energetische Wirkung: fördert die Einheit von Körper, Geist und Seele

Dreieck, erweitertes (Utthita Parsvakonasana) (Seite 114)
körperliche Wirkung: sorgt für Dehnung der Körperseiten
energetische Wirkung: bringt Standfestigkeit und Weite

Entspannungs- oder Totenstellung (Savasana) (Seite 49)
körperliche Wirkung: Entspannung
energetische Wirkung: Loslassen, Getragenwerden

Fantasiereise (Seite 130)Eine Fantasiereise eignet sich gut, um eine Yogastunde entspannt zu beschließen. Wichtig ist, dass die Sprache simpel ist, dass einfache, stimmungsvolle Bilder verwendet werden, die die Sinne ansprechen. Eine Fantasiereise sollte langsam vorgelesen werden, ohne große Emotionen, so dass die Zuhörer sich ganz selbst einfühlen können.

Fisch (Matsyendrasana) (Seite 117)
körperliche Wirkung: dehnt den Brustkorb und stärkt den unteren Rücken
energetische Wirkung: fördert die Vitalkraft und die Offenheit

Gelenkskreisungen (Pavanmuktasanas) (Seite 64)
Sie regen die Gelenksflüssigkeit (Synovialflüssigkeit) und die Lymphe an. Auch die Blutzirkulation wird gefördert.

Grußhaltung (Namasté) (Seite 56, 59, 60, 105)
Indische Grußform – Hände zusammengelegt vor das Herzchakra: »Ich grüße dich von Herz zu Herz«.

Held I (Virabhadrasana I) (Seite 104 – hier mit Namasté)
körperliche Wirkung: stärkt die Beine und die Aufrichtung
energetische Wirkung: Zentrierung im Herzen

Held II (Virabhadrasana II) (Seite 104)
körperliche Wirkung: öffnet und stärkt Schultern und Brustkorb, stärkt die Beine und fördert die Haltung
energetische Wirkung: fördert Zielgerichtetheit, Mut, Ausdauer und Offenheit

Held III (Virabhadrasana III) (Seite 103)
körperliche Wirkung: kräftigt Beine und Rücken
energetische Wirkung: ist gut für die Standfestigkeit, Mäßigkeit, Geduld und Ausdauer

Heuschrecke (Shalabhasana) (Seite 106)
körperliche Wirkung: stärkt den unteren Rücken, das Gesäß und die hintere Oberschenkelmuskulatur
energetische Wirkung: gibt Kraft

Hocke (Seite 115)
körperliche Wirkung: entlastet den Rücken

Hund (Adho Mukha Svanasana) (Seite 105, 114)
körperliche Wirkung: dehnt die ganze Körperrückseite, kräftigt Arme und Schultern
energetische Wirkung: Zentrierung, Zurückziehen der Sinne nach innen, beruhigend für das Herz

Kamel (Ustrasana) (Seite 110)
körperliche Wirkung: stärkt die Körpermitte, die Oberschenkel und das Gesäß
energetische Wirkung: fördert Ausdauer und Geduld.

Katze (Bidalasana) (Seite 108)
körperliche Wirkung: dehnt die Körperrückseite und stärkt die Bauchmuskeln
energetische Wirkung: sorgt für Vitalisierung

Katze, gestreckte (und hingerollte) (Seite 110)
körperliche Wirkung: stärkt die Rückseite (die hingerollte Katze dehnt die Rückseite und kräftigt die Bauchmuskeln)
energetische Wirkung: sorgt für Vitalisierung

Kobra (Bhujangasana) (Seite 106)
körperliche Wirkung: stärkt den Rücken, öffnet den Brustkorb
energetische Wirkung: fördert die Haltung und stärkt das Selbstvertrauen

Mudra (Seite 50 f.)
Mudra bedeutet Verschluss oder Siegel. Es gibt auch Körper-Mudras. Hier sind spezielle symbolhafte Fingerhaltungen gemeint, die verschiedenen Bereiche des Gehirns ansprechen und so auf die Seele wirken. Oder sie wirken über die Meridiane auch auf die Organe.
Chin-Mudra: Daumen und Zeigefinder zusammenbringen, die anderen drei Finger strecken.
Die Daumen stehen für das kosmische und die Zeigefinger für das individuelle Bewusstsein.
Das Chin-Mudra stellt die Einheit des Menschen mit dem kosmischen Bewusstsein dar. Aus energetischer Sichtweise schließt sich der Energiekreis.

Pflug (Halasana) (Seite 117)
körperliche Wirkung: stärkt Arme und Schultern, dehnt den unteren Rücken
energetische Wirkung: fördert die Vitalkraft

Prana (Seite 39)
Energie, die uns umgibt und uns durchfließt und mit allem verbindet.

Reinigungsübungen (Seite 44 f.)
»Ha«-Atmung (Seite 44) befreit von körperlichen, seelischen und mentalen Schlacken.
Bauchschnellen (Seite 45) stärkt die Bauchmuskeln und die Verdauungskraft wird auf allen Ebenen gefördert.

Rückenrollen (Seite 52 f.)
Hier ist besondere Vorsicht geboten. Wirklich nur bis zu den Schulterblättern zurückrollen, damit der Hals nicht gestaucht wird. Am Anfang hilft es, die Arme nahe neben den Körper zu legen, sodass die Schulterblätter geschlossen bleiben und die Halswirbelsäule geschützt wird. Außerdem helfen die am Boden liegenden Arme, wieder hochzukommen, wenn die Beinmuskeln noch zu schwach sind. Hier ist regelmäßiges Üben wichtig, damit das Rückenrollen ganz harmonisch abläuft und gefahrlos ist.

Schulterstand (Salamba Sarvangasana) (Seite 116)
Diese Haltung ist mit Vorsicht zu genießen! Das Gewicht muss auf den Schultern bleiben, nicht auf dem Nacken!
körperliche Wirkung: durchblutet den ganzen Körper, regt die Lymphe und die Atmung an, entlastet Herz und Venen, kräftigt Schultern und Arme
energetische Wirkung: wie ein Jungbrunnen, fördert die Flexibilität und das Zurückziehen der Sinne nach innen

Schwalbe (Seite 107)
körperliche Wirkung: die Kombination von Kobra und Heuschrecke spricht den ganzen Rücken kräftigend an;
energetische Wirkung: fördert Selbstverantwortung.

Seitlage (Seite 112)
körperliche Wirkung: stärkt die Körperseiten und Beine und die Quermuskulatur des Bauches;
energetische Wirkung: sorgt für Vitalisierung.

Seitstütz (Vasishtasana) (Seite 111)
körperliche Wirkung: stärkt Schultern und Arme;
energetische Wirkung: sorgt für Vitalisierung.

Sit-up (Seite 97, 112)
körperliche Wirkung: vorbereitend für das Boot, stärkend für die Bauchmuskeln

Sonnengruß (Surya Namaskara) (Seite 54 ff.)
Bewegungsabfolge von zwölf Haltungen, wobei der erste und der dritte Teil im Stand stattfinden und der Mittelteil am Boden. Langsam ausgeführt spricht der Sonnengruß das Dehnen und Strecken des Körpers an. Ich schnellerer Abfolge wird auch das Herz-Kreislauf-System angeregt.
Durch den gleich bleibenden Bewegungsablauf fördert er die Konzentration und kann in einen meditativen Zustand versetzen.
Durch bewusstes Wahrnehmen des Öffnens und Schließens, des Aufs und Abs vertrauen wir uns dem Lebensfluss an. Nach dem Sommer kommt der Winter, nach dem Tag die Nacht, nach der Geburt der Tod. Dieses Ritual symbolisiert das Leben, dem wir uns vertrauensvoll hingeben.

Tänzer (Natarajasana) (Seite 103)
körperliche Wirkung: stärkt die Beine, fördert die Aufrichtung, dehnt die Körpervorderseite
energetische Wirkung: fördert Stabilität und Offenheit

Tibetische Niederwerfungen (Seite 60 ff.)
Abfolge von Stand- und Bauchlageübungen; übernommen von den Tibetern, die in dieser Bewegungsfolge heilige Orte umrunden.

Vierfüßler (Seite 105)
körperliche Wirkung: fördert die zentrale Ausrichtung
energetische Wirkung: ausgleichend

Vorbeuge (Uttanasana) (Seite 104)
körperliche Wirkung: dehnt Rückseite der Beine und den unteren Rücken, entspannt Schultern und Nacken, durchblutet Schulter, Nacken und Kopf
energetische Wirkung: Umkehrhaltung, die mich von außen wieder nach innen bringt

Vorübungen (Seite 86 ff.)
Diese haben das Ziel, bestimmte Körperbereiche zu kräftigen oder zu dehnen, die in den klassischen Haltungen angesprochen werden.

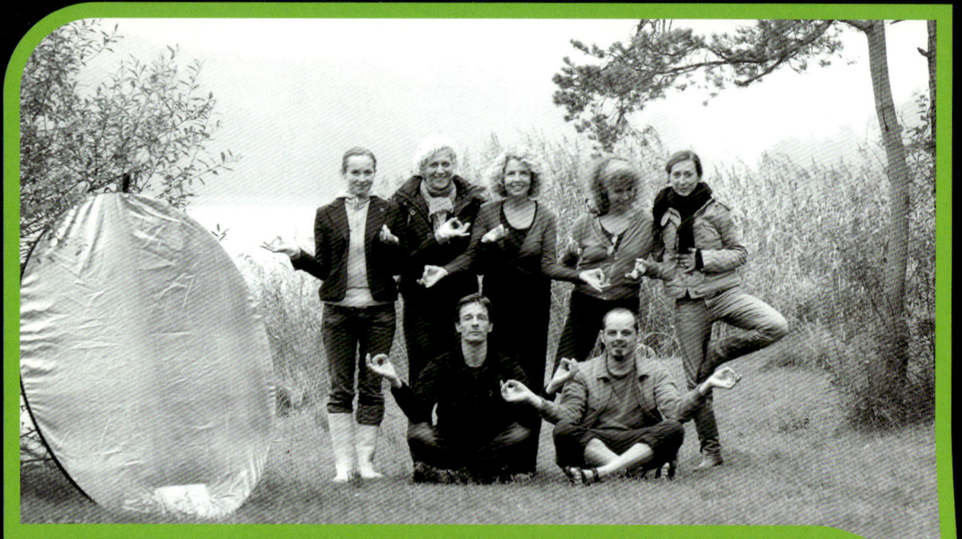

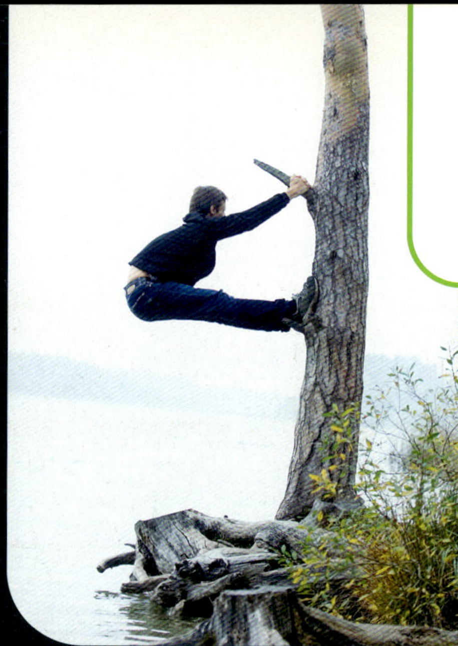

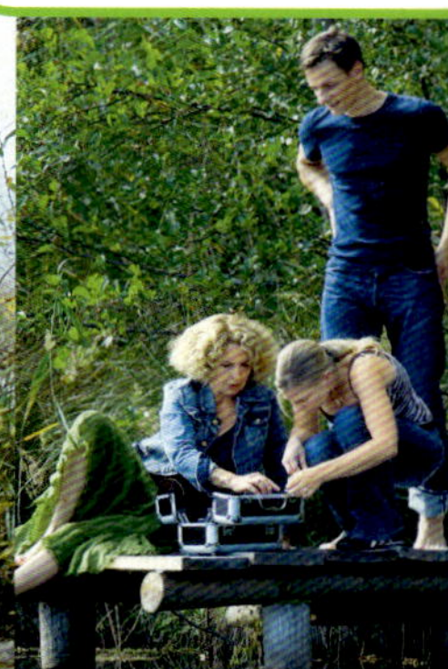

Yoga Back-stage

Spaß …

… macht nicht nur Yoga, sondern auch die Zusammenarbeit von so vielen netten und kreativen Menschen. Gelacht wurde bei der Produktion dieses Buches eine Menge …

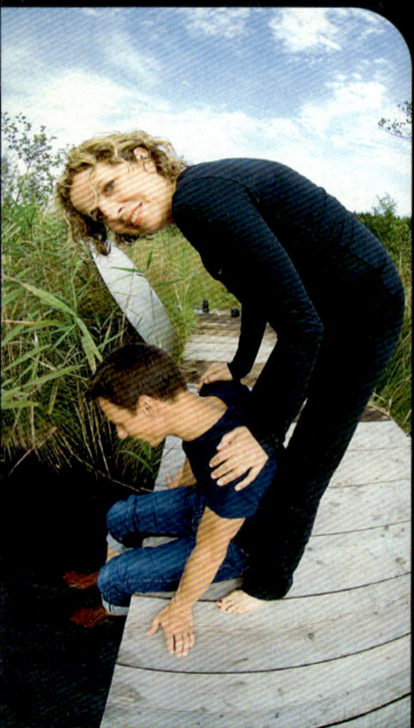

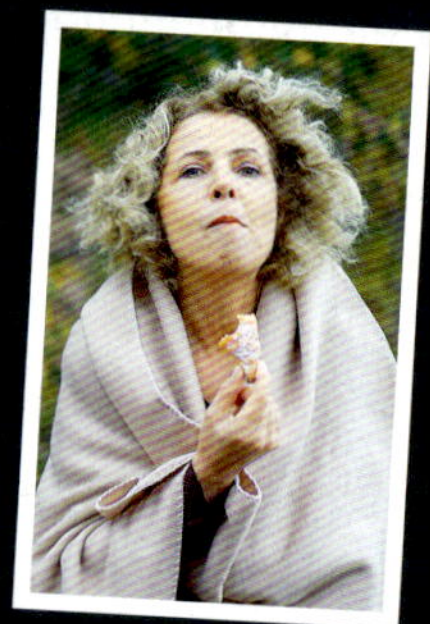

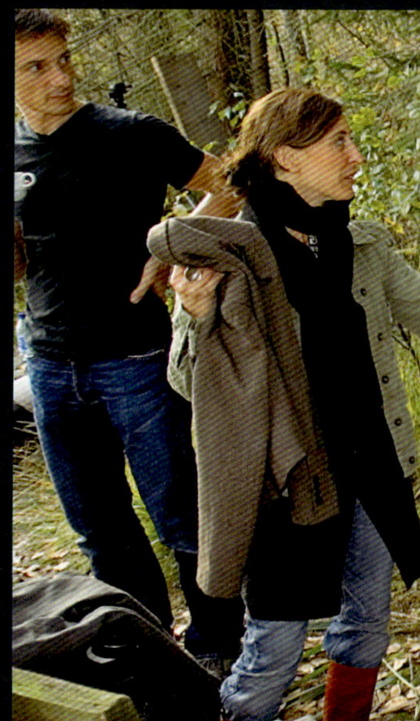

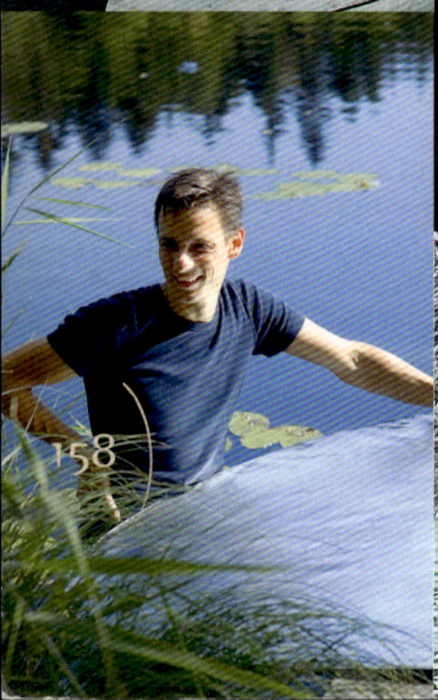

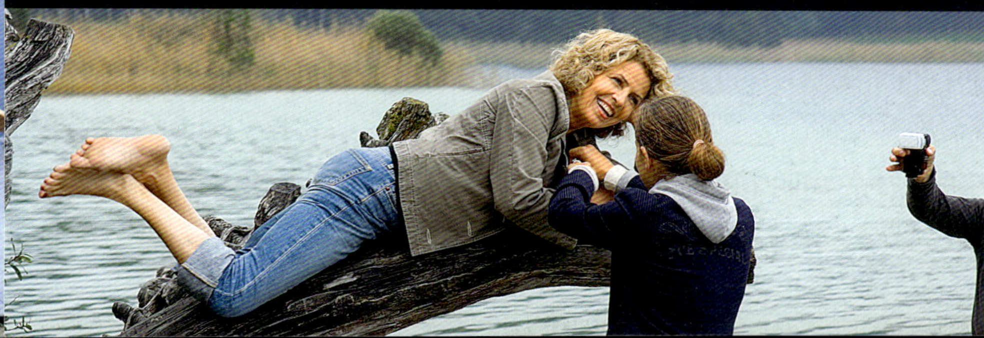

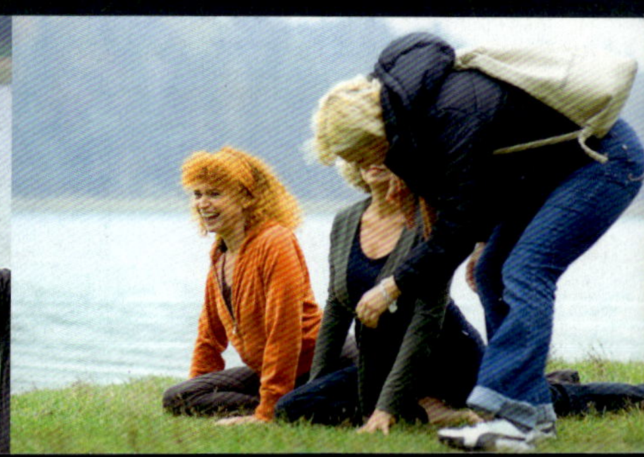

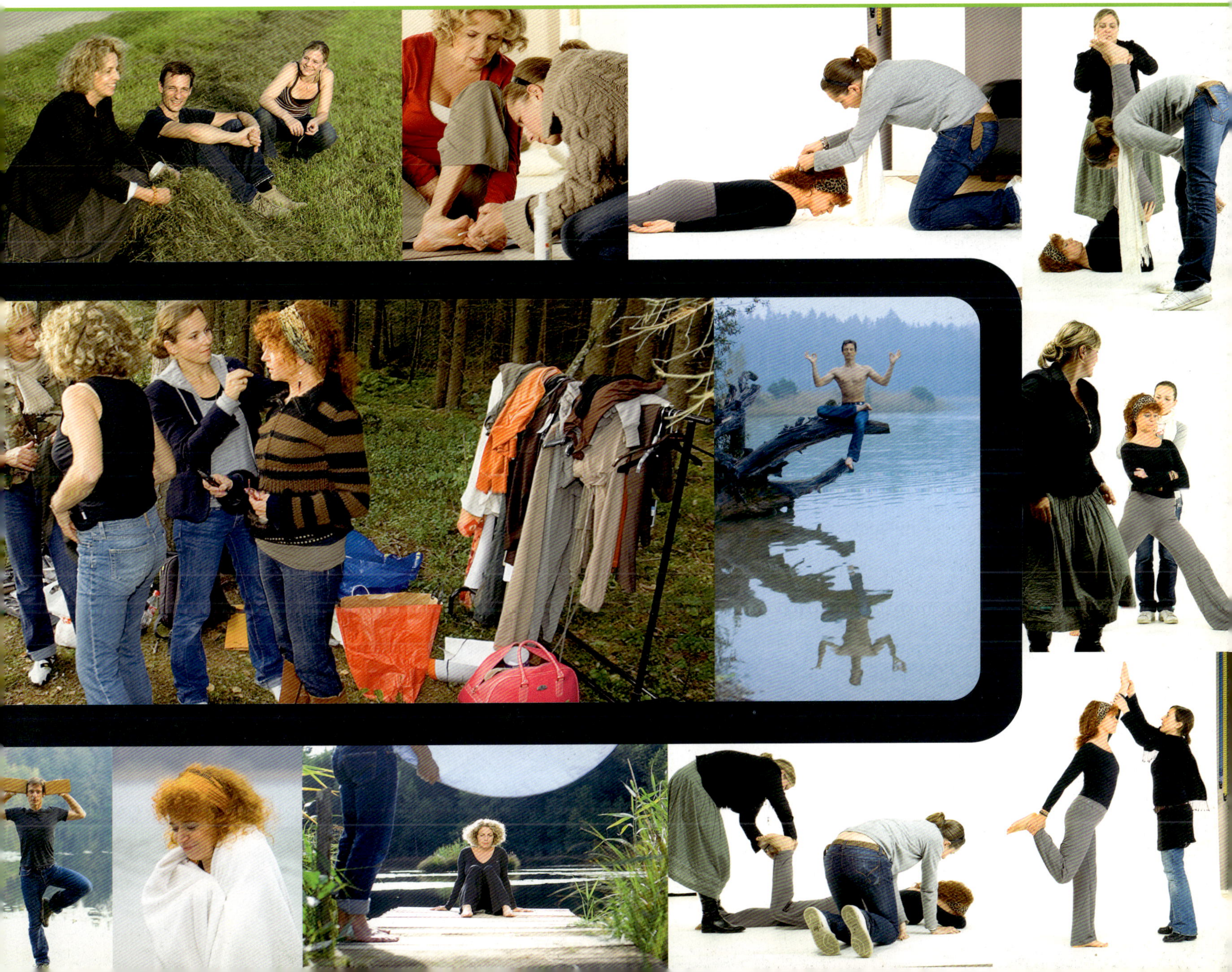

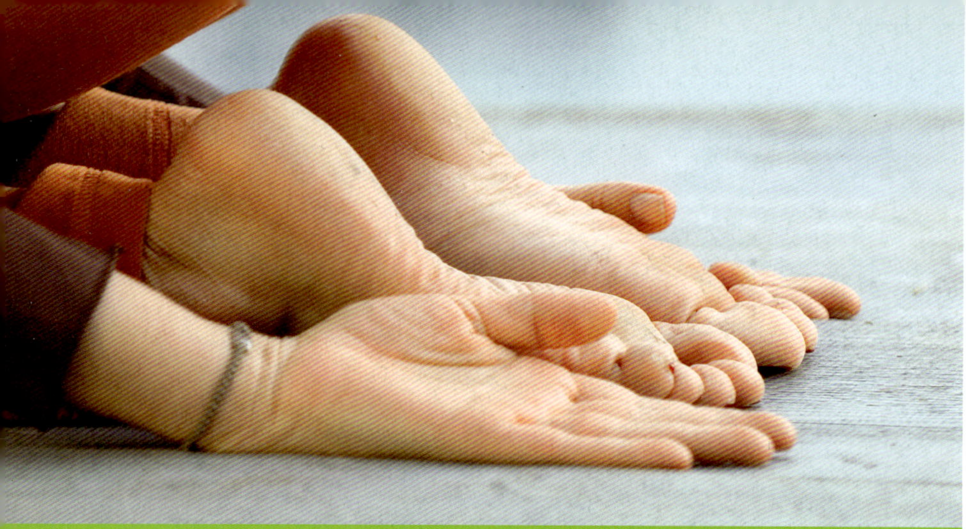

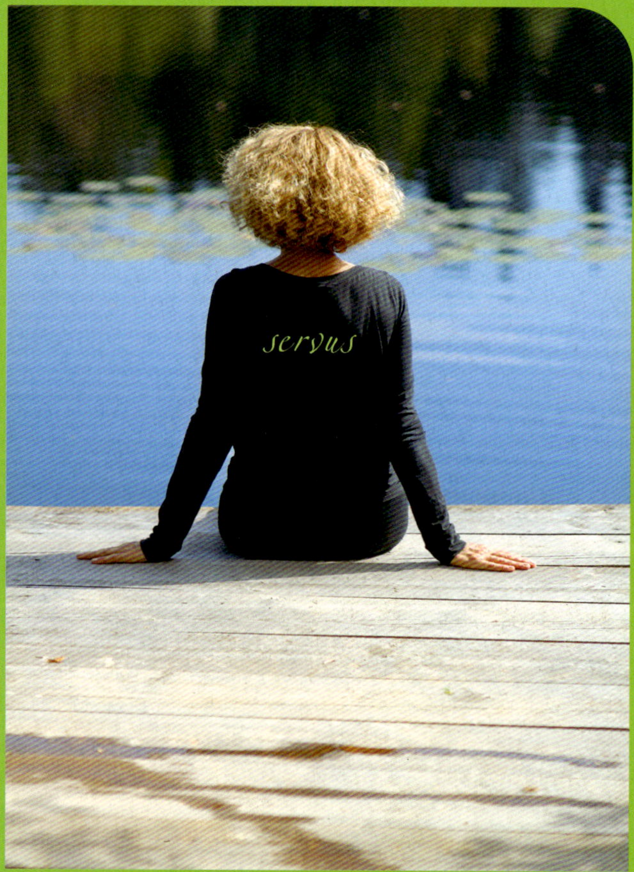

Impressum

© 2007 by Südwest Verlag, einem Unternehmen
der Verlagsgruppe Random House GmbH,
81637 München.

Die Verwertung der Texte und Bilder, auch auszugsweise, ist ohne Zustimmung des Verlags urheberrechtswidrig und strafbar. Dies gilt auch für Vervielfältigungen, Übersetzungen, Mikroverfilmung und für die Verarbeitung mit elektronischen Systemen.

Hinweis
Die Ratschläge/Informationen in diesem Buch sind von Autorinnen und Verlag sorgfältig erwogen und geprüft, dennoch kann eine Garantie nicht übernommen werden. Eine Haftung der Autorinnen bzw. des Verlags und seiner Beauftragten für Personen-, Sach- und Vermögensschäden ist ausgeschlossen.

Bildnachweis
Alle Bilder stammen von Christian Martin Weiß, München, mit Ausnahme von:
BR/WDR: 153 u. re. (Kir Royal); BR: 153 o. und li. (Münchner G'schichten), 155 o.li. und unten (2) (Polizeiruf 110); Lizenz durch EM.Entertainment GmbH: 152 re. (1965 Sascha-Filmproduktionsges.MbH Vienna, nach den Geschichten von Johanna Spyri); Lizenzfreie Bilder: 144/145, 146/147 (Dynamic Graphics); Michaela May privat: 152 u.li.; Südwest Verlag, München: 60 (Sabine Lauf)

Ein besonderer Dank geht an Bernd Schadewald für die Mitarbeit an den Texten von Michaela May und an die fröhlichen und geduldigen »Yogamädels« aus der Yogagruppe von Eva Schwarz.

Besten Dank auch an:
Grissini – La Trattoria, Helmtrudenstraße 1, 80805 München

Konzeption
Dr. Harald Kämmerer, Christian Martin Weiß

Projektleitung
Dr. Harald Kämmerer

Redaktion
Dr. Harald Kämmerer, Sabine Gnan, Sonia Naumann

Schlussredaktion
Claudia Lenz

Gesamtproducing und Layout
Christian Martin Weiß, München

Fotograf:
Christian Martin Weiß, München

Leitung der Fotoproduktion
Sabine Kestler

Styling:
Denise Med und Jacqueline Weber/Agentur Phoenix

Haare/Make up:
Anna Ploch und Markus Kopp/Agentur Phoenix

Umschlaggestaltung
Christian Martin Weiß

Umschlagkonzept
R.M.E Eschlbeck / Kreuzer / Botzenhardt

Druck und Verarbeitung
Alcione, Lavis
Printed in Italy
Gedruckt auf chlor- und säurearmem Papier

ISBN: 978-3-517-08314-8

9817 2635 4453 6271